消化管からみた健康・栄養

日本栄養・食糧学会
監修

南 　久則・宮本 　賢一・山田 　耕路
責任編集

建帛社
KENPAKUSHA

Gastrointestinal effects on health and nutrition

Supervised by

JAPAN SOCIETY OF
NUTRITION AND FOOD SCIENCE

Edited by

Hisanori Minami

Ken-ichi Miyamoto

Koji Yamada

©Hisanori Minami et al. 2018, Printed in Japan

Published by

KENPAKUSHA Co.,Ltd.

2-15 Sengoku 4-chome Bunkyoku Tokyo Japan

序　文

　本書は，第71回日本栄養・食糧学会大会（2017年5月，沖縄県沖縄コンベンションセンター）で企画されたシンポジウム「消化管からみた健康・栄養」をもとに，本シンポジウムの関係者をはじめとして，他の特別講演者や関連する分野の方々に執筆をお願いし刊行することとなった。

　消化管は食物成分と人体が最初に出会う場所である。私たちは生涯に膨大な食物を口腔から消化管へと取り込み，消化・吸収することにより，栄養素を体内に取り入れている。食物は，栄養素の集合体であると同時に，味覚・嗅覚，食感を楽しませ人生の喜びを与えてくれる。消化管は，生まれて初めて幸福感を感じる場所かもしれない。食品成分の多くは，人体に有益な効果を発揮するだけでなく，不利益を生じる場合もある。その一例として食物アレルギーがあげられるが，これには消化管のバリア機構の調節と破綻が関係している。

　食物はヒトにとってご馳走（栄養素の集合体）であるが，同時に消化管内の多数の腸内細菌にとっても栄養素（ご馳走）である。腸内細菌と人体はそれぞれ別のシナリオで行動するのではなく，相互に影響している。さらに食物中の栄養素以外のさまざまな成分は，消化管を介し全身に影響を及ぼしている。

　消化管に関連する疾病や健康障害は，全身の栄養状態に影響を及ぼすと同時に，消化管の機能そのものが，ストレスや代謝状態などさまざまな因子により影響されている。

　このように消化管に関する研究の範囲は，味覚・食欲，消化・吸収，腸内細菌，腸管免疫，消化管ホルモン，消化器疾患など多岐にわたり，その研究手法も多様である。消化管は古くからの研究対象であると同時に，今なお新しくホットな研究分野である。

　本書は“健康・栄養”に関連する種々の話題を，“消化管”というひとつの臓器をキーワードとして見直したものである。“栄養・食糧”のひとつの切り

ii

口として読者の皆様に受け入れられれば幸いである。

　本書が，栄養・食糧と人々の健康にかかわる方々に貢献できるものと期待している。

　2018年3月

責任編集者　　南　　久則
宮本賢一
山田耕路

目　　次

序章　健康・栄養─消化管から眺めると　　　　　　　　（南　　久則）

1．はじめに ……………………………………………………………………… 1

2．味覚・食欲と栄養 …………………………………………………………… 3

3．消化・吸収と栄養 …………………………………………………………… 4

4．腸内細菌および腸管免疫と栄養 …………………………………………… 5

5．消化管と全身の代謝 ………………………………………………………… 5

6．消化管の臨床と健康・栄養 ………………………………………………… 6

【味覚・食欲】
第1章　味覚受容体とその機能　　　　　　　　　　　　（重村憲徳）

1．はじめに ……………………………………………………………………… 7

2．味覚受容機構 ………………………………………………………………… 10

（1）甘味受容機構　　10

（2）うま味受容機構　　13

（3）苦味受容機構　　14

（4）塩味受容機構　　16

（5）酸味受容機構　　18

（6）脂肪酸味受容機構　　18

（7）Ⅰ型味細胞（味覚受容伝達支持細胞）　　19

3．さまざまな臓器で機能する味覚受容体 ………………………………… 20

4．液性因子による味覚感受性調節 ………………………………………… 23

5．おわりに─これからの味覚研究とその健康長寿への貢献 ………… 24

iv

【栄養素の消化・吸収】

第2章　糖質の消化と調節　　　　　　　　　　　　　　　　（合田敏尚）

1．糖質の消化・吸収の原理 ……………………………………………… 29

2．糖質の管腔内消化の機序とその調節 ………………………………… 30

3．小腸における糖質の膜消化 …………………………………………… 32

　（1）二糖類水解酵素の基質特異性と機能分担　　32

4．糖質の消化・吸収能の変動要因 ……………………………………… 36

　（1）個体の発達に伴う糖質の消化・吸収能の変動　　36

　（2）成人型低ラクターゼ症　　37

　（3）絨毛における細胞の分化・成熟　　38

　（4）日内リズム　　40

　（5）食事摂取に対する応答　　41

第3章　タンパク質・アミノ酸，糖，リンの吸収　　　　　　（瀬川博子）

1．はじめに ………………………………………………………………… 51

2．タンパク質・アミノ酸の吸収 ………………………………………… 51

　（1）ペプチドトランスポーターファミリー　　52

　（2）上皮細胞アミノ酸輸送系分類とアミノ酸トランスポーター

　　　ファミリー　　55

3．糖の吸収 ………………………………………………………………… 59

　（1）グルコーストランスポーターファミリー　　59

　（2）SGLT1とGLUT2およびGLUT5が関与する腸管糖吸収機構　　61

　（3）腸管グルコーストランスポーターと疾患　　61

4．リンの吸収 ……………………………………………………………… 62

　（1）リントランスポーターファミリー　　63

　（2）腸管リントランスポーターNaPi2b　　64

　（3）腸管リン輸送と慢性腎臓病　　65

5．おわりに ……………………………………………………………… 66

第4章　コレステロールの吸収・代謝　　　　　　（小 林 彰 子）

　　1．コレステロールの体内動態と代謝 ………………………………… 71

　　　（1）遊離型コレステロールの膜輸送　73

　　　（2）エステル型コレステロールの膜輸送　74

　　　（3）遊離型コレステロールとエステル型コレステロールの変換　75

　　　（4）これまでの高コレステロール血症に対する創薬のターゲット　75

　　2．NPC1L1 ……………………………………………………………… 76

　　　（1）NPC1L1を調節する食品成分　78

　　3．ASBT ………………………………………………………………… 82

　　4．おわりに ……………………………………………………………… 83

第5章　アレルゲンの腸管吸収と健康・栄養　　　　（南　　久 則）

　　1．食物アレルギーの現状 ……………………………………………… 87

　　2．食物アレルギーの発症機序 ………………………………………… 88

　　3．食物アレルゲンの腸管吸収の経路 ………………………………… 91

　　4．食物アレルゲンの吸収に影響する因子 …………………………… 93

　　　（1）アレルゲンの消化性　93

　　　（2）食事成分とアレルゲン吸収　93

　　5．おわりに ……………………………………………………………… 99

【腸内細菌・腸管免疫】

第6章　腸内細菌と健康・栄養　　　　　　　　　　（大 澤　　朗）

　　1．はじめに ……………………………………………………………… 103

　　2．ヒト腸内細菌叢の構成・分布 ……………………………………… 104

　　3．ヒト腸内細菌叢の代謝機能 ………………………………………… 106

　　　（1）多糖類の分解・代謝　106

（2）短鎖脂肪酸の産生　　107

（3）タンパク質・アミノ酸代謝　　108

（4）脂質および胆汁の代謝　　108

（5）その他の成分代謝　　109

4．腸内細菌の代謝産物の影響 ……………………………………… 111

（1）SCFAs　　111

（2）二次胆汁酸　　113

（3）芳香族アミノ酸代謝産物　　114

5．腸内細菌叢の変動要因 …………………………………………… 116

6．腸内細菌叢変動に起因する疾患 ………………………………… 117

（1）肥満・メタボリックシンドローム　　117

（2）軽度炎症状態・糖尿病　　118

（3）動脈硬化症　　120

7．おわりに ……………………………………………………………… 121

第7章　腸管免疫と健康・栄養　　　　　　　　　　（北澤春樹）

1．はじめに ……………………………………………………………… 127

2．腸管免疫機構 ………………………………………………………… 128

（1）上皮細胞における病原体認識機構　　128

（2）TLRによる病原体認識　　130

（3）Nod様受容体による認識　　132

（4）病原体に対する免疫応答　　134

3．腸管免疫における栄養，腸内細菌およびその代謝産物の影響 ……… 136

4．イムノバイオティクスによる腸管免疫調節 …………………………… 139

5．おわりに ……………………………………………………………… 141

【消化管と全身の代謝】

第8章 消化管ホルモン，代謝疾患との関連

（改元　香・安宅弘司・乾　明夫）

1．はじめに ……………………………………………………………… 145

2．消化管ホルモン ……………………………………………………… 145

（1）消化管ホルモンを含む摂食調節機構　146

（2）消化管ホルモンとその機能　147

（3）その他のホルモンとその機能　151

（4）中枢神経系における摂食調節機構　153

3．消化管ホルモンと代謝性疾患 ……………………………………… 155

（1）肥満・糖尿病　155

（2）摂食障害　157

（3）悪液質　159

4．おわりに ……………………………………………………………… 160

第9章 食品成分による消化管機能の調節　　　　　　　（原　　博）

1．はじめに ……………………………………………………………… 167

2．消化管機能 …………………………………………………………… 168

（1）消化と吸収―食品をからだに取り込む　168

（2）消化管運動―食物繊維と大腸運動　177

（3）消化管バリア―上皮細胞間バリアを増強する　180

3．おわりに ……………………………………………………………… 184

【消化管の臨床と健康・栄養】

第10章 炎症性腸疾患と栄養　　（馬場重樹・髙岡あずさ・佐々木雅也）

1．はじめに ……………………………………………………………… 191

2．炎症性腸疾患の病因・病態 ………………………………………… 191

（1）炎症性腸疾患（IBD）とは　191

viii

（2）炎症性腸疾患の疫学　192

（3）IBD発生に関連する因子　193

（4）IBDの疾患感受性遺伝子　193

（5）IBDと腸内細菌叢　194

3．潰瘍性大腸炎 …………………………………………………… 196

（1）潰瘍性大腸炎の疾患概念　196

（2）潰瘍性大腸炎の栄養学的な病態　197

（3）潰瘍性大腸炎の治療　201

4．クローン病 ……………………………………………………… 206

（1）クローン病の疾患概念　206

（2）クローン病の栄養学的病態　206

（3）クローン病に対する薬物療法と栄養療法　210

5．おわりに ………………………………………………………… 217

第11章　ストレスと消化管機能　　　　　　　（安宅弘司・乾　明夫）

1．はじめに ………………………………………………………… 223

2．脳-腸相関 ……………………………………………………… 223

（1）ストレス状態とHPA系　224

（2）ストレス状態と脳-腸相関　225

（3）摂食調節ペプチドと脳-腸相関　229

3．脳-腸-腸内細菌叢相関 ………………………………………… 230

（1）腸内細菌から中枢・消化管　230

（2）中枢から腸内細菌　232

4．脳-骨髄相関 …………………………………………………… 233

5．おわりに ………………………………………………………… 235

終章　消化管研究の現状と未来　　　　　　　　　　　（宮 本 賢 一）

　1．はじめに ……………………………………………………… 241

　2．味覚・食欲と栄養 …………………………………………… 241

　3．消化・吸収と栄養 …………………………………………… 242

　4．腸内細菌および腸管免疫と栄養 ………………………… 244

　5．消化管と全身代謝 …………………………………………… 245

　6．消化管の臨床と健康・栄養 ……………………………… 247

　7．おわりに ……………………………………………………… 249

索　　引 ……………………………………………………………… 251

序章　健康・栄養─消化管から眺めると

南　久則*

1. はじめに

　ヒトの生命維持に最も基本的なことは，口腔から食物を取り入れ（摂食），消化し，消化産物である栄養素を体内に取り入れ（吸収），利用（代謝）することである。この生命活動は，ヒトがヒトらしく，健康な状態を維持しながら生きていくためにも重要である。ヒトは見ようによっては，一本の管であるが，ただの管ではなく，思考し，感情を持ち，活動し，行動する管である。

　さて，ヒトが一生の間に摂取する食物は，約15トン以上であり，それを消化管で処理しているが，消化管は消化・吸収機能のみならず，多種多様な機能を有している（図序-1）。

- ・人体に食物を取り入れる入り口
- ・食品中の情報（栄養素，非栄養素成分）の認識，受容
- ・食べ物（食塊）を自動的に輸送
- ・全身の代謝調節と協調
- ・食欲の調節
- ・栄養素の消化・吸収
- ・体内に取り入れる物質の取捨選択
- ・異物（アレルゲン，腸内細菌等）の体内侵入阻止
- ・多種多様な腸内細菌との共生・共存
- ・人体最大の免疫器官

---

*熊本県立大学環境共生学部

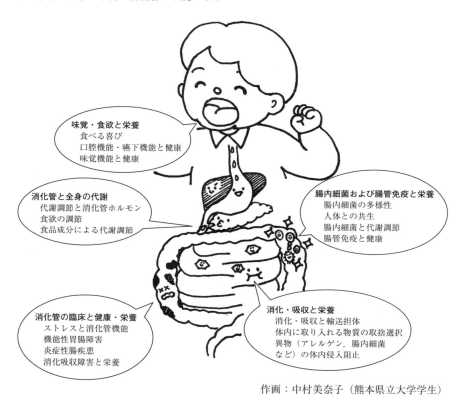

作画：中村美奈子（熊本県立大学学生）

序-1　消化管機能と健康・栄養

このように，消化管は多岐にわたる機能を，効率的かつ自律的に行い，ヒトの栄養や健康状態に深くかかわっている。そして，その機能の不調や破綻は健康に深刻な影響を与える。摂食・嚥下機能の維持は，栄養状態の維持に重要である。栄養素の消化・吸収障害は栄養不良の原因となる。小腸のバリア機能の破綻は腸内細菌の体内侵入や，食物アレルギーとして関連している。また消化管機能の異常により炎症性腸疾患，過敏性腸症候群，機能性ディスペプシア等が生じる。

消化管は食物成分と人体が最初に出会う"未知との遭遇"の場所である。消

化管に関連する研究の範囲は，味覚・食欲，消化・吸収，腸内細菌，腸管免疫，消化管ホルモン，脳-腸相関，消化器疾患など多岐にわたり，その研究手法も多様である。消化管は古くからの研究対象であると同時に，今なお新しくホットな研究分野であり，多くの研究者によりさまざまな手法を取り入れ，研究が盛んに進められている。

　本書は，消化管を通して，ヒトの健康・栄養を眺めることを意図し，以下の構成とした。

　1．味覚・食欲と栄養

　2．消化・吸収と栄養

　3．腸内細菌および腸管免疫と栄養

　4．消化管と全身の代謝

　5．消化管の臨床と健康・栄養

　本書は，第71回日本栄養・食糧学会大会（2017年5月，沖縄県沖縄コンベンションセンター）でシンポジウム「消化管からみた健康・栄養」が企画され，「栄養素輸送担体」，「腸内細菌」，「消化管ペプチド」の各分野から最新の知見に基づく講演が行われ，シンポジウム後，本分野の重要性が再認識され，消化管と健康・栄養に関する最新の知見が得られる書籍が強く要望されるに至り，刊行することとなった。そこで，シンポジウムの関係者をはじめとして，他の関連する分野の方々に執筆をお願いした。本書が，"健康・栄養"を"消化管"を通して見つめ直す機会となれば幸いである。

2．味覚・食欲と栄養（第1章）

　口腔機能と栄養との関連性がクローズアップされ，その重要性が認識されている。特に，高齢者における口腔機能の低下や嚥下機能障害は，低栄養の重大な原因となりうる。また，味覚認知機能は食欲，摂食行動などと関連し，栄養状態や健康を左右する。第1章では，味覚受容体とその機能について，受容体の分子生物的特徴や，口腔以外の消化管との関連について解説している。

4　序章　健康・栄養—消化管から眺めると

3. 消化・吸収と栄養（第2，3，4，5章）

　栄養素の消化と吸収は，食品成分を人体が利用するうえで極めて重要な生理機能である。消化管における栄養素の消化・吸収について，糖質の消化と調節（第2章），タンパク質・アミノ酸，糖，リンの吸収（第3章），コレステロールの吸収・代謝（第4章），食物アレルゲンの腸管吸収（第5章）を解説している。

　糖質の消化・吸収は，遺伝子，個体の発達過程，絨毛における細胞の分化・成熟，日内リズム，食事成分などに応答し調節されている。また，小腸粘膜上の小腸二糖類消化酵素の調節機構の解明は，栄養素による生体反応（酵素誘導，遺伝子発現調節など）を理解するうえで重要なモデルである。第2章では，糖質の消化・吸収の機序とその調節およびその変動要因について詳細に解説している。

　栄養素の輸送に関与するトランスポーターの分類と機能については，新規の知見が蓄積している。特に，SLCファミリーは，一次構造が明らかにされた多数の哺乳類トランスポーターの系統的な分類であり，有機および無機アニオン／カチオン，グルコース，ペプチド，アミノ酸，ビタミンなど，さまざまな栄養素の輸送に関連している。第3章ではタンパク質・アミノ酸，糖，リンの腸管吸収について解説している。

　脂質の腸管における吸収機構については，最近新しい知見が示されている分野である。そのなかで，第4章では高コレステロール血症は動脈硬化症の最大リスク因子のひとつであることから，コレステロールの吸収・代謝に関して解説している。

　小腸粘膜上皮細胞は，栄養素の吸収機能と同時に，食物や細菌由来の外来性抗原の体内侵入を防ぐバリアとして機能している。食事タンパク質の多くは消化の過程で抗原性はほとんど失われるが，一部のタンパク質は抗原性（アレルゲン性）を持ったまま小腸粘膜を通過し，食物アレルギーや炎症性腸疾患の原因や増悪因子となりうる。しかしながら，食物抗原の腸管を経由した体内侵入

の機構については不明な点が多い。第5章では，食物アレルゲンの腸管吸収に関するこれまでの知見を紹介した。

4．腸内細菌および腸管免疫と栄養（第6，7章）

ヒトの消化管には500～1,000種類もの細菌が存在し，その数は1兆個とも言われている。腸内細菌の役割は，腸管のみの局所に限定されるだけでなく全身に及び，糖尿病や肥満などの生活習慣病との関連も指摘されている。さらに，消化管は人体最大の免疫担当器官として生体防御に重要な役割を果たしている。

腸内細菌と健康・栄養（第6章）ではわれわれの腸内の細菌群と生体との関連についてヒトの腸内細菌叢の構成と機能，腸内細菌叢の変化が原因となりうる疾患との関連を紹介した。さらに，第7章では腸管免疫と健康・栄養に関する最近の知見を紹介した。

5．消化管と全身の代謝（第8，9章）

消化管は生体外の成分（食物）と人体が最初に出会い，食品中のさまざまな情報をキャッチする場所でもある。食物中にはいわゆる栄養素以外に，食物繊維，生理活性物質，抗酸化物質などのさまざまな物質が含まれている。また，栄養素と消化管との接触は種々のホルモン分泌を調節し，全身の代謝調節や食行動に関係している。

このような観点から，第8章では消化管ホルモンと摂食調節機構，消化管ホルモンのさまざまな機能と代謝疾患との関係について解説した。

さらに第9章では，食品成分による消化管機能の調節に焦点を当て，食品成分と消化・吸収，消化管運動，消化管バリア機能との関連を紹介した。

6．消化管の臨床と健康・栄養（第10，11章）

　消化管機能の異常に起因する疾患は多数存在する。過敏性腸症候群や機能性ディスペプシアなどは，消化管に器質的な障害がないにもかかわらず機能に異常をきたす機能性胃腸障害である。炎症性腸疾患には，潰瘍性大腸炎（ulcerative colitis：UC）とクローン病（Crohn's disease：CD）が含まれ，これらの根本的な発症原因はいまだ明らかでなく，根本的な治療も確立されていない。消化機能の低下や，高度の炎症の結果，栄養不良を呈するリスクが高く，薬物療法とともに栄養療法が重要である。いずれの疾患も，患者のQOL低下が問題となる。

　第10章では，炎症性腸疾患の病因，栄養代謝病態，治療について概説している。さらに，第11章では，ストレスと消化管機能，脳-腸相関，ストレスと消化管機能の関係と機能性胃腸障害について概説している。

　以上のように，本書では消化管と栄養・健康に関連する最先端の研究内容をできるだけわかりやすく記述した。多くの関連領域や，これから栄養学を目指す学生の方々が，健康と栄養をこれまでとは異なる視点から考えるきっかけとなれば幸いである。

　冒頭にも述べたが，本書は，第71回日本栄養・食糧学会大会で企画されたシンポジウム「消化管からみた健康・栄養」をもとに，その他の関連する分野の方々に執筆をお願いした。執筆に快くご協力いただいた方々には心からお礼申し上げます。また，栄養・食糧学会でのシンポジウムとしてこの内容の企画を了承していただいた第71回日本栄養・食糧学会大会会頭　山田耕路　九州大学名誉教授，ならびに本企画にあたり絶大なご支援をいただいた（株）建帛社　筑紫恒男様には深くお礼を申し上げます。

第1章　味覚受容体とその機能

重村憲徳[*]

1．はじめに

　味覚は，外界からの栄養素を感知し，その情報を脳に伝える役割を担う。脳に伝えられた味覚情報は，咀嚼運動の調節に関与するだけでなく，唾液や消化液，さらにインスリンなどホルモン分泌にも影響し，体内の栄養状態の恒常性（ホメオスタシス）維持に貢献する。例えば，甘味，苦味，塩味，酸味およびうま味は5基本味として知られているが，これらのなかで，甘味，塩味およびうま味は，それぞれグルコースなどのカロリー源，Na^+やK^+などのミネラル源，タンパク質をつくるアミノ酸源を示す情報となり，これらの物質は好ましい味として脳で認知されると，その体内摂取をはじめ，代謝を促進するさまざまな生理機能が発動する。一方，酸味と苦味は，それぞれ腐敗物と毒物情報を示すため，嫌な味として認知され，逆の反応として忌避行動が誘発される[1]。

　味を感じる器官が味蕾であり，ヒトやマウスの舌の前方では茸状乳頭，後方では有郭乳頭，側方では葉状乳頭に包まれる形で存在する（図1-1）。また，舌だけでなく口蓋，喉頭蓋，咽頭や喉頭などにも存在する。味蕾の総数は，ヒトでは約8,000個といわれており，舌前方部に25％，側方と後方部に50％，咽頭と喉頭部に25％が分布している。味蕾は，約50～100個の味細胞がたまねぎまたはにんにく様に集まり（直径50～100μm），味細胞の先端にある微絨毛を味孔から口腔側に出し，唾液に溶け出した味物質を受容する（図1-2）。味細胞は形態学的に4種類（Ⅰ型，Ⅱ型，Ⅲ型，Ⅳ型）に分類される[2]。

＊九州大学大学院歯学研究院

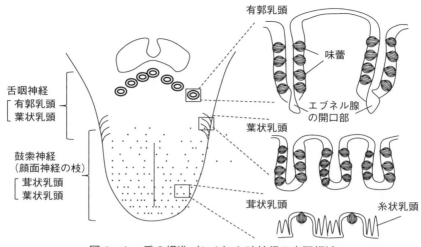

図1-1　舌の構造（ヒト）と味神経の支配領域

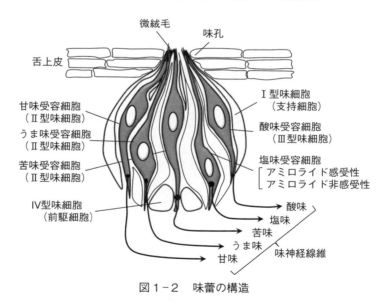

図1-2　味蕾の構造

　茸状および有郭乳頭の味蕾はそれぞれ味神経である鼓索神経および舌咽神経に支配され，葉状乳頭の味蕾は両神経に支配されている（図1-1）。味細胞が味物質を受容し興奮（活動電位を発生）すると，神経伝達物質を放出する。そ

れが味神経に受容されることで味情報が伝達される。単一味細胞と単一味神経の応答特性をそれぞれ調べた結果，両者ともに5基本味中1つの味刺激のみに応答する割合が高く，さらに，両者の応答プロファイル（5基本味それぞれの応答比率など）が非常によく似ていることから，味細胞には味覚受容機構が異なる少なくとも5種類が存在し，味細胞と味神経とは味質選択的にシナプスを形成して味情報を伝えている可能性が示唆されている（ラベルドライン説）[3]（図1-2）。

　味細胞から放出される神経伝達物質に関しては，アデノシン三リン酸（adenosine triphosphate：ATP），5-ヒドロキシトリプタミン（5-hydroxytryptamine：5-HT；serotonin），アセチルコリン（acetylcholine：ACh），グルタミン酸など複数の候補が報告されているが，その伝達機能の詳細は不明である。そのなかでATP受容体P2X2/P2X3（ligand-gated ion channel purinergic receptor）二重欠損マウスでの味神経応答解析では，5基本味に対する応答がすべて消失したことから，ATPが5基本味に共通かつ必須の神経伝達物質であると考えられている[4]。

　味を受容するための鍵分子が味覚受容体である。味覚受容体は大きく2種類に分けることができる。甘味，うま味，苦味受容にかかわる7回膜貫通Gタンパク質共役型受容体（G protein-coupled receptor：GPCR）と，酸味と塩味受容にかかわるイオン透過型のチャネル分子である。これらの味覚受容体の分子実態は長年謎であったが，1999年に苦味受容体が発見されたのを契機に，急速に味覚受容機構が明らかになってきた。さらに近年，味覚受容体は，口腔領域のみならず，消化管の内分泌細胞や，視床下部神経細胞，膵臓β細胞などさまざまな臓器で発現し，異なる機能を担っていることも明らかとなってきた。本章では，この味覚受容の分子機構について著者らの研究成果を交えながら紹介する。

2．味覚受容機構

(1) 甘味受容機構

　甘味とうま味受容細胞は，味細胞型のII型に属する（図1-3）。その電顕像の特徴は電子密度が低く（明細胞と呼ばれる），形態学的には丸く大きな核を持つことである。甘味とうま味受容には，GPCRであるT1r（taste receptor type 1）ファミリー（T1r1, T1r2, T1r3）が関与する。培養細胞HEK293（human embryonic kidney cell 293）に味覚受容体を強制的に発現させてCa^{2+}イメージング法で応答特性を解析した結果，T1r2はT1r3とともにヘテロ

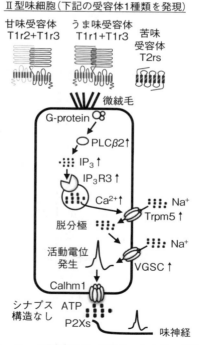

図1-3　II型味細胞（甘味，うま味，苦味）

二量体（T1r2＋T1r3）を形成し，甘味受容体として機能していること，また，T1r1はT1r3とヘテロ二量体（T1r1＋T1r3）を形成し，うま味受容体として機能していることが明らかにされた[1]。

　甘味受容体T1r2＋T1r3の特徴は，リガンド選択性が低いことである。具体的には，T1r2＋T1r3はスクロースやグルコースなどの天然糖や，サッカリンやアセスルファムKなどの人工甘味料，ブラゼインやモネリンなどの甘味タンパク質，甘味抑制物質ラクチゾールなどの構造がまったく異なる物質と結合し，活性化または抑制される（図1-4）。甘味ペプチドのアスパルテームは，ヒトで甘味を引き起こすが，げっ歯類では甘味を引き起こさない。このような味覚感受性の"種差"を切り口に，ヒトT1r2＋T1r3とマウスT1r2＋T1r3のさまざまな組換えキメラ体が作製され，さらにアミノ酸変異体も組み合わせて応答特性が解析された。この結果，天然糖や人工甘味料にはT1r2の長い細胞外領域（ハエトリ草のようなヒンジ様構造），甘味タンパク質にはT1r3のシステインリッチ領域（アミノ酸Cysを豊富に含む），甘味抑制剤ラクチゾールにはT1r3の膜貫通領域がその結合に重要であり，これら複数のリガンド結合サイトの存在がリガンド選択性の低さの原因であることが明らかにされた[5,6]。進化の過程

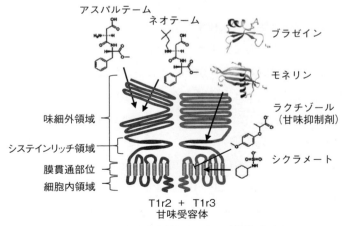

図1-4　甘味受容体のリガンド結合サイト

12 第1章 味覚受容体とその機能

でさまざまに変化する環境に適応するために，また，限られた資源からカロリー源を探し出すための手段として，われわれは甘味受容体にリガンド結合サイトを付加させてきたのかもしれない。

T1r2＋T1r3以外の甘味受容体の存在も示唆されている。T1r3欠損マウスでは人工甘味料に対する応答はほぼ消失したが，グルコースに対する応答は減弱しても残っていることがわかり，グルコース特異的な甘味受容体の存在が示唆されていた。近年，そのグルコース応答に関して，消化管や膵臓でグルコース取込みに関与するグルコース輸送体（glucose transporter：GLUT）やSGLT1（sodium/glucose cotransporter1）が味細胞にも発現しており，甘味受容体として機能している可能性が示唆されている[7]。また，消化管において，マルトースやスクロースなどの二糖類は，マルターゼやスクラーゼなどの二糖類分解酵素により単糖に分解されてから腸の吸収上皮により取り込まれるが，この二糖類分解酵素も味細胞に発現していることがわかった。この酵素の阻害剤により甘味応答が減少することから，味細胞においてグルコース輸送体がグルコース特異的な甘味受容体として機能している可能性がより強く示唆された[8]。さらに，味細胞にはK_{ATP}チャネル（ATP-gated K^+ channel）の発現も確認されており，膵臓β細胞と同様に，細胞内に取り込まれたグルコースの代謝産物ATPにより，K_{ATP}が閉鎖されることで脱分極が起こる可能性が示唆されている[7]。このことから，甘味受容細胞は甘味物質センサーとして機能するだけでなく，最も重要なカロリー源であるグルコースを特異的に受容するメタボリックセンサーとしても機能している可能性が示唆された。著者はカロリーゼロの飲料が何か物足りなく感じる？ことを経験するが，もしかしてこの感覚に関与しているのかもしれない。

甘味の細胞内伝達経路も明らかになってきた[1,2]（図1-3）。T1r2＋T1r3刺激後，共役するGタンパク質GqによりPlcβ2（phospholipase C β2）が活性化され，セカンドメッセンジャーIP$_3$（inositol 1, 4, 5-trisphosphate）が増える。IP$_3$は細胞内Ca^{2+}貯蔵庫膜に存在するその受容体IP$_3$R3（IP$_3$ receptor type3）に結合すると，小胞体からCa^{2+}が放出され，細胞内Ca^{2+}濃度が上昇する。Ca^{2+}

はTrpm 5 （transient receptor potential cation channel subfamily M member 5）
に作用し，細胞外から陽イオンが細胞内に流入することで脱分極が生じる。こ
れにより電位依存性Na$^+$チャネル（voltage-gated sodium channel：VGSC）を介
して活動電位が発生し，神経伝達物質のATPがCalhm 1 （calcium homeostasis
modulator 1 ）を介して細胞外へ放出される[9]。ATPは味神経に発現する
P 2 X 2 /P 2 X 3 に受容され情報が伝わる。甘味受容細胞はII型味細胞に分類
されるが，このII型味細胞の特徴は，味細胞と味神経の間に典型的なシナプス
構造（シナプス接着や小胞）がみられないことである。

　神経伝達物質に関しての詳細は不明であることは先に述べたが，近年，消化
管内分泌細胞から分泌されるインクレチン（インスリン分泌亢進ホルモン）
GLP-1 （glucagon-like peptide-1 ）が，甘味受容細胞からも放出されているこ
とが報告され，甘味受容細胞が内分泌臓器としての役割を担っている可能性
や，消化管内分泌細胞から迷走神経への神経伝達物質として一部GLP-1 が利
用されているように，甘味細胞から甘味神経への甘味特異的な神経伝達物質と
して利用されている可能性も示唆されている[10]。

（2）うま味受容機構

　うま味受容体に関しては，T1rファミリーのT1r1＋T1r3ヘテロ二量体がそ
の役割を担っていると考えられている[1]（図1-3）。うま味の特徴は，うま味
物質であるグルタミン酸ナトリウム（monosodium glutamate：MSG；昆布だ
し）に少量の核酸であるイノシン一リン酸（inosine monophosphate：IMP；カツ
オだし）やグアノシン一リン酸（guanosine monophosphate：GMP；シイタケだ
し）を加えることで単独刺激の合計以上に大きな応答が生じる，いわゆる"相
乗効果"がみられることである。この増強機構はT1r1の細胞外領域（T1r2と同
様にヒンジ様構造）におけるMSGとIMPの結合サイトが別であり，IMPが結合
することでヒンジを挟む上部と下部構造がより強く固定されることが相乗効果
の原因であると考えられている[11]。T1r1＋T1r3以外のうま味受容体の存在も
示唆されており，代謝型グルタミン酸受容体の（metabotropic glutamate

receptor 4：mGluR4）は，そのアゴニストL-AP4（L-2-amino-4-phosphonobutyric acid）による応答特性からうま味受容に関与する可能性が示唆されていた（brain-type mGluR4より細胞外領域が短い構造を持つtaste-typeとして報告された）。また，T1r1欠損マウスを用いた解析から，MSGに対する応答は減弱するが消失はしないことが明らかとなっており，これまでに，代謝型グルタミン酸受容体の活性化剤および阻害剤や，mGluR4欠損マウスを用いた解析により，mGluR1とmGluR4も味細胞においてうま味受容に関与する結果が得られている。これらのことから，うま味受容も甘味と同様に複数の受容機構がある可能性が示唆されている[12, 13]。

　T1r1＋T1r3の細胞内伝達系は，甘味と同様に，Gタンパク質，Plcβ2，IP$_3$R3，Trpm5，VGSC，Calhm1を介する経路であると考えられている（図1-3）。

（3）苦味受容機構

　GPCRであるT2rファミリー（taste receptor type 2：ヒトでは26種，マウスでは35種）が苦味受容体として機能している[1]。味細胞においてT2rファミリーとT1rファミリーの共発現はみられない。その特徴は，T1rファミリーとは異なり，細胞外領域が短いことであり，苦味物質は膜貫通領域に結合すると考えられている（図1-3）。苦味物質は，アルカロイド類（カフェイン，テオブロミン，ニコチン），テルペン類（ビールホップのフムロン類，柑橘類のリモニン），配糖体（薬草のセンブリ，グレープフルーツなどのフラバノン配当体），アミノ酸（ロイシン，バリン，イソロイシン，トリプトファン，フェニルアラニンなど疎水性アミノ酸），無機塩類（カルシウム塩，マグネシウム塩）などさまざまな構造の異なる物質が知られているが，T2rの膜貫通領域に入り込める疎水性が重要であると考えられている。味蕾において苦味受容細胞は，甘味，うま味と同様にⅡ型味細胞に分類され，T2rの細胞内伝達系も同様に，Gタンパク質，Plcβ2，IP$_3$R3，Trpm5，VGSC，Calhm1を介する経路であると考えられている。味細胞に発現するGタンパク質Gα-gustducinは，舌前方ではT1rと共発現しており，

一方,舌後方ではT2rと共発現することから,舌前・後においてそれぞれ甘味または苦味情報伝達にかかわっていると考えられている[14]。

ヒト味覚感受性に個人差があることはよく知られている。最初の報告は,1930年,苦味物質フェニルチオカルバミド(PTC)に対して,苦いと感じるヒト(taster)と感じないヒト(non-taster,味盲)がいるという報告であった。この原因については長年謎であったが,2003年,T2rファミリーのT2r38のアミノ酸置換を伴う一塩基多型性(single nucleotide polymorphism:SNP)がその原因であることが明らかにされた[15](図1-5)。T2r38には3つのアミノ酸置換(49,262,296番目のアミノ酸)を伴うSNPが存在しており,T2r38のPAV型〔49番目のアミノ酸がプロリン(P),262がアラニン(A),296がバリン(V)〕のヒトは高感受性であり,一方,AVI型〔49番目のアミノ酸がアラニン(A),262がバリン(V),296がイソロイシン(I)〕のヒトは,低感受性(味盲)であることが示された。このことから,味覚感受性の種差,個人差や人種差の原因としてSNPの関与がより明確に示唆されることとなった。著者らの研究からは,ヒト

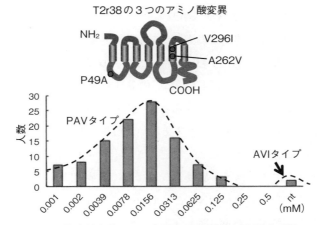

図1-5 苦味受容体T2r38の遺伝子多型性と味覚感受性
　フェニルチオカルバミド(PTC)に対する味覚認知閾値の分布。PAVタイプ(高感受性グループ)とAVIタイプ(nt:non-tasterを含む低感受性グループ)の二峰性を示す(日本人100名)。

16   第1章　味覚受容体とその機能

うま味受容体T1r1の372番目のアミノ酸がアラニンからトレオニンに置換することで，うま味物質に対して高感受性の受容体となることがわかり[16]，また，そのアラニン/トレオニンの発現比には人種差があり，中国や日本などのアジアでは，ヨーロッパやアフリカよりもトレオニン保有率が高いことがデータベースに示されている（https://www.ncbi.nlm.nih.gov/snp/）。

　肥満や糖尿病などさまざまな栄養疾患の発症には人種差があることがよく知られている。この発症率が違う背景に，栄養摂取に深くかかわる味覚受容体のSNPが関与している可能性が推定され，さらに，SNP解析をより詳細に行うことで，個人個人の疾病によりマッチしたプレシジョンメディシンが可能になることが予想された。

(4) 塩味受容機構

　塩味受容体は，上皮性Na^+チャネル（epithelial Na^+ channel：ENaC）が担う。古くから利尿剤アミロライド（ENaC阻害剤）が塩味を抑制することから，ENaCがその受容に関与していることが示唆されていた。ENaCはα，β，γの3つのサブユニットから構成されるイオンチャネルであり，特にαサブユニットがアミロライド感受性およびポア形成に重要であると考えられている。また，マウスを用いた解析から，塩味にはアミロライドで抑制される成分（アミロライド感受性成分）と抑制されない成分（アミロライド非感受性成分）の少なくとも2種類の塩味受容機構があることも推定されていた。近年，味細胞特異的にαENaCを欠損させたマウスを用いた解析において，アミロライド感受性成分の応答が消失したことから，その受容体がαENaCであることが実証された[17]。また，アミロライド感受性成分はNa^+特異的に応答するのに対して，アミロライド非感受性成分はNa^+だけでなくK^+やH^+などさまざまな電解質に応答することが特徴である（図1-6）。

　アミロライド非感受性成分に関しては，まだ受容機構の詳細は不明であるが，受容体候補のひとつとしてカプサイシン（または温度）受容体であるTrpv 1 （transient receptor potential vanilloid 1）があげられている。マウスを

2．味覚受容機構　17

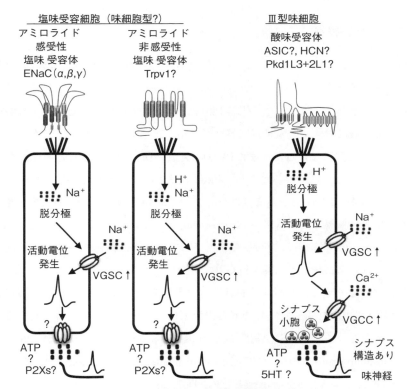

図1-6　塩味受容細胞とⅢ型味細胞（酸味）

用いた解析において，Trpv1の活性化剤や温度刺激（38℃<）により塩味応答が増強し，逆にTrpv1阻害剤により抑制された。さらに，Trpv1欠損マウスではそのような変化はみられなかった[18]。アミロライド非感受性成分は，このTrpv1を介した経路以外にも，苦味受容細胞と酸味受容細胞の両細胞を経由して起こっている可能性も示唆されている[19]。以上のことから，アミロライド非感受性成分は複数の分子および細胞を介して生じるためにさまざまな電解質に応答する特性があるのかもしれない。

18　第1章　味覚受容体とその機能

(5) 酸味受容機構

　酸味は，水素イオン（H^+）によって引き起こされる（図1-6）。酸味受容体は，イオンチャネルのPkd（polycystic kidney disease）1L3＋2L1二量体がその候補として報告された[20]。しかし，Pkd2L1欠損マウスを用いた神経応答解析において，酸に対する鼓索神経応答は野生型と比べて25〜45％低下したが，舌咽神経では変化はなかった。またPkd1L3欠損マウスではほとんど変化がないこともわかった。以上のことから，Pkd2L1は舌前方の酸味応答に部分的に関与しているが，Pkd1L3はあまり関与していない可能性が示唆された[21]。他にも酸味受容体候補としてASIC（acid-sensing ion channel），HCN（hyperpolarization-activated channel）の関与も報告されているが，酸味受容体の分子実態についてはいまだ統一の見解が得られていない[22, 23]。

　形態学的な分類では，酸味受容細胞はⅢ型味細胞に分類され（電顕像は暗細胞と明細胞の中間の明るさ），味神経との典型的なシナプス構造を特徴とする。シナプス関連分子であるSNAP25（synaptosomal-associated protein 25），PGP9.5（protein gene product 9.5），NCAM（neural cell adhesion molecule），AADC（aromatic L-amino acid decarboxylase），GAD67（glutamic acid decarboxylase 67），電位依存性Na^+チャネル，電位依存性Ca^{2+}チャネルVGCC（voltage gated calcium channel）を発現し，活動電位の発生およびシナプス小胞からの神経伝達物質の放出により，情報を伝達していると考えられている[2]。

　基本的に酸味はH^+により引き起こされるが，同じpH条件下では塩酸HClなどの強酸よりもクエン酸や酢酸などの弱酸のほうが酸味を強く感じる。この理由として，弱酸は細胞外でH^+と解離しているだけでなく，非解離型の状態で細胞膜を通過するため，細胞内で解離し，pH感受性K^+チャネルを閉じることで細胞興奮が起こる可能性が示唆されている。

(6) 脂肪酸味受容機構

　脂肪酸の受容体が味細胞にも発現しており，脂肪味として情報伝達されてい

る可能性が示唆されている。CD36（cluster of differentiation 36）は脂肪酸輸送体のひとつで，脂肪細胞，食細胞，肝細胞，筋細胞や血小板などに発現する。マウスを用いた実験において，このCD36が主に舌後方部の味細胞にも発現しており，Gα-ガストデューシン（Gα-gustducin）と共発現していること，また，単離した味細胞を用いたCa^{2+}イメージング解析で，長鎖脂肪酸刺激で細胞内Ca^{2+}濃度の上昇がみられた。さらに，CD36欠損マウスでは，長鎖脂肪酸に対する嗜好性がみられなくなることが報告された。以上のことから，CD36は脂肪酸受容体として機能している可能性が示唆されている[24]。

　CD36の他にも，GPCRであるGpr120およびGpr40が長鎖脂肪酸の受容体である可能性が示唆されている。Gpr120はマウス舌前方および後方の味細胞においてPlcβ2やGα-ガストデューシンと共発現していた。一方，Gpr40は舌後方に発現し，主にGLAST（glutamate/aspartate transporter，I型味細胞マーカー。下項目参照）と，また一部はII型やIII型マーカーと共発現していることが明らかとなった。Gpr120またはGpr40欠損マウスを用いた解析では，オレイン酸やリノレン酸に対する応答およびその摂取量が減少していた[25]。さらに，Trpm5欠損マウスにおいてもリノレン酸に対する応答性が低下していた。以上のことから，Gpr120およびGpr40は細胞内情報伝達系のTrpm5を介して脂肪酸の受容に関与している可能性が示唆された。

（7）I型味細胞（味覚受容伝達支持細胞）

　I型細胞は電顕像では電子密度の高い細胞質を特徴とし（暗細胞と呼ばれる），味蕾では約60％と最も数が多い。形態学的特徴は，他のII型やIII型細胞を包み込むように伸長した細胞突起を有することである。I型細胞の分子マーカーとして，GLASTやEntpd2（ecto-ATPase2）など神経伝達物質の再取込みや分解に関与する分子を発現することが知られている。Entpd2欠損マウスを用いて味神経応答解析を行った結果，5基本味すべてに対する味神経応答が減弱することがわかった。この考察として，神経伝達物質のATP等が分解されずに味蕾内で過剰になるため，味神経に発現するATP受容体P2X2/

20　第1章　味覚受容体とその機能

P2X3が脱感作を起こすことで応答が減弱した可能性が示唆されている[26]。また，Ⅰ型細胞と味神経との間にはシナプス構造がみられない。以上の特性から，Ⅰ型味細胞は，ラップフィルムのような薄い細胞膜により個々の味細胞を機能的に分離し，その閉鎖空間で神経伝達物質の再取込みや分解を行うグリア細胞様の機能を担っており，味覚受容体を介した味情報伝達には直接関与していない可能性が示唆されている。

3．さまざまな臓器で機能する味覚受容体

　味覚受容体は，口腔以外のさまざまな臓器で発現し，異なる機能を担っていることが明らかになってきた。例えば，甘味受容体T1r2＋T1r3は消化管内分泌細胞に発現しており，味細胞で共役するGα-ガストデューシン，Plcβ2，Trpm5も共発現していることが明らかとなった。この腸管T1r2＋T1r3は甘味物質と結合するとインクレチンホルモン・GLP-1またはGIP（glucose-dependent insulinotropic polypeptide）の内分泌を促進し，隣接する小腸吸収上皮に発現するインクレチン受容体を介してNa$^+$/グルコース共輸送体（SGLT1）の膜発現を増やすことでグルコースの体内への吸収を高めていることが報告された[27]（図1-7）。また，T1r2＋T1r3は，膵臓β細胞に発現してインスリン分泌を促進することや[28]，肥満マウスでは視床下部におけるT1r3の発現が減少することなどが明らかにされている[29]（図1-8）。

　苦味受容体T2rも消化管内分泌細胞に発現し，コレシストキニン（cholecystokinin：CCK）の分泌を亢進する。このT2rの発現はSREBP-2（sterol regulatory element-binding protein 2）に制御されており，CCKを介して脂肪の吸収や腸管からの毒物吸収阻害に関与している可能性が示唆されている[30]。消化管以外には，気道の平滑筋に発現して気道拡張を調節したり，副鼻腔や尿道の線毛上皮に発現して外来細菌に対する免疫反応を制御することが報告されている[31, 32]。

　うま味受容体T1r1＋T1r3は，心臓，骨格筋，肝臓をはじめ身体のさまざま

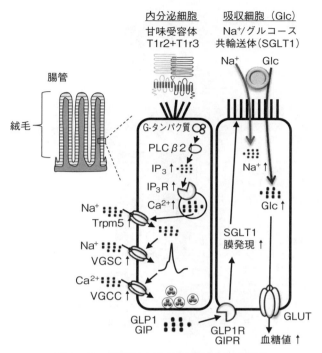

図1-7　腸管における甘味受容体の機能

な細胞に発現しており，体内栄養状態（アミノ酸）を感知してmTORC1 (mammalian target of rapamycin complex 1) を介してオートファジーを抑制することが報告されている[33]。栄養不足でアミノ酸が減少すると，その抑制が外れてオートファジーが誘導され，分解された細胞を原資に周囲の細胞に栄養（アミノ酸）が供給されている可能性が示唆されている。

消化管上皮にはタフト細胞（Tuft cell）が少数存在するが，その機能は明らかではなかった。近年，このタフト細胞が口腔のⅡ型味細胞と同様にT1rまたはT2rファミリー，そしてその情報伝達にかかわるTrpm5を発現する味覚受容細胞であることが明らかにされた。その機能として，寄生虫から分泌されるシグナルを感知してIL-25を分泌し，駆除に必要な2型自然リンパ球からのIL-13分泌を亢進し，さらにタフト細胞の数も増加させることが明らかにされ

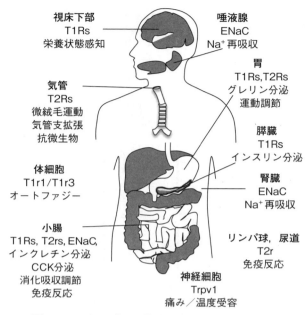

図1-8 さまざまな臓器に発現する味覚受容体

た[34]。

　これらのことから，口腔と他の臓器は味覚受容体を介して密接に連携している可能性が示唆される。例えば，甘味受容体T1r2＋T1r3は，口腔ではカロリー源の感知，消化管と膵臓ではその体内への吸収，脳ではカロリー保有状況を感知することで効率的かつ無駄のないカロリーホメオスタシス維持を可能にしている。また，苦味受容体T2rは，口腔では毒物の感知，気管と尿道では病原菌の感知，さらに消化管では免疫反応を誘導することで，外界の病原が体内へ侵入することを身体中の警備網で防いでいる可能性が示唆された。

4. 液性因子による味覚感受性調節

　液性因子（主にホルモン）による味覚感受性調節機構の存在も明らかになってきた。アンギオテンシンⅡは，副腎，血管や視床下部などに発現するAT１（angiotensin Ⅱ receptor type 1）受容体を介して，体内Na$^+$濃度や血管収縮を制御する血圧調節ホルモンとして知られている。著者らは，このアンギオテンシンⅡが末梢の味覚器にもAT１を介して直接作用し，アミロライド感受性の塩味応答を低下させ（嗜好性を上げ），NaCl溶液の摂取量を増加させることを明らかにした。また同時に，甘味感受性を増強し（嗜好性を上げ），甘味溶液の摂取量も増加させることを明らかにした。これらのことから，アンギオテンシンⅡは，塩分と糖分の摂取量の調節のみならず，塩分/糖分摂取バランスも味細胞間クロストークにより最適化している可能性が示唆された[35]。おしるこやスイカに塩を少々加えるとより美味しくなる。また，消化管ではSGLT１が

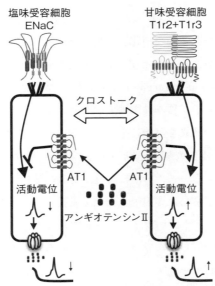

図1-9　アンギオテンシンⅡによる味覚感受性調節

24　第1章　味覚受容体とその機能

Na⁺とグルコースを共輸送する。このような生命維持に必須のNa⁺と糖の感受
性のリンクは，生理学的に合目的な機能であるのかもしれない。また，肥満者
の高血圧の発症率は非肥満者に比べて2～3倍高いことが知られているが，こ
の背景にアンギオテンシンⅡの塩味および甘味の味覚調節による塩分/糖分摂
取量の増加がその原因のひとつである可能性も示唆された（図1-9）。この他
にも，食欲抑制ホルモンのレプチンと食欲促進物質の内因性カンナビノイド
は，主に視床下部に作用して食欲を拮抗的に調節するが，この拮抗的調節メカ
ニズムが甘味受容細胞にも存在する可能性が示唆されている。マウスを用いた
解析から，甘味受容細胞には，レプチン受容体Ob-Rbそしてカンナビノイド
受容体CB1が発現しており，レプチン投与により甘味が抑制され，一方，カ
ンナビノイド投与により甘味が増強することが明らかにされた。さらに，味細
胞のみならず，甘味受容体T1r2＋T1r3発現する消化管内分泌細胞でもレプチ
ンによる甘味感受性抑制機構が存在する可能性が示唆されている[36]。

5．おわりに―これからの味覚研究とその健康長寿への貢献

2009年，試験管内で立体的な消化管が再生された。この培養方法は，オルガ
ノイド培養法といわれ，消化管上皮から単離したLgr-5（leucine-rich repeat-
containing G-protein-coupled receptor-5）陽性の幹細胞を細胞外マトリックス
であるマトリジェルの中で種々の栄養因子とともに培養することで，単一幹細
胞から消化管への臓器形成を可能にする。さらにその消化管オルガノイドに新
たに出現したLgr-5陽性幹細胞を利用することで，繰り返して臓器構築が可
能となる先端技術である。この方法により，実験に使用する動物の数を減らせ
るだけでなく，さまざまな栄養因子，分化・成長因子による臓器への影響を試
験管内でハイスループットかつライブで解析することが可能となった。そして
2014年，味覚研究者が待ち望んでいた“味蕾”の再生が，この消化管オルガノ
イドをヒントにして成し遂げられた[37]（図1-10）。味蕾におけるLgr-5発現細
胞は有郭乳頭のトレンチ領域に存在しており，この単離されたLgr-5細胞を

5. おわりに―これからの味覚研究とその健康長寿への貢献

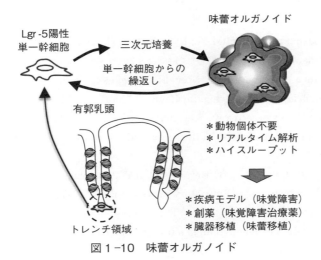

図1-10　味蕾オルガノイド

　マトリジェルで培養することで味蕾オルガノイドが作製された。その味蕾オルガノイドにはⅡ型およびⅢ型味細胞マーカーを発現する細胞が存在しており，さらに，Ca^{2+}イメージング解析において苦味溶液に対して味応答がみられたことから，味蕾オルガノイドの味細胞は，味覚受容細胞に分化・成熟し，機能していることが明らかとなった。今後，この味蕾オルガノイド法を応用することにより，味細胞内の受容・伝達の分子機構，味細胞間の情報伝達機構，栄養因子やホルモンなどの液性因子による調節機構，SNPによる機能変化などがより迅速かつ詳細に明らかになる可能性がある。さらに将来的には，味覚障害治療に対する創薬や味蕾移植などの再生医療への展開も期待される。

　これまでに述べてきたように，生物は味覚受容体の異なる機能を，口腔のみならず，全身の脳や消化管などさまざまな臓器を介して連携させており，さらにホルモンなどの液性因子を介してその感受性を一斉に効率よく制御することで，体内栄養バランスを実に巧妙に制御している可能性が見え始めてきた。したがって，口腔および全身の味覚受容機構のさらなる理解は，肥満，糖尿病，高血圧や高脂血症など栄養素が関与するさまざまな全身疾患に対する新たな予防・治療法の開発に繋がることが期待される。

文　献

1) Chandrashekar J., Hoon M. A., Ryba N. J. et al. : The receptors and cells for mammalian taste. Nature, 2006 ; 444 ; 288-294.

2) Shigemura N., Ninomiya Y. : Recent advances in molecular mechanisms of taste signaling and modifying. Int Rev Cell Mol Biol, 2016 ; 323 ; 71-106.

3) Yoshida R., Shigemura N., Sanematsu K. et al. : Taste responsiveness of fungiform taste cells with action potentials. J Neurophysiol, 2006 ; 96 (6) ; 3088-3095.

4) Finger T. E., Danilova V., Barrows J. et al. : ATP signaling is crucial for communication from taste buds to gustatory nerves. Science, 2005 ; 310 ; 1495-1499.

5) Cui M., Jiang P., Maillet E. et al. : The heterodimeric sweet taste receptor has multiple potential ligand binding sites. Curr Pharm Des, 2006 ; 12 (35) ; 4591-4600.

6) Sanematsu K., Yoshida R., Shigemura N. et al. : Structure, function, and signaling of taste G-protein-coupled receptors. Curr Pharm Biotechnol, 2014 ; 15 (10) ; 951-961.

7) Yee K. K., Sukumaran S. K., Kotha R. et al. : Glucose transporters and ATP-gated K^+ (K_{ATP}) metabolic sensors are present in type 1 taste receptor 3 (T1r3)-expressing taste cells. Proc Natl Acad Sci USA, 2011 ; 108 ; 5431-5436.

8) Sukumaran S. K., Yee K. K., Iwata S. et al. : Taste cell-expressed a-glucosidase enzymes contribute to gustatory responses to disaccharides. Proc Natl Acad Sci USA, 2016 ; 113 (21) ; 6035-6040.

9) Taruno A., Vingtdeux V., Ohmoto M. et al. : CALHM1 ion channel mediates purinergic neurotransmission of sweet, bitter and umami tastes. Nature, 2013 ; 495 (7440) ; 223-226.

10) Takai S., Yasumatsu K., Inoue M. et al. : Glucagon-like peptide-1 is specifically involved in sweet taste transmission. FASEB J, 2015 ; 29 ; 2268-2280.

11) Zhang F., Klebansky B., Fine R. M. et al. : Molecular mechanism for the umami taste synergism. Proc Natl Acad Sci USA, 2008 ; 105 (52) ; 20930-20934.

12) Kusuhara Y., Yoshida R., Ohkuri T. et al. : Taste responses in mice lacking taste receptor subunit T1R1. J Physiol, 2013 ; 591 (7) ; 1967-1985.

13) Yasumatsu K., Manabe T., Yoshida R. et al. : Involvement of multiple taste receptors in umami taste : analysis of gustatory nerve responses in metabotropic

glutamate receptor 4 knockout mice. J Physiol, 2015 ; 593 ; 1021-1034.

14) Kim M. R., Kusakabe Y., Miura H. et al. : Regional expression patterns of taste receptors and gustducin in the mouse tongue. Biochem Biophys Res Commun, 2003 ; 312 ; 500-506.

15) Kim U. K., Jorgenson E., Coon H. et al. : Positional cloning of the human quantitative trait locus underlying taste sensitivity to phenylthiocarbamide. Science, 2003 ; 299 (5610) ; 1221-1225.

16) Shigemura N., Shirosaki S., Sanematsu K. et al. : Genetic and molecular basis of individual differences in human umami taste perception. PLoS One, 2009 ; 4 (8) ; e6717.

17) Chandrashekar J., Kuhn C., Oka Y. et al. : The cells and peripheral representation of sodium taste in mice. Nature, 2010 ; 464 (7286) ; 297-301.

18) Lyall V., Heck G. L., Vinnikova A. K. et al. : The mammalian amiloride-insensitive non-specific salt taste receptor is a vanilloid receptor-1 variant. J Physiol, 2004 ; 558 (Pt.1) ; 147-159.

19) Oka Y., Butnaru M., von Buchholtz L. et al. : High salt recruits aversive taste pathways. Nature, 2013 ; 494 (7438) ; 472-475.

20) LopezJimenez N. D., Cavenagh M. M., Sainz E. et al. : Two members of the TRPP family of ion channels, Pkd1l3 and Pkd2l1, are co-expressed in a subset of taste receptor cells. J Neurochem, 2006 ; 98 (1) ; 68-77.

21) Horio N., Yoshida R., Yasumatsu K. et al. : Sour taste responses in mice lacking PKD channels. PLoS One, 2011 ; 6 (5) ; e20007.

22) Ugawa S., Yamamoto T., Ueda T. et al. : Amiloride-insensitive currents of the acid-sensing ion channel-2a (ASIC2a)/ASIC2b heteromeric sour-taste receptor channel. J Neurosci, 2003 ; 23 (9) ; 3616-3622.

23) Stevens D. R., Seifert R., Bufe B. et al. : Hyperpolarization-activated channels HCN1 and HCN4 mediate responses to sour stimuli. Nature, 2001 ; 413 (6856) ; 631-635.

24) Laugerette F., Passilly-Degrace P., Patris B. et al. : CD36 involvement in orosensory detection of dietary lipids, spontaneous fat preference, and digestive secretions. J Clin Invest, 2005 ; 115 (11) ; 3177-3184.

25) Cartoni C., Yasumatsu K., Ohkuri T. et al. : Taste preference for fatty acids is mediated by GPR40 and GPR120. J Neurosci, 2010 ; 30 (25) ; 8376-8382.

28   第1章　味覚受容体とその機能

26) Vandenbeuch A., Anderson C. B., Parnes J. et al. : Role of the ectonucleotidase NTPDase2 in taste bud function. Proc Natl Acad Sci USA, 2013 ; 110 ; 14789-14794.

27) Jang H. J., Kokrashvili Z., Theodorakis M. J. et al. : Gut-expressed gustducin and taste receptors regulate secretion of glucagon-like peptide-1. Proc Natl Acad Sci USA, 2007 ; 104 (38) ; 15069-15074.

28) Nakagawa Y., Nagasawa M., Yamada S. et al. : Sweet taste receptor expressed in pancreatic beta-cells activates the calcium and cyclic AMP signaling systems and stimulates insulin secretion. PLoS One, 2009 ; 4 (4) ; e5106.

29) Herrera Moro Chao D., Argmann C., Van Eijk M. et al. : Impact of obesity on taste receptor expression in extra-oral tissues : emphasis on hypothalamus and brainstem. Sci Rep, 2016 ; 6 ; 29094.

30) Jeon T. I., Zhu B., Larson J. L. et al. : SREBP-2 regulates gut peptide secretion through intestinal bitter taste receptor signaling in mice. J Clin Invest, 2008 ; 118 (11) ; 3693-3700.

31) Lee R. J., Kofonow J. M., Rosen P. L. et al. : Bitter and sweet taste receptors regulate human upper respiratory innate immunity. J Clin Invest, 2014 ; 124 ; 1393-1405.

32) Deckmann K., Filipski K., Krasteva-Christ G. et al. : Bitter triggers acetylcholine release from polymodal urethral chemosensory cells and bladder reflexes. Proc Natl Acad Sci USA, 2014 ; 111 (22) ; 8287-8292.

33) Wauson E. M., Zaganjor E., Lee A. Y. et al. : The G protein-coupled taste receptor T1R1/T1R3 regulates mTORC1 and autophagy. Mol Cell, 2012 ; 47 (6) ; 851-862.

34) Howitt M. R., Lavoie S., Michaud M. et al. : Tuft cells, taste-chemosensory cells, orchestrate parasite type 2 immunity in the gut. Science, 2016 ; 351 (6279) ; 1329-1333.

35) Shigemura N., Iwata S., Yasumatsu K. et al. : Angiotensin II modulates salty and sweet taste sensitivities. J Neurosci, 2013 ; 33 (15) ; 6267-6277.

36) Yoshida R., Niki M., Jyotaki M. et al. : Modulation of sweet responses of taste receptor cells. Semin Cell Dev Biol, 2013 ; 24 (3) ; 226-231.

37) Ren W., Lewandowski B. C., Watson J. et al. : Single Lgr5- or Lgr6-expressing taste stem/progenitor cells generate taste bud cells *ex vivo*. Proc Natl Acad Sci USA, 2014 ; 111 (46) ; 16401-16406.

第 2 章　糖質の消化と調節

合　田　敏　尚[*]

1．糖質の消化・吸収の原理

　ヒトが摂取する糖質の大部分は，でんぷんとスクロース（ショ糖）であるが，これらはそれぞれ多糖類と二糖類に分類される。牛乳などの乳類から摂取するラクトース（乳糖），コーンシロップに含まれるマルトース（麦芽糖）やマッシュルームに含まれるトレハロースも二糖類である。この他，果物，野菜，はちみつ，清涼飲料水にはフルクトース（果糖）が含まれている。これらの糖質はフルクトースを除き，いずれもグルコース（ブドウ糖），ガラクトース，フルクトースといった最小単位の糖（単糖）が重合して構成されている。

　小腸吸収細胞の微絨毛膜には単糖の吸収担体が局在しているが，これらの吸収担体は二糖類以上の糖質の重合体を膜輸送できない。したがって，摂取した糖質が消化・吸収されるためには，あらかじめ単糖にまで加水分解されることが必要である。この糖質の消化の過程は，管腔内で起こる管腔内消化と微絨毛膜表面で起こる膜消化の 2 段階に分けられる。糖質の管腔内消化に関与する消化酵素は，唾液および膵液から分泌される α-アミラーゼであり，でんぷんの末端以外のグルコースユニット間の結合を切断する。でんぷんの管腔内消化によって生じるのは少糖類であり，単糖（グルコース）はほとんど産生しない。小腸吸収細胞の微絨毛膜には少糖類や二糖類を単糖にまで加水分解する膜消化酵素が局在している。糖質の膜消化酵素は 4 種類の酵素複合体から成り，二糖類水解酵素と総称されている。

＊静岡県立大学食品栄養科学部

30　第2章　糖質の消化と調節

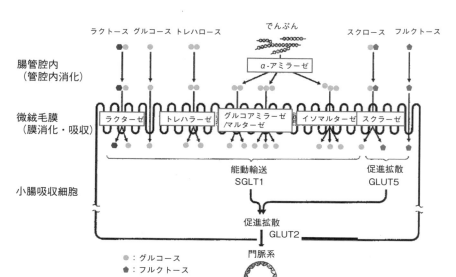

図2-1　小腸における糖質の消化・吸収を担う膜消化酵素と糖吸収担体

　少糖類および二糖類は，膜消化を受けると同時に，産生した単糖は同じ膜の近傍にある糖輸送担体によって細胞内に取り込まれる。微絨毛膜の糖輸送担体としてはNa$^+$/D-グルコース共輸送体（SGLT1）とフルクトース輸送体（GLUT5）の2種類がある。前者はNaイオンの細胞内への内向きの駆動力を利用してグルコースやガラクトースをNaイオンとともに細胞内へ共輸送する能動輸送型の担体であり，後者はフルクトースを濃度勾配に従って輸送する促進拡散型の輸送体である。小腸吸収細胞に取り込まれたグルコース，ガラクトースおよびフルクトースは，側面・底面側の膜に局在するもうひとつのグルコース輸送体（GLUT2）によって細胞外に輸送され，毛細血管に取り込まれて門脈に集められ，すべて肝臓へと導かれる（図2-1）。

2．糖質の管腔内消化の機序とその調節

　でんぷんはヒトの食事内容からみても重要な位置を占める。でんぷんは植物

における糖質の貯蔵分子であり，特に穀物と根に多い。でんぷんの粒子は植物によってその大きさと形状がさまざまであり，でんぷん粒子の物理的な性状によってα-アミラーゼによる加水分解速度も変わる。でんぷんはアミロースとアミロペクチンの混合物である。アミロースは，グルコースがα-1,4グルコシド結合によって多数連結したものであり，6〜7個のグルコースごとに1回転するらせん構造をとりながら，200〜1,000個のグルコースの1本鎖でできている。アミロペクチンは，α-1,4グルコシド結合から成るグルコースの鎖のところどころ（24〜30個のグルコースごと）に，α-1,6グルコシド結合による枝分かれを持つ。アミロースとアミロペクチンの比はでんぷんの種類によってほぼ一定であり，通常はアミロースが20〜30％の範囲にある。近年，アミロース含量の高い（70〜80％）でんぷん（高アミロースでんぷん）を産生する新しい品種がトウモロコシなどで開発されている。高アミロースでんぷんは通常のでんぷんに比べてα-アミラーゼによる加水分解速度が遅いため，管腔内消化に要する時間が長く，食後の血糖上昇も緩慢である[1]。

　摂取されたでんぷんは，唾液や膵液中のα-アミラーゼによって内部の結合がランダムに切断される。唾液および膵液のアミラーゼは，同一の遺伝子から2種類のアイソザイムとして産生されたものであり，ともにα-1,4グルコシド結合のみを特異的に加水分解するが，唾液アミラーゼの作用は膵アミラーゼと比べて温和である。唾液アミラーゼは生でんぷんには働かないので，調理が重要である。一方，膵アミラーゼはより強力で生でんぷんにも働く。唾液アミラーゼは胃内の低いpHの条件下では速やかに失活するが，グルコースユニットが3〜8個のでんぷん部分水解物が共存した場合には，活性が維持される[2]。したがって，唾液α-アミラーゼによるでんぷんの第1段階の消化は口腔内で始まり，嚥下されて胃に達した後も食塊に胃酸が浸透するまでの間（約30分）は進行する。

　膵臓のα-アミラーゼは強力な作用を示すので，でんぷんの管腔内消化は小腸上部で速やかに進行する。アミラーゼは原則的には末端以外のユニット間を切断する加水分解酵素であり，その結果生じるのは少糖類である。デキストリ

32　第2章　糖質の消化と調節

ンとは，でんぷんを部分的に加水分解して得られる少糖類の混合物の総称である。消化管内では，$a-1,4$グルコシド結合のみから成るアミロースは直鎖の少糖類にまで分解されるが，アミロペクチンの$a-1,6$グルコシド結合の近くの$a-1,4$グルコシド結合の加水分解は十分でないため，枝分かれした少糖類すなわち$a-$限界デキストリンができる。その結果，消化管内にはグルコースユニットが2～9個（平均6個）から成るさまざまな構造をした中間消化産物が生じている。でんぷん分子が小腸に入ってから約10分後にはでんぷんの管腔内消化はほぼ完了し，マルトース，マルトトリオース，$a-$限界デキストリンがほぼ同じ割合で産生される。

　でんぷんは唾液および膵液のアミラーゼによってほぼ完全に管腔内消化を受けるが，その速度は食品中のでんぷんの性質や加工によって大きな影響を受ける。でんぷん粒子を物理的に細かくすると$a-$アミラーゼによる消化速度も増す。でんぷんを100℃で数分間煮沸すると，膨潤してゲル化し粘性が増す（糊化）。糊化したでんぷんは$a-$アミラーゼによる分解速度が速い。一方，糊化したでんぷんを冷却するとでんぷん分子が再結晶化し，$a-$アミラーゼによる分解を受けにくくなる（難消化性でんぷん）。この難消化性でんぷんは小腸において管腔内消化を十分に受けることができず，一部は結腸に至って腸内細菌によって資化され，産生した短鎖脂肪酸が吸収される（発酵・吸収）。生理的な条件下であっても，通常ヒトが食事として摂取するでんぷんの10～15%は小腸で完全に消化・吸収されずに結腸に至る。

3．小腸における糖質の膜消化

（1）二糖類水解酵素の基質特異性と機能分担

1）α-グルコシダーゼ複合体

　でんぷんの管腔内消化により産生したでんぷん部分分解産物は，吸収細胞の微絨毛膜の上に局在している2つの$a-$グルコシダーゼ複合体，すなわちマル

ターゼ・グルコアミラーゼ複合体（MGAM複合体）とスクラーゼ・イソマル
ターゼ複合体（SI複合体）の協同作用によって終末消化を受ける。これらの α -
グルコシダーゼによる加水分解反応は，でんぷん部分分解産物の非還元末端か
らグルコースを1つずつ切断することで進行する。ヒトのMGAM複合体の活
性部位は，いずれもグルコースが2～7個でできているグルコース重合体を結
合し，効率よく末端からグルコースを1つずつ切断するが，C末端側の酵素活
性部位のほうがより重合度の高いグルコース重合体に対する親和性が高い[3]。
スクラーゼはスクロースを加水分解できる唯一の哺乳類の消化酵素であるが，
マルトースやマルトトリオースも効率よく加水分解する。イソマルターゼは α
-1,6グルコシド結合を効率よく切断する。このようにして，α -限界デキスト
リンの終末消化は，非還元末端のグルコースの α -1,4あるいは α -1,6グルコ
シド結合を1つずつ切断することによって進行し，グルコースまで完全に加水
分解される。したがって，でんぷんの終末消化は，MGAM複合体とSI複合体
によって協同しながら平行して進行していると考えるべきである。

　ヒトのSI複合体とMGAM複合体はいずれも，吸収細胞の微絨毛膜にN末端
側の疎水性の部分を介して結合している膜結合性の酵素であり，その本体の
90％以上は管腔内に突出している。ヒトのSI複合体は1,827個のアミノ酸から
成る1本鎖のポリペプチド鎖（pro-SI）として小胞体で合成される。ヒトpro-
SIは210kDaの分子量を持ち，N末端側がイソマルターゼ，C末端側がスクラー
ゼである。ヒトのMGAMも1,857個のアミノ酸から成る210kDaの1本鎖のポリ
ペプチド鎖として合成される。SI複合体とMGAM複合体のアミノ酸配列は類
似しており，59％の配列は一致する[4]。さらに，いずれの複合体にも，同じア
ミノ酸配列を持つ酵素活性部位がそれぞれ2つずつあり，それぞれのドメイン
のアミノ酸配列も似ている。したがって，*Si*遺伝子と*Mgam*遺伝子は共通の「α
-グルコシダーゼ祖先遺伝子」が分子内で重複したものが基本型になり，それ
ぞれの二糖類水解酵素に分子進化したものと推定されている。

2）他の二糖類水解酵素

　哺乳類の小腸の微絨毛膜には，上記の2つの α -グルコシダーゼ複合体の他

34　第2章　糖質の消化と調節

に2種類の二糖類水解酵素が発現している。その1つはラクターゼ・フロリジ
ン水解酵素，もう1つはトレハラーゼである。

①　ラクターゼ・フロリジン水解酵素

　ラクターゼ・フロリジン水解酵素は，SI複合体やMGAM複合体と同様に2
つの酵素活性部位を持つポリペプチドとして合成されるが，他の二糖類水解酵
素とは異なり，いずれの活性部位もβ-ガラクトシド結合あるいはβ-グルコシ
ド結合を加水分解する。ラクターゼの生理的な基質であるラクトースはガラク
トースとグルコースがβ-1,4ガラクトシド結合した二糖類であり，哺乳類の
乳汁にしかみられない。ラクトースは，ヒトの初乳には5％，成乳には6〜7％
含まれている。フロリジン水解酵素は，フロリジン（グルコースとフロレチンか
ら成る）を基質にすることによって同定されたが，この活性部位はフロリジン
よりもむしろセラミドのような糖脂質を効率よく加水分解するので，その生理
的な基質は，乳汁中の糖脂質と考えられている。なお，ラクターゼはラクトー
スだけでなく，フラボノイドやイソフラボンのβグリコシド配糖体も加水分解
できる

②　トレハラーゼ

　トレハラーゼはC末端を介して膜と結合する膜消化酵素であるが，他の二糖
類水解酵素とはアミノ酸配列の類似性はない。トレハラーゼの基質特異性は厳
密であり，トレハロースだけを加水分解する。トレハロースは昆虫の体液や
マッシュルームに含まれる二糖類であり，グルコース2分子がα-1,1グルコ
シド結合をしている。ヒトの小腸はある程度のトレハラーゼ活性を持っている
が，現代人の食生活でこの酵素がどれだけの役割を果たしているかは不明であ
る。哺乳類の原始型が食虫類であることからすると，哺乳類の進化の初期の過
程では昆虫の持つトレハロースを糖質源に利用するために重要な役割を果たし
ていた可能性もある。

③　小腸における糖質の消化速度の比較

　ヒト小腸の生検試料を用いた実験データによると，成人小腸の二糖類水解酵
素活性は，マルトースに対する水解活性を100％とすると，スクロース29％，

3．小腸における糖質の膜消化　35

パラチノース（イソマルトースの代用基質）9％，トレハロース12％，ラクトース3％（ラクターゼ高発現者17％）である[5]。マルトースやスクロースに対する加水分解速度は高いので，通常の食事中の主要な糖質の消化・吸収の過程では，マルターゼ活性やスクラーゼ活性が律速因子になることはない。

　一方，小腸におけるラクトースの水解活性は日本人の成人では一般に低いので，この場合にはラクトースの消化・吸収速度は小腸のラクターゼ活性によって影響を受ける。また，乳児のようにラクターゼの発現が高くても，小腸絨毛の萎縮が起こっている場合には，ラクターゼ活性の選択的な減少が顕著であり，ラクターゼ活性がラクトースの消化・吸収能の律速段階になりうる。

　二糖類・少糖類やその誘導体の消化・吸収性を決定するのは，以上に述べた4つの二糖類水解酵素（複合体）の持つ基質特異性と基質への親和性であり，それらが基質として認識できる末端の糖分子とグリコシド結合様式を持つ少糖類が終末消化を受けて体内に吸収される。例えば，ラクチトールはラクトースに水素を添加して製造される二糖アルコールであるが，これはラクターゼによる加水分解速度がきわめて遅いため，難消化・吸収性を示す。また，二糖アルコールの代表であるマルチトールは，小腸吸収細胞の微絨毛のマルターゼ・グルコアミラーゼ複合体によって膜消化を受け，グルコースとソルビトールとして吸収されるが，その基質としての親和性はマルトースに比べて1/50程度と低いため，でんぷんとともにマルチトールを摂取した場合には，マルチトールの消化速度は著しく低下する。

　α-グルコシダーゼ阻害剤であるアカルボース，ボグリボース，ミグリトールは，糖尿病薬として用いられている。これらは，いずれもSI複合体とMGAM複合体の4つの酵素活性部位に対して，拮抗型の阻害様式によって阻害し，でんぷんとスクロースの加水分解速度を著しく低下させる。その結果，これらのα-グルコシダーゼ阻害剤の投与によって糖質の消化吸収速度が低下し，食後の血糖上昇が緩やかになる。

　二糖類水解酵素の発現は，トレハラーゼ（十二指腸で最も発現が高い）を除き，十二指腸から空腸にかけて高く，回腸では低い。通常の消化性糖質の消化

36　第2章　糖質の消化と調節

は空腸の中央部でほぼ完全に終了する。糖質の空腸における消化・吸収が遅延
し，二糖類水解酵素の基質が回腸にまで達する状況では，回腸の二糖類水解酵
素が予備的に働き，小腸下部における二糖類水解酵素活性が適応的に増大する。

4．糖質の消化・吸収能の変動要因

　小腸吸収細胞に発現する二糖類水解酵素の量が生理的な条件下で変動する要
因として，個体の発達ならびに絨毛における細胞の分化・成熟に伴って起こる
不可逆的な遺伝子発現の変動の他，日内リズム，栄養素摂取に対する適応があ
る。

（1）個体の発達に伴う糖質の消化・吸収能の変動

　ヒト小腸は胎生初期には2～4層の扁平上皮に覆われるが，胎齢8～10週目
に起こる絨毛形成などの形態的な分化とほぼ同時に小腸特異的な消化・吸収関
連タンパク質の遺伝子発現が開始され，次第にその発現の最大部位が小腸の一
部に限局してくる。ヒトの胎齢10週にはすでに小腸にSI複合体の酵素活性が出
現し，ラクターゼ活性も現れる。これらの酵素活性の発現はそれぞれの酵素タ
ンパク質をコードするmRNAの発現によるものである。発達の初期にみられ
る二糖類水解酵素の発現は小腸の分化に伴う組織特異的な発現を示すもので，
転写調節がかかわることが推定されている。ヒトやマウスのSI遺伝子の5′上
流プロモーター領域には複数の転写制御領域が存在するが，そのなかのSIF 1
およびSIF 2，3と呼ばれるエレメントには，それぞれホメオドメイン構造を持
つ核内タンパク質であるCdx-2 とHNF 1 が結合して転写が正に制御されてい
る[6]。特に，Cdx-2は腸管組織に特異的に発現する核内タンパク質であり，SI
複合体の小腸特異的な発現に深くかかわっている。Cdx-2結合モチーフと類
似した配列はラクターゼ遺伝子の5′上流プロモーター領域にも見いだされて
おり，Cdx-2は多くの小腸特異的な消化・吸収関連遺伝子の発現に重要な役
割を果たしている。

4. 糖質の消化・吸収能の変動要因　37

　小腸の二糖類水解酵素の活性は胎児期に徐々に増大するが，その増大速度は必ずしも一定でない。スクラーゼ活性は胎齢13〜20週には，すでに出生児の40〜60％のレベルに達しており，34週以降はほぼ90％以上のレベルに達する。一方，ラクターゼ活性は胎齢の28週までは出生時の25％以下と低く，32〜38週で急激に増大する[7]。したがって，26〜28週で出生した超低出生体重児では，ラクトースの消化・吸収能は不十分である。しかしながら，新生児にラクトースを含む母乳を摂取させるとラクターゼの分解が抑制され，速やかにラクターゼ活性の上昇が起こる。それゆえ，ヒトでは小腸における糖質の膜消化能力は出生時あるいは出生後短時間で最大に達するといえる。一方，ヒトの膵臓における α-アミラーゼの発現量および分泌量は出生時にはまだ低く，離乳に伴って次第に増大してくるものの，その量は乳児期にはまだ不十分である。すなわち，糖質の管腔内消化能の発達は膜消化・吸収能の発達よりも著しく遅れて起こる。

(2) 成人型低ラクターゼ症

　乳児期の糖質は母乳中のラクトースが主であるが，離乳に伴って摂取する糖質はでんぷんを主体にしたものと変化する。これは哺乳類一般にいえることであり，これと対応するように，離乳期以降は哺乳類一般の小腸のラクターゼ活性は減少しはじめ，成熟期には他の二糖類分解酵素に比べてはるかに低い活性を示す。ラクトースは哺乳類の母乳にしかみられない特殊な二糖類であり，離乳以後はラクターゼ活性が減少することは理にかなっている。ヒトでは，幼児期（3〜5歳）になるとラクターゼ活性が低下してくる。ヒトの成人型低ラクターゼ症では，少なくとも2つの表現型が認められており，ラクターゼの発現がmRNAレベルで著しく低下している場合の他，ラクターゼmRNAを発現する細胞がモザイク状に絨毛細胞間に点在する場合がある[8]。

　ラテン系を除くヨーロッパ，西アジア，インド北・中央部，アフリカの一部には，離乳期以降もラクターゼ活性を高いまま維持している民族がいる。ラクターゼ活性の高い"乳糖耐性"の民族とラクターゼ活性の低い"乳糖不耐性"の民族の混血の家系調査から，"乳糖耐性"という形質は常染色体優性遺伝す

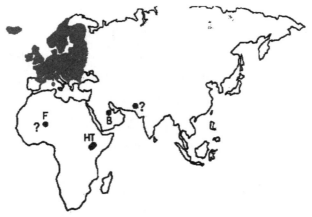

図2-2 世界におけるラクターゼ持続性遺伝子頻度の高い地域[9]
ラクターゼ持続性遺伝子頻度の高い地域を黒で示した。

ることが明らかである。この結果は，"ラクターゼ持続性遺伝子"という単一の遺伝子が進化の過程で獲得され，それが一部の民族の間に広まったという遺伝子仮説（図2-2）を支持する[9]。ラクターゼ遺伝子自体の構造に民族間で大きな違いがみられないことから，転写の調節にかかわるなんらかの単一因子に変化が起こっている可能性がある。これまでに，ヒトのラクターゼ遺伝子の上流 $-22\mathrm{kb}$ と $-14\mathrm{kb}$ における単一塩基遺伝子多型の関与が示唆されている[10]。

（3）絨毛における細胞の分化・成熟

　小腸の絨毛は単層の吸収細胞によって覆われている。吸収細胞は絨毛基部の陰窩部で増殖・分化した後，ヒトでは約5日かけて絨毛の先端まで移行するが，この過程で吸収細胞は成熟し微絨毛膜にSI複合体やラクターゼなどの二糖類分解酵素およびSGLT1やGLUT5などの糖輸送担体を持つようになる。クリプトにはこれらの二糖類水解酵素や糖輸送担体のmRNAは発現しておらず，成熟した吸収細胞に限局してmRNAが発現している。ハムスターやウサギの空腸を用いた研究によると，グルコースの吸収部位は絨毛の先端部に偏っており，それと対応して，SGLT1のタンパク質およびmRNAの発現量は絨毛先端

部で最も高い。一方，ラット空腸のGLUT5とGLUT2のmRNAは絨毛基部から中央部にかけて最大の発現を示す。糖輸送担体と同様に，SI複合体やラクターゼなどの二糖類分解酵素をコードするmRNAの発現は絨毛の分化した吸収細胞に限局している。したがって，クリプトから絨毛の基部にかけて吸収細

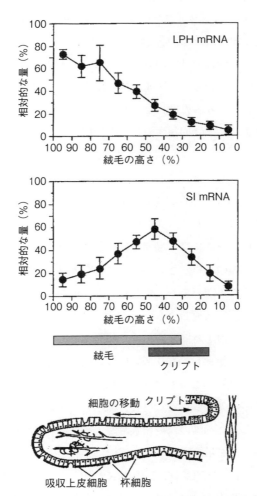

図2-3　ラット空腸の絨毛軸にそったLPH mRNAとSI mRNAの分布の比較[11]
　　　平均値±標準誤差（$n=4$）を示す。

胞が移行しながら分化・成熟する過程で，二糖類水解酵素や糖輸送担体など吸収細胞に特異的に発現する遺伝子の多くは転写が同時期に急激に起こるものと推察される。

SI複合体とラクターゼは，絨毛基部で発現した後の絨毛中央部から先端部の分布は，必ずしも同じでない。SI mRNA量は絨毛の基部で最大値を示した後，絨毛の先端部ではむしろ減少する。一方，ラクターゼ　mRNAの量は，絨毛の基部から緩やかに増大し，絨毛先端部で最大に達する[11]（図2-3）。それと対応して，ラクターゼ活性の絨毛内分布はスクラーゼ活性のそれよりも絨毛の先端に偏っている。このため，ウイルス性の腸炎のように細胞の移行速度が上昇し，細胞の寿命が短くなった時には，ラクターゼ活性は他の膜消化酵素の活性よりも顕著に低下し，また回復するにも長時間を要する。

（4）日内リズム

ラットは夜行性であり，夜間に1日の摂取カロリーの2/3を摂取する。この食事摂取のリズムに対応してスクラーゼ，マルターゼ，ラクターゼおよびトレハラーゼの活性には夜間に高く昼間に低いという日内リズムがみられる。またラットを昼間6時間のみ摂食させると，これらのリズムは昼間にピークを持つように習慣づけることができる。すなわち，二糖類水解酵素の活性のリズムは光よりも摂食に密接に関連したものである。日内変動による二糖類水解酵素活性の上昇は摂食開始の1時間前からすでに起こっており，いったんリズムが形成されると，たとえ絶食してもリズムは数日間持続し，摂食予定時刻に一致して酵素活性が上昇する。この事実は，二糖類水解酵素の活性上昇は，摂取した食物の体内移行の結果ではなく，摂食に関連した神経性あるいはホルモン性の因子が同調因子として小腸の二糖類水解酵素や糖輸送担体の日内リズムの形成に関与していることを示唆する。ラットでは小腸における糖の輸送担体であるSGLT1，GLUT5およびGLUT2のmRNA量は，SI複合体のmRNAと同様に，いずれも同調したリズムを示し，これらのmRNA量のピークはいずれも摂食行動が盛んになる暗期開始直前に起こる[12]。食事によって誘導されるこれ

らの糖輸送担体の遺伝子発現の日内リズムは，時計遺伝子であるPer 2 の遺伝子発現と同調しており，遺伝子上へのBMAL 1 タンパク質の結合量のリズムによって制御されている[13]。

(5) 食事摂取に対する応答

　ヒトを含む哺乳動物の離乳期には母乳から固形食への切り替わりが起こる。これを栄養素の摂取面からみると，高糖質・低脂質食への移行とみることができる。一方，摂取する糖質の組成も離乳に伴って大きく変わり，離乳前はラクトースがほぼ唯一の糖質源であるのに対し，離乳後はでんぷんやスクロースが主要な糖質源となり，その量や種類は変化に富んだものになる。高糖質食の摂取により，唾液および膵アミラーゼの合成および分泌は約 2 〜 3 倍に高まる。糖質摂取による膵アミラーゼ量の変動には，血液からもたらされるインスリンとグルコースの両方が関与するが，この食事に対する適応はアミラーゼ遺伝子の転写レベルの発現調節によると考えられている。

1）小腸二糖類水解酵素の発現調節

　摂取する糖質の量や組成に対応して，小腸吸収細胞の二糖類水解酵素活性や糖輸送活性が変動することが知られている。この現象は，摂取した糖質を個体がエネルギー源として最大限に利用するために，消化酵素および吸収担体の発現量を変動させて，消化・吸収能を適応的に高めようとする小腸吸収細胞の性質を示したものと理解できる。

　ラットを用いた研究結果によると，一般に，食事中の糖質の種類によらず，高糖質食の摂取により，スクラーゼ活性とマルターゼ活性が上昇し，グルコースやフルクトースの微絨毛膜における取込みは平行して増大する。しかしながら，この変動に要する速度と変動の幅は，用いる糖質の種類により異なる。食事中のでんぷん含有量を高くすると，小腸におけるスクラーゼ活性が増大するが，その場合には変動は緩やかであり，最大の活性に達するまでに 2 〜 3 日かかる[14]。

　一方，食事中のスクロースならびにフルクトースは複数の二糖類水解酵素や

吸収担体の発現を平行してかつ速やかに増大させる作用を示す。例えば，あらかじめラットを低糖質食で飼育しておき，スクロース添加食を投与すると，わずか3時間でスクラーゼ活性とSI mRNAが増大する[11]。この時，スクロース添加食投与の3時間後にはSI mRNAは絨毛の基部で有意な増大が認められ，6時間後にはその増大は絨毛全体の領域にまで及ぶ（図2-4）。すなわち，スクロースはSI複合体のmRNAを発現しつつある吸収細胞に働き，SI遺伝子の転写をさらに高める作用を持つことが示唆される。

　SI複合体の遺伝子発現を著しく増大させる作用はスクロースだけでなくフルクトースにもみられるが，グルコースにはみられない[15]。また，食事中のフルクトースによる空腸SI複合体とGLUT5のmRNA量の増大は，経口投与後，数時間で速やかに起こる[15]。フルクトース投与によってもたらされる二糖類水解酵素や糖輸送担体の発現量の増大は，遺伝子の転写速度の上昇によって起こる

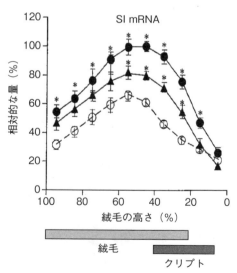

図2-4　スクロース添加食投与によるラット空腸の絨毛におけるSI mRNAの発現増大部位[11]
　▲：投与3時間後，●：投与6時間後，平均値±標準誤差（$n=4$），＊：対照（○）に比べて有意差（$p<0.05$）あり。

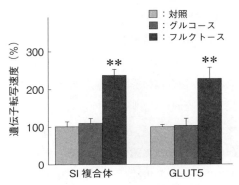

図2-5 フルクトース水溶液経口投与によるラット空腸におけるスクラーゼ・イソマルターゼ（SI）複合体およびフルクトース輸送体（GLUT5）遺伝子の転写速度の速やかな増大[15,16]

投与6時間後における転写速度を比較した。
平均値±標準誤差（$n=4$），＊＊：対照（○）に比べて有意差（$p<0.01$）あり。

ことが示されている[15,16]（図2-5）。Rosensweig[17]によると，ヒト小腸の生検を用いた研究でも，スクロースおよびフルクトースの摂取により，スクラーゼとマルターゼの活性は2～3日で最大レベルまで増大する。一方，多くの成人でみられる低ラクターゼはラクトース摂取量の低下とは無関係に起こるものであり，低ラクターゼ者の食事中のラクトース含量を増大させても小腸のラクターゼが誘導されるという知見は得られていない。

2）小腸糖質消化吸収関連遺伝子の糖シグナルによる転写制御

これまで述べたように，食事因子，特に糖質によるスクラーゼなどの二糖類水解酵素の活性の増大や単糖の輸送活性の増大は，基本的にはそれぞれの酵素や吸収担体をコードするmRNA量の増大を介して起こるものであり，このmRNAレベルの増大はそれぞれの遺伝子の転写速度の上昇によることを支持する知見が集積されてきた。糖質のシグナルの本体はいまだ明らかではないが，代謝されない糖であるα-メチルグルコシドにはSIやラクターゼのmRNA量の増大をもたらす作用はなく，スクロース，フルクトース，グリセロールのように解糖系で代謝されうる糖にその作用が強いという知見からすると，摂取した糖質が吸収されてから生じるなんらかの代謝産物がこれらの遺伝子発現の

44　第 2 章　糖質の消化と調節

制御にかかわる可能性が高い。

　近年の研究によって，このような遺伝子発現の誘導機構として，ヒストン上に記載される情報であるヒストンコード（ヒストン修飾）による標的遺伝子の転写制御領域における転写複合体の形成促進があることが明らかになってきた。

　高糖質食の摂取により，マウス空腸におけるスクラーゼ・イソマルターゼ複合体（SI複合体），マルターゼ・グルコアミラーゼ複合体（MGAM複合体），Na$^+$－グルコース共輸送体（SGLT 1）の遺伝子発現はいずれも著しく増大するが，この時，ヒストンH3のアセチル化は，これらの遺伝子上流のプロモーター領域だけでなく転写領域においても増大する[18, 19]。高糖質食の摂取により，ラット空腸においても，SIとMGAMの遺伝子発現は著しく増大するが，この場合も，これらの遺伝子上流のプロモーター領域だけでなく転写領域においても，ヒストンH3およびヒストンH4のアセチル化およびヒストンH3の 4 番目リジン（ヒストンH3 K4）のメチル化が増大する[20]。ヒストンのアセチル化あるいは脱アセチル化酵素活性を持つコアクチベーターの候補分子のなかで，ヒストンアセチル化酵素であるgeneral control of amino acid synthesis 5 （GCN 5 ）は，高糖質食の摂取によって発現が増大し，GCN 5 の結合は*Si*遺伝子と*Mgam*遺伝子のいずれでも，プロモーターから転写領域の広い部分で高まる[19, 20]（図 2 - 6 ）。すなわち，管腔からの糖シグナルの量的な増大は，*Si*と*Mgam*という 2 種類の*α*－グルコシダーゼ遺伝子の発現を，共通のヒストンコードを介して転写レベルで高めている（図 2 - 7 ）。

　一方，小腸における糖質の消化吸収遅延をもたらす食事要因としてレジスタントスターチを用いると，小腸管腔からの糖質の流入速度の低下に伴い，空腸における*Sglt 1* 遺伝子および，*Mgam* 遺伝子の発現が低下する。この時，*Sglt 1* 遺伝子のプロモーター領域から転写開始点付近のヒストンH3のアセチル化が低下する[21]。また，レジスタントスターチ添加食を投与したラットでは，*Mgam*遺伝子のプロモーター領域から転写領域の広い範囲にわたって，ヒストンH3の 9 番目/14番目リジン（H3 K9/14）のアセチル化が低下し，ヒストンH3, K4のトリメチル化もプロモーター領域から転写領域で著しく低下する[22]。

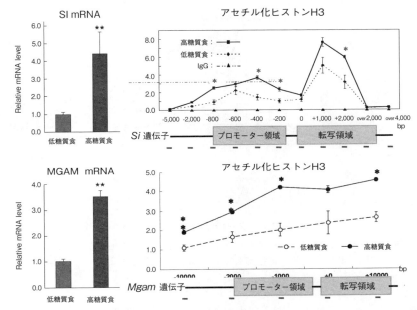

図2-6　食事中の糖質含量によるラット空腸におけるSi遺伝子ならびにマウス空腸におけるMgam遺伝子の発現量の変動に対応したヒストンH3のアセチル化の変動[19, 20]

　ラットあるいはマウスに7日間，低糖質食あるいは高糖質食を自由摂取させ，Si遺伝子ならびにMgam遺伝子に結合しているアセチル化ヒストンH3の量をクロマチン免疫法によって測定した。
　平均値±標準誤差（$n = 4 \sim 7$），＊：低糖質食群に比べて$p < 0.05$，＊＊：低糖質食群に比べて$p < 0.01$で有意差あり。

　糖質のなかでもフルクトースは肝臓における解糖系や脂肪酸合成系の酵素を誘導し，小腸においても，Si遺伝子の発現をヒストンコードを介して調節する[23]など，シグナル分子として作用することが知られている。フルクトース水溶液をラットに経口投与すると，6時間以内にフルクトース輸送体遺伝子（Glut 5）の発現が増大するが，この時，Glut 5遺伝子の転写領域におけるヒストンH3のトリメチル化とアセチル化が増大する[24]。フルクトースを投与したマウスの空腸におけるGlut 5遺伝子の転写領域においては，アセチル化ヒストン結合タンパク質Brd 4の結合が増大するとともに，転写伸長因子pTEFb

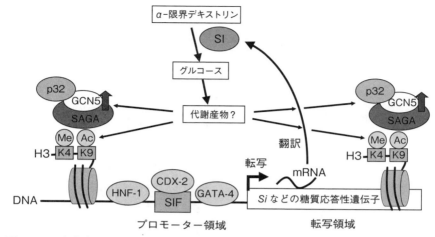

図2-7 食事中の糖質のシグナルによる標的遺伝子のプロモーター領域および転写領域におけるヒストン修飾を介した転写調節機構（モデル）

の結合が高まっており，RNAポリメラーゼⅡの結合の増大とよく対応している。この結果は，小腸管腔からのフルクトースのシグナルは，標的遺伝子である *Glut 5* 遺伝子の転写領域に作用し，転写伸長反応の効率を高めるという新規のエピジェネティックな遺伝子発現制御機構があることを示唆する。

3）小腸二糖類水解酵素の翻訳後修飾を介した活性変動

以上のように，二糖類水解酵素の量的な変動には，遺伝子の転写あるいはタンパク質の合成レベルでの調節機構が主に働いていると考えられるが，その他に翻訳後の修飾や分解も食事要因で変動することを示す知見も得られている。例えば，α-メチルグルコシドにはSIのmRNA量の増大をもたらす作用はないが，スクラーゼ活性を増大させる[25]。また，高タンパク質食の摂取は膵臓からのプロテアーゼの分泌を促進するため，微絨毛膜における二糖類水解酵素の分解を促進するが，これはSI複合体に対しては，スクラーゼ部位の選択的な分解の促進という結果をもたらし，主に腸管下部においてスクラーゼ活性が減少する[26]。さらに，長鎖脂肪の摂取がSI複合体の1分子当たりのスクラーゼ活性を減少させるといった翻訳後の修飾をもたらすことも観察されている[27]。これら

の現象は吸収細胞の刷子縁における酵素や吸収担体タンパク質の発現量には糖質以外の栄養素の作用が起こりうることを示しており，その作用は主にタンパク質の翻訳後の過程で起こっているといえる。

文　献

1) Goda T., Urakawa T., Watanabe M. et al. : Effect of high-amylose starch on carbohydrate digestive capability and lipogenesis in epididymal adipose tissue and liver of rats. J Nutr Biochem, 1994 ; 5 ; 256-260.

2) Rosenblum J.L., Irwin C.L. and Alpers D.H. : Starch and glucose oligosaccharides protect salivary-type amylase activity at acid pH. Am J Physiol, 1988 ; 254 ; G775-G780.

3) Sim L., Quezada-Calvillo R., Sterchi E.E. et al. : Human intestinal maltase-glucoamylase : Crystal subunit and basis of inhibition and substrate specificity. J Mol Biol, 2008 ; 375 ; 782-792.

4) Nichols B.L., Eldering J., Avery S. et al. : Human small intestinal maltase-glucoamylase cDNA cloning. Homology to sucrase-isomaltase. J Biol Chem, 1998 ; 273 ; 3076-3081.

5) Welsh J.D., Poley J.R., Bhatia M. et al. : Intestinal disaccharidase activities. I relation to age, race, and mucosal damage. Gastroenterology, 1978 ; 75 ; 847-855.

6) Traber P.G. and Silberg D.G. : Intestine-specific gene transcription. Annu Rev Physiol, 1996 ; 58 ; 275-297.

7) Antonowicz I. and Lebethal E. : Developmental pattern of small intestinal enterokinase and disaccharidase activities in the human fetus. Gastroenterology, 1977 ; 72 ; 1299-1303.

8) Maiuri L., Rossi M., Raja V. et al. : Mosaic regulation of lactase in human adult-type hypolactasia. Gastroenterology, 1994 ; 107 ; 54-60.

9) Simoons F.J. : Geographic patterns of primary adult lactose malabsorption : A further interpretation of evidence for the Old World. *In* : Lactase digestion -Clinical and nutritional implications (ed. by Paige D.M. and Bayless T.M.). The Johns Hopkins University Press, Baltimore, 1981, pp.23-48.

10) Enattah N.S., Sahi T., Savilahti E. et al. : identification of a variant associated

48　第2章　糖質の消化と調節

with adult-type hypolactasia. Nat Genet, 2002；30；233-237.

11) Goda T., Yasutake H., Tanaka T. et al.：Lactase-phlorizin hydrolase and sucrase-isomaltase genes are expressed differently along the villus-crypt axis of rat jejunum. J Nutr, 1999；129；1107-1113.

12) Rhoads D.B., Rosenbaum D.H., Unsal H. et al.：Circadian periodicity of intestinal Na^+-glucose cotransporter 1 mRNA levels is transcriptionally regulated. J Biol Chem, 1998；273；9510-9516.

13) Iwashina I., Mochizuki K., Inamochi Y. et al.：Clock genes regulate the feeding schedule-dependent diurnal rhythm changes in hexose transporter gene expressions through the binding of BMAL1 to the promoter/enhancer and transcribed regions. J Nutr Biochem, 2011；22；334-343.

14) Yamada K.,Bustamante S. and Koldovsky O.：Time- and dose-dependency of intestinal lactase activity in adult rat on starch intake. Biochim Biophys Acta, 1981；676；108-112.

15) Kishi K., Tanaka T., Igawa M., et al.：Sucrase-isomaltase and hexose transporter gene expressions are coordinately enhanced by dietary fructose in rat jejunum. J Nutr, 1999；129：953-956.

16) Tanaka T., Kishi K., Igawa M. et al.：Dietary carbohydrates enhance lactase/phlorizin hydrolase gene expression at a transcription level in rat jejunum. Biochem J, 1998；331；225-230.

17) Rosensweig N.S.：Diet and intestinal enzyme adaptation：Implications for gastrointestinal disorders. Am J Clin Nutr, 1975；28；648-655.

18) Honma K., Mochizuki K. and Goda T.：Carbohydrate/fat ratio in the diet alters histone acetylation on the sucrase-isomaltase gene and its expression in mouse small intestine. Biochem Biophys Res Commun, 2007；357；1124-1129.

19) Mochizuki K., Honma K., Shimada M. et al.：The regulation of jejunal induction of the maltase-glucoamylase gene by a high-starch/low-fat diet in mice. Mol Nutr Food Res, 2010；54；1445-1451.

20) Inoue S., Mochizuki K. and Goda T.：Jejunal induction of SI and SGLT1 genes in rats by high-starch/low-fat diet is associated with histone acetylation and binding of GCN5 on the genes. J Nutr Sci Vitaminol, 2011；57；162-169.

21) Shimada M., Mochizuki K. and Goda T.：Feeding rats dietary resistant starch shifts the peak of SGLT1 gene expression and histone H3 acetylation on the

gene from the upper jejunum towards the ileum. J Agr Food Chem, 2009 ; 57 ; 8049-8055.

22) Shimada M., Mochizuki K. and Goda T. : Methylation of histone H3 at lysine 4 and expression of the maltase-glucoamylase gene are reduced by dietary resistant starch. J Nutr Biochem, 2013 ; 24 ; 606-612.

23) Honma K., Mochizuki K. and Goda, T. : Acute induction of histone acetylation on the jejunal sucrase-isomaltase gene by dietary fructose. Br J Nutr, 2008 ; 100 ; 698-702.

24) Yoshinaga Y., Mochizuki K. and Goda T. : Trimethylation of histone H3K4 is associated with the induction of fructose-inducible genes in rat jejunum. Biochem Biophys Res Commun, 2012 ; 419 ; 605-611.

25) Yasutake H., Goda T. and Takase S. : Dietary regulation of sucrase-isomaltase gene expression in rat jejunum. Biochim Biophys Acta, 1995 ; 1243 ; 270-276.

26) Goda T., Raul F., Gosse F. et al. : Effects of a high-protein,low-carbohydrate diet on degradation of sucrase-isomaltase in rat jejunoileum. Am J Physiol, 1988 ; 254 ; G907-G912.

27) Mochizuki K., Igawa-Tada M. and Goda T. : Feeding rats a high fat/carbohydrate ratio diet reduces jejunal S/I activity ratio and unsialylated galactose on glycosylated chain of S-I complex. Life Sci, 2010 ; 86 ; 524-531.

第3章　タンパク質・アミノ酸，糖，リンの吸収

瀬 川 博 子*

1．はじめに

　細胞膜上には，栄養素を効率的に輸送するトランスポーターが局在し，多彩な生命活動維持に働いている。トランスポーターはATPの加水分解エネルギーを利用して輸送を行うABC（ATP binding cassette）ファミリーと，ATPのエネルギーを用いないで輸送を行うSLC（Solute carrier）ファミリーの2つに分けられている。SLCファミリーは分子クローニングにより一次構造が明らかにされた多数の哺乳類トランスポーターの系統的な分類である。有機および無機アニオン/カチオン，グルコース，ペプチド，アミノ酸，ビタミンなどさまざまなトランスポーターが構造の相同性により分類されている。現在では65種類（SLC1-SLC65）のグループに分類されている。本章ではタンパク質・アミノ酸，糖，リンの腸管吸収について概説する。

2．タンパク質・アミノ酸の吸収

　食事で摂取したタンパク質は，主に胃や小腸上部における消化酵素によって段階的に分解される。最終的にアミノ酸単体と，アミノ酸が2つあるいは3つ結合したジ・トリペプチドのかたちで小腸上皮細胞膜において吸収される（図3-1）。それらの吸収の中心的役割を担うのは，小腸上皮細胞の管腔側に発現するアミノ酸およびペプチドトランスポーターである。小腸におけるアミノ酸

---

*徳島大学大学院医歯薬学研究部

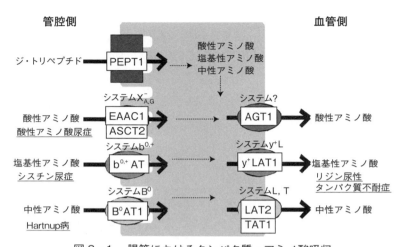

図3-1　腸管におけるタンパク質・アミノ酸吸収
ペプチド，アミノ酸輸送系，トランスポーター，基質および関連疾患を示している。

の吸収はその性質により，対応する多くの異なるアミノ酸トランスポーターにより行われるが，ペプチドの吸収は構成するアミノ酸の組合わせにかかわらず，単一のペプチドトランスポーターPEPT1（peptide transporter 1）により行われる。

(1) ペプチドトランスポーターファミリー

哺乳類のペプチドトランスポータータンパク質は，SLC15/POT（proton-coupled oligopeptide transporter）スーパーファミリーに属し，H^+を駆動力として細胞内にジ・トリペプチドを輸送する。SLC15A/PEPT1，SLC15A2/PEPT2，SLC15A3/PHT1およびSLC15A4/PHT2から構成されている[1]。

1) SLC15A1/PEPT1

ペプチドトランスポーターとして最初に発見された分子は，小腸上皮細胞の管腔側に発現するPEPT1である。1994年にウサギの小腸からクローニングされた[2]ことをきっかけに，その後ヒト，ラット，マウスなどさまざまな種においてクローニングされている[1]。種における相同性は比較的高く，ヒト，ウサ

ギ，ラット，マウスでは約80％であるが，後述する他のPOTファミリーとの相同性は低い。PEPT1は，12回の膜貫通領域を有することが推定されている。主に小腸（十二指腸〜回腸）全体に発現するが，通常は結腸には発現しない。しかしながら大腸炎など，ある特定の疾患時には結腸においても発現が観察される[3]。PEPT1はアミノ酸が2つあるいは3つ結合したジ・トリペプチドは輸送するが，4つ以上のアミノ酸が結合したペプチドはほとんど輸送しない。また栄養素としてのペプチドだけでなく，ペプチド型構造を持つβ-ラクタム系抗生物質や，エステル型の薬物も輸送することが知られている。トランスポーターとしての基質特性は低親和性，高容量である[1]。

2）SLC15A2/PEPT2

1994年に小腸に発現するPEPT1がクローニングされ，まもなく，腎臓に発現するペプチドトランスポーターPEPT2が1995年にクローニングされた。PEPT2は腎臓で最も多く発現し，脳，肺，脾臓など複数の臓器でも発現するが，小腸ではほとんど発現が認められない。PEPT1と同様に12回膜貫通領域を有するが，全アミノ酸配列の相同性は47％前後程度である。輸送基質はPEPT1とよく似ており，ジ・トリペプチドや薬物を輸送する。基質特性はPEPT1とは異なり，高親和性，低容量である[4]。

3）SLC15A3/PHT2，SLC15A4/PHT1

1997年にラットにおいて主に脳に発現するペプチドトランスポーターとしてPHT1（peptide histidine transporter 1 ）がクローニングされた[5]。PHT1は脳以外に目，脾臓，肺，骨格筋などに発現する。また2001年には主にリンパ管に発現するPHT2がクローニングされ，リンパ管の他に肺，脾臓，副腎に発現が認められた[6]。両者の相同性は約50％と低く，またPEPT1やPEPT2との相同性は20％以下とさらに低い。PEPT1およびPEPT2と大きく異なる性質として，ペプチドだけでなくアミノ酸であるヒスチジンを単独で輸送することがあげられる。しかしながらH^+を駆動力とする性質は同じであり，酸性環境でより輸送活性が高まる。

54 第3章 タンパク質・アミノ酸，糖，リンの吸収

4）ペプチドトランスポーターの基質認識性

PepT1およびPepT2は主にジペプチド，トリペプチドを基質として認識し，PHT1やPHT2はそれらに加えヒスチジンを輸送する。しかしながら，アミノ酸やテトラ（4個）以上のペプチドに対する輸送能は低く，基質として認識しない。またタンパク質の最終消化産物であるペプチドだけではなく，β-ラクタム系抗生物質やエステル型薬剤などの薬物をも輸送することが明らかとなっている。

結晶構造解析などにより，ペプチドトランスポーターが基質を認識する条件を解明することは，タンパク質吸収やドラッグデリバリーなどに非常に重要と考えられる。

5）小腸ペプチドトランスポーターの生理学的意義

タンパク質の消化産物の吸収については19世紀半ばにすでにその報告があり，1960年以前まではタンパク質は完全に加水分解された後のアミノ酸で吸収されると考えられていた。しかしながら1970年代以降に転機が訪れる。それはアミノ酸単独とジペプチドおよびトリペプチドを経口投与し，静脈中のアミノ酸濃度を測定した場合，ペプチドのほうがより早い吸収を示したという報告が次々となされたことによる[7-10]。このことを契機にさまざまな研究が行われ，ペプチドは完全に分解されアミノ酸輸送系で運ばれるが，それとは別にジペプチドもしくはトリペプチドで輸送される系が存在することが明らかとなった。臨床的知見においても，それを示唆する事例がある。例えば中性アミノ酸輸送系の欠損患者〔ハートナップ（Hartnup）病〕では，中性アミノ酸が吸収されないために必須アミノ酸の欠乏が考えられる（下記参照）。しかしながらその症状は軽度であると同時に，中性アミノ酸単独投与ではなく，ペプチド体で投与するとその血中濃度が顕著に増加することが報告されている[11]。これらのことから，ペプチド輸送系はアミノ酸とは独立したタンパク質吸収機構であると同時に，ある種のアミノ酸輸送系が欠損してもペプチド輸送系が存在するために，部分的な代償作用があると想定される。

2. タンパク質・アミノ酸の吸収　55

(2) 上皮細胞アミノ酸輸送系分類とアミノ酸トランスポーターファミリー

　哺乳類のアミノ酸トランスポーターについては，1960年代から培養細胞や膜標本を用いてアミノ酸の取込みを解析する研究が行われ，古典的には基質特異性の違いによりアルファベットを用いたアミノ酸輸送システムとして分類されてきた。基質となるアミノ酸の荷電状態により，中性，酸性および塩基性の3群に分けられ，さらに輸送の駆動力によりナトリウムイオン（Na$^+$）依存性，非依存性に分類される。1990年代に遺伝子クローニングの技術的進化によりいくつかの分子実態が明らかにされた。まずアミノ酸トランスポーターの一部はアフリカツメガエル卵母細胞に発現するアミノ酸輸送機構を指標にしたトランスポーターのcDNA発現クローニングにより，さらにそれに伴うホモロジークローニングにより同定された。しかしながら，その多くの分子実体は明らかにされていなかった。この現状に大きな進歩を与えたのは，これまでトランスポーターは単一分子で機能発現するという考えに対して，「アミノ酸トランスポーターはヘテロ分子複合体を形成する分子が存在する」という仮説に基づき同定されたSLC7A5/LAT（L-type amino acid transporter）1の登場である[12, 13]。その後表3-1に示すように多くの分子実体が明らかとなった。LAT1，SLC7A8/LAT2，SLC7A10/ascl，SLC7A11/xCT，SLC7A7/y+LAT1，およびSLC7A6/y+LAT2は，SLC3A2/4F2hc（CD98）とSLC7A9/b0，+ATは，SLC3A1/rBATとヘテロ複合体を形成する。4F2hcおよびrBATとの結合は，そのパートナートランスポーターの細胞膜への局在に必須である[14]。

1) 上皮細胞アミノ酸輸送系

　腸管や腎尿細管上皮細胞において，管腔内のアミノ酸が血管側へと輸送されるために，上皮細胞の管腔側と血管側に異なった特性を持つアミノ酸輸送系/トランスポーターが関与する（図3-2）。図3-2に示すように腸管上皮細胞において，管腔側において酸性アミノ酸はシステムX-AG（SLC1A1/EAAT3/EAAC1），またはシステムASC（SLC1A5/ASCT2），塩基性アミノ酸はシステ

56 第3章 タンパク質・アミノ酸，糖，リンの吸収

表3-1　腎臓や腸の上皮細胞におけるアミノ酸輸送システム

アミノ酸輸送システム	cDNA	SLC	基質	イオン依存性	組織局在
A	SNAT2 SNAT4	SLC38A2 SLC38A4	G, P, A, S, C, Q, N, H, M G, A, S, C, Q, N, M, 塩基性アミノ酸	Na^+ Na^+	Ubiquitous 腎
ASC	ASCT1 ASCT2	SLC1A4 SLC1A5	A, S, C A, S, C, T, Q	Na^+ Na^+	腎 腎, 腸（AM）
asc	4F2hc/asc1	SLC3A2/ SLC7A10	G, A, S, C, T		腎
B^0	B^0AT1 B^0AT2	SLC6A19 SLC6A15	中性アミノ酸P, L, V, I, M	Na^+ Na^+	腎, 腸（AM） 腎
$B^{0,+}$	$ATB^{0,+}$	SLC6A14	中性アミノ酸	Na^+, Cl^-	腸（AM）
$b^{0,+}$	$rBAT1/b^{0,+}$ AT	SLC3A1/ SLC7A9	R, K, ornitine, cystine		腎, 腸（AM）
β	TauT	SLC6A6	Tau, β Ala	Na^+, Cl^-	腎（AM, BM）
Gly	XT2	SLC6A18	G		腎（AM）
IMINO	IMINO	SLC6A20	P	Na^+, Cl^-	腎, 腸（AM）
L	4F2hc/ LAT1 4F2hc/ LAT2 LAT3 LAT4	SLC3A2/ SLC7A5 SLC3A2/ SLC7A8 SLC43A1 SLC43A2	H, M, L, I, V, F, Y, W 中性アミノ酸（P除く） L, I, M, F L, I, M, F		腎（BM） 腎
N	SNAT3 SNAT5	SLC38A3 SLC38A5	Q, N, H Q, N, H, S, G	Na^+（単輸送）， H^+（交換輸送） Na^+（単輸送）	腎（BM） 腎
PAT （Imino acid）	PAT1 PAT2	SLC36A1 SLC36A2	P, G, A GABA, β Ala P, G, A	H^+ H^+	腎, 腸（AM） 腎
T	TAT1	SLC16A10			腎, 腸（BM）
X^-_{AG}	EAAT2= GLT-1 EAAT3= EAAC1	SLC1A2 SLC1A1	E, DD-Asp E, DD-Asp	Na^+, H^+（単輸送），K^+（交換輸送） Na^+, H^+（単輸送），K^+（交換輸送）	腎（BM） 腎, 腸（AM）
X^-_c	4F2hc/xCT	S L C3A2/ SLC7A11	E, cystine		Ubiquitous
y^+	CAT1	SLC7A7	R, K, ornitine, H		Ubiquitous
y^+L	4F2hc/y+ LAT1 4F2hc/y+ LAT1	S L C3A2/ SLC7A7 S L C3A2/ SLC7A6	K, R, Q, H, M, L K, R, Q, H, M, L, A, C	Na^+（単輸送－中性アミノ酸） Na^+（単輸送－中性アミノ酸）	腎, 腸（BM） 腎, 腸（BM）

AM：apical membrane, BM：basolateral membrane.

ム$b^{0,+}$（rBAT，$b^{0,+}$AT）*，中性アミノ酸はシステムB^0（B^0AT1）*により取り込まれ，血管側において塩基性アミノ酸は，システムy^+L（4F2hc，y^+LAT1）*，中性アミノ酸は，システムL（4F2hc，LAT2）*により排出される。酸性アミノ酸については定かではない（*：括弧内はトランスポーター名を示している）。上記したが，システム$b^{0,+}$（rBAT，$b^{0,+}$AT），およびシステムy^+L（4F2hc，y^+LAT1）はヘテロ分子複合体を形成し，細胞膜での機能局在が可能となる。以

2. タンパク質・アミノ酸の吸収　57

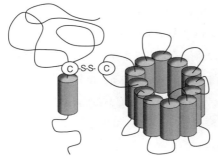

図3-2　ヘテロ分子複合体を形成するアミノ酸トランスポーター

SLC7A5/LAT1, SLC7A8/LAT2, SLC7A10/asc1, SLC7A11/xCT, SLC7A7/y+LAT1, およびSLC7A6/y+LAT2は，SLC3A2/4F2hc（CD98）とSLC7A9/b0,+ATは，SLC3A1/rBATとヘテロ複合体を形成する。4F2hcおよびrBATは，そのパートナートランスポーターの細胞膜への局在に必須である。

下本項では中性アミノ酸輸送システムB^0と責任トランスポーターSLC6A19/B^0AT1および関連疾患について注目し概説する[15]。

2）SLC6ファミリー

SLC6ファミリーは，現在21個の遺伝子から成る12回膜貫通型トランスポーターで，Na^+またはCl^-依存型を特徴とする。monocarboxylateトランスポーターファミリーとして確立されており，多彩な基質選択性を有するトランスポーターファミリーを形成している。SLC6ファミリーは，SLC6A1，A6，A8，A10-A13から成るGABA，neurotransmitter：osmolyte creatineトランスポーターサブファミリー，A2-A4から成るmonoamine neurotransmitterトランスポーターサブファミリー，A5，A7，A9およびA5から成るneurotransmitter amino acidトランスポーターサブファミリー，そして本項で注目するSLC6A19/B^0AT1が属するnutrient amino acidトランスポーターサブファミリーはA15-A20が属する。SLC6A21は疑似遺伝子であり，現在は分類から外されている。中性アミノ酸および塩基性アミノ酸を基質とするSLC6A14/$ATB^{0,+}$，中性アミノ酸を基質とするB^0AT1，プロリンなどのイミノ酸を基質

58　第3章　タンパク質・アミノ酸，糖，リンの吸収

とするSLC6A20/IMINO，などが管腔側に局在する[15]。

3）ハートナップ病とSLC6A19/B⁰AT1

アミノ酸トランスポーターの遺伝子欠損により，酸性アミノ酸尿症，シスチン尿症やリジンタンパク質不耐症などが発症する。酸性アミノ酸尿症は，酸性アミノ酸輸送系X⁻$_{AG}$の担当トランスポーターであるEAAC1の変異により，シスチン尿症は塩基性アミノ酸輸送系b⁰·⁺の担当トランスポーターであるb⁰·⁺ATやその局在維持にかかわるパートナータンパク質であるrBATの変異により発症する。また，リジン尿性タンパク質不耐症は，塩基性アミノ酸輸送系y⁺Lの担当トランスポーターy⁺LAT1の変異により発症する。EAAC1，b⁰·⁺AT，rBATおよびy⁺LAT1は腎臓や小腸に発現する分子である。しかしながら，アミノ酸トランスポーターの遺伝子欠損はアミノ酸尿症として現れ，腸管からの吸収不全としての症状は出難い。その理由として，腸管には前述したペプチドトランスポーターPEPT1が存在することが大きな理由である。タンパク質の消化物の40〜60％は，ジペプチド，トリペプチドとしてPEPT1により吸収され補われているのである。タンパク質が豊富な食事では疾患症状が緩和する。しかしながら，炭水化物が豊富な食事や栄養不良の場合，特にトリプトファンの吸収障害がみられ，疾患症状の悪化が認められるのがハートナップ病である。

ハートナップ病は，小脳失調症，精神運動発達遅延，ペラグラ様皮膚炎などの神経・精神・皮膚異常を伴う常染色体劣性遺伝疾患で，消化管および尿中への中性アミノ酸喪失を主体とする。1956年に遺伝性疾患でペラグラ様の発疹，一時的小脳性運動失調症，持続性の腎性アミノ酸尿などの特徴を有する疾患として報告されたが，アミノ酸トランスポーターの分子実体が明らかではなかったため，責任遺伝子の同定までに長い時間がかかった。2001年に日本人ハートナップ病患者家系によるhomozygosityマッピング解析から染色体5番短腕5p15に原因遺伝子が局在することが報告された[16]。また2004年には他のグループからハートナップ病患者家系の解析により，SLC6A19/B⁰AT1が中性アミノ酸アミノ酸輸送系B⁰の担当トランスポーターであること，B⁰AT1の変異が

ハートナップ病を引き起こす機能低下を有することなどが報告された[17, 18]。B⁰AT1は，Na⁺依存性中性アミノ酸トランスポーターであり，腎臓および小腸での発現が高く，管腔側に局在する。

B⁰AT1は，尿細管では1回膜貫通型タンパク質collectrin/TMEM27，小腸ではアンギオテンシン変換酵素であるangiotensin-converting enzyme 2/ACE2と結合する。これら，collectrinやACE2との結合は前述した4F2hcやrBATとパートナートランスポーターとの関係とは異なり，機能の増強に関与することが報告されている[19-21]。

3. 糖 の 吸 収

糖類とは，単糖類，二糖類そして糖アルコール類の総称である。単糖類（グルコース，フルクトース，ガラクトース）や糖アルコール類（ソルビトール，マンニトール，キシリトール，イソマルト，ラクチオール，エリストリオール）などの哺乳類の細胞膜における輸送をグルコーストランスポーターファミリーが介している[22]。グルコーストランスポーターファミリーはSLC分類においてSLC2，5および50に分類されている。

小腸における単糖類の吸収は，2つの機構，能動輸送と促通拡散のいずれかで起こる。グルコースやガラクトースは小腸管腔側では，能動輸送であるNa⁺依存性グルコーストランスポーターであるSLC5A1/SGLT1により輸送される。一方，管腔側でのフルクトースの輸送や単糖類が小腸上皮細胞に入ってから，基底膜側を通り，血流に入る動きは受動輸送であるNa⁺非依存性グルコーストランスポーター（GLUT）が担当する。また，小腸で吸収を受けた単糖類は，血流に乗って組織に運ばれ，そこでエネルギー源として利用される[22]。

（1）グルコーストランスポーターファミリー

グルコーストランスポーター研究は，1970年代からタンパク質の精製がなされ，遺伝子が同定されたことが，さまざまなトランスポーター研究の原点のひ

60　第3章　タンパク質・アミノ酸，糖，リンの吸収

とつであると考えられる[23-25]。

1）Na⁺非依存性グルコーストランスポーターの分類

　Na⁺非依存性グルコーストランスポーター（glucose transporter：GLUT）は，SLCにおける分類ではSLC2に属し，major facilitator superfamily（MFS）に属する[26-28]。現在ヒトにおいてSLC2A1～SLC2A14および，3つのSLC2A3疑似遺伝子，さらにSLC2AXP1が分類されており，さまざまな六炭糖に加えて，ミオイノシトール，尿素，グルコサミンおよびアスコルビン酸を輸送基質とする。SLC2AXP1は，偽遺伝子として扱われている。GLUTファミリーは，SLC2A13/HMITを除いて促通拡散型である。GLUTファミリーは，約500アミノ酸残基で構成されており，シークエンスの類似性によりクラス1（GLUT1-4，14），クラス2（GLUT5，7，9，11）とクラス3（GLUT6，8，10，12，HMIT）の3つのクラスに分類される。すべてのGLUTタンパク質は，12回膜貫通型であり，N型糖鎖付加部位が1つ，N末端およびC末端は細胞内に存在する。各組織特異的にGLUTが発現している[27, 28]。SLC2A2/GLUT2およびSLC2A5/GLUT5が腸管において役割を果たしている。

　GLUT2は，グルコースに対して高い親和性を持つ。膵臓β細胞に高発現し，小腸や腎臓の上皮細胞や肝臓の基底膜側に局在する。腸管においてGLUT2は，管腔側のグルコース濃度が高い状態では，管腔側にも局在する。GLUT2の欠損により，β細胞によるグルコース誘導性のインスリン分泌や肝細胞のグルコース感受性遺伝子発現が低下する。

　GLUT5は，フルクトースに親和性が高く，管腔側でフルクトース輸送を担当する。腎臓，脳，脂肪組織，精巣や骨格筋などにおいても発現量は低いが存在する。GLUT5のフルクトースに対する親和性に比べ，末梢血や尿のフルクトースの濃度は非常に低い（<< 0.1 mM）ことから，小腸以外の組織における詳細な役割は明らかではない。

2）Na⁺依存性GLUT（SGLT）の分類

　Na⁺依存性（sodium dependent）GLUT（SGLT）は，SLC分類では，SLC5に属する。SLC5は，現在SLC5A1からSLC15A12に分類されている。

3. 糖の吸収　61

　SGLTの分子同定は，小腸上皮細胞から調整したcDNAライブラリーをアフリカツメガエル卵母細胞に発現させ，Na+依存性グルコース輸送の特異的基質であるαメチルグルコースの取込みを指標とする発現クローニング法により，1987年にNa+依存性グルコーストランスポーターのcNDAがクローニングされ，SLC5A1/SGLT1と命名された。SGLT1の基質はαメチルグルコース，D-グルコース，D-ガラクトースをNa+依存的に輸送する。フロリジンは特異的阻害剤である。SGLT1は，Na+とグルコースを2：1で共輸送するグルコースに対して高親和性を示すトランスポーターである。

　さらにその後，SLC5A2/SGLT2がSGLT1の塩基配列によるホモロジークローニング法により同定された。SGLT1およびSGLT2は腎臓にも局在し，腎臓の近位直尿細管のグルコースに対して高親和性のグルコース輸送をSGLT1が，近位直尿細管のグルコースに対して低親和性のグルコース輸送をSGLT2が担っている。

(2) SGLT1とGLUT2およびGLUT5が関与する腸管糖吸収機構

　SGLT1とGLUTのアミノ酸配列の決定，さらに特異的な抗体によって，腸管上皮細胞における各輸送担体の分布が明らかになった．腸内腔から上皮細胞へのグルコースおよびガラクトースの輸送にはSGLT1，またフルクトースの輸送にはGLUT5が働く．細胞内に取り入れられた単糖類は，細胞内輸送により基底膜側まで運ばれ，GLUT2により血管内へと輸送される（図3-3）。

(3) 腸管グルコーストランスポーターと疾患

　GLUT2の遺伝子異常により，ファンコーニ-ビッケルシンドロームが引き起こされる[4]。GLUT5は2型糖尿病や肥満といった疾患に関連があり，ある種の腫瘍細胞ではこれが過剰に発現している。SGLT1の遺伝子変異による機能欠損は，グルコース・ガラクトース吸収不全症を呈する。この疾患では，小腸での糖吸収障害による重篤な下痢が発症する。また，SGLT1が前述のように腎近位尿細管にも発現することより通常軽度の腎性糖尿を伴う。

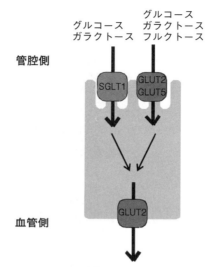

図3-3　SGLT1とGLUT2およびGLUT5が関与する腸管糖吸収機構
GLUT2は，腸管において管腔側，血管側の両方に局在する．

4. リンの吸収

　リンは，肉や魚など動物性タンパク質源とした食品に多く含まれる他，乳製品，種子類に含まれる．さらに食品添加物として，無機モノリン酸塩や無機ポリリン酸塩の形態で加工食品に含まれる．このように，食品由来のリンは有機リンおよび無機リン酸塩のかたちで存在する．さまざまな形態で含まれるリンであるが，腸管での吸収は無機モノリン酸の形態で吸収されると考えられている．

　これまでの基礎研究から，腸管リン吸収はナトリウム（Na）依存性のリントランスポーターを介する経細胞輸送と細胞間隙を介する受動輸送が想定されている[29-32]（図3-4）．細胞間隙を介する分子機序は明らかとなっていない．また，経細胞輸送にかかわる基底膜側（血管側）のリン輸送分子も明らかにされていない．腸管リン吸収を調節する因子には，食事リン含量，活性型ビタミンD，

4. リンの吸収　63

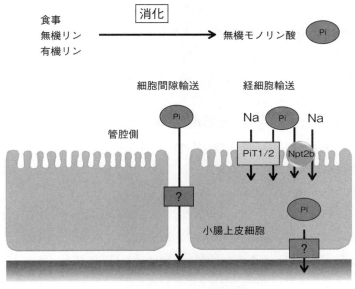

図3-4　腸管リン吸収機構

EGF，グルココルチコイド，エストロゲン，代謝性アシドーシスなどがある。特に食事リン含量，および活性型ビタミンDは中心的な因子であり，食事リン含量が低い食事では，腸管リン吸収率は増加し，活性型ビタミンDは腸管のリン吸収を促進する。逆にリン含量の高い食事または，低ビタミンD状態ではリン吸収は低下する。上述したように，リン利尿因子であるFGF23はリン利尿を促すとともに，活性型ビタミンDの合成を低下させ，腸管リン吸収を抑制する[29-32]。

(1) リントランスポーターファミリー

現在同定されているNa依存性リン酸トランスポーターは，Ⅰ型からⅢ型に分類されている[29, 33, 34]。Ⅰ型はSLC分類では，SLC17，Ⅱ型はSLC34であり，Ⅲ型はSLC20に分類されている。SLC17ファミリーに含まれるSLC17A1は，アフリカツメガエル卵母細胞を用いたリン輸送に関する発現クローニングにより

64　第3章　タンパク質・アミノ酸，糖，リンの吸収

最初に報告されたトランスポーターであり，sodium-dependent phosphate transport protein 1（NPT1/NaPi1）と命名されたが，現在では尿酸トランスポーターとして分類され，通風の発症に関連することが報告されている。SLC34はSLC34A1/NaPi2a, SLC34A2/NaPi2b，およびSLC34A3/NaPi2cに分類され，SLC20はSLC20A1/PiT1およびSLC20A2/PiT2に分類される。NaPi-2aとNaPi-2bは，3個のNa^+と1個のHPO_4^{2-}を輸送する起電性の輸送特性を持つが，NaPi-2cは2個のNa^+と1個のHPO_4^{2-}を輸送し，電気的に中性の特性を持つ。PiT1およびPiT2は，ウイルスレセプターとして同定されたが，現在体内のほぼすべての組織に発現するリントランスポーターとして考えられている[33, 34]。PiT-1およびPiT-2は，3個のNa^+と1個のリン酸イオン$H_2PO_4^-$を輸送する。最近，マウス白血病ウイルスレセプターとしてすでに同定されていたxenotropic and polytropic retrovirus receptor 1（XPR1）が，新たにNa^+非依存性リントランスポーター分子として報告された[35, 36]。詳細は明らかではないが，リンを細胞内から排出する機能を有することが報告されている。

　さまざまなリントランスポーターが存在するが，現在腸管におけるリン酸トランスポーターとしては，NaPi2bおよびPiT1が報告されている[33, 37]。しかしながら，PiT1は，NaPi2bとともに腸管管腔側に局在し，リン吸収に関与していると考えられているが，詳細は明らかではない。よって，以下では研究が先行しているNaPi2bを中心に概説する。

（2）腸管リントランスポーターNaPi2b

　食事リン含量はNaPi-2bの重要な調節因子である。マウスやラットを用いた研究からリン含量の低い食事を与えることにより発現が増加し，リン含量の高い食事により発現量は減少する。また，活性型ビタミンDはNaPi2bの発現を増加させ，腸管リン吸収を促進する。NaPi2bは，細胞内C末端領域でsodium-hydrogen exchanger regulatory factor（NHERF）1と結合し，細胞膜で発現局在の調節が行われている。

　NaPi2bは腸管以外に肺，肝臓，乳腺および精巣などでも高発現しており，

4. リンの吸収　65

肺胞内に微小な結石が形成される常染色体劣性の遺伝性疾患である肺胞微石症 (pulmonary alveolar microlithiasis) の原因遺伝子が，NaPi2bであることが報告されている[38]。さらにNaPi2bは，唾液腺導管管腔膜に局在し，唾液に分泌されたリンの再吸収を担っていることも示唆されている[39]。

NaPi2b[-/-]マウス（ホモKOマウス）は胎生致死のため，NaPi2b[+/-]マウスまたは，タモキシフェン誘導Npt2bコンディショナルKOマウスが解析されている[40-42]。NaPi2b[+/-]および，コンディショナルKOマウスは，刷子縁膜および反転小腸を用いた検討より，腸管リン輸送能の抑制に伴い，糞中へのリン排泄が増加していた[40-42]。またアデニン投与による腎不全モデルマウス解析では，コントロールと比較してKOマウスでは腎機能低下の進行が抑制されていた。さらに，腎不全KOマウスにリン吸着剤としてセベラマーを投与することにより，腎性骨形成異常症が改善されていた。このように，腸管NaPi2bは，慢性腎臓病における高リン血症治療に対する標的分子としての有用性が示唆されている。NaPi2bは，リンに対して高親和性のNa依存性リントランスポーターである[33, 37]。腸管にはリンに対して低親和性Na非依存性トランスポーターの存在が示唆され検討されているが，その分子実態は明らかではない[43]。

（3）腸管リン輸送と慢性腎臓病

腸管におけるリン吸収阻害は，高リン血症の治療法のひとつとして考えられている。慢性腎臓病における高リン血症に対する治療法としては，これまで，食事リン制限に加え，経口リン吸着剤が主に用いられてきた。しかしながら，従来の非選択的なイオン吸着を利用したリン吸着剤の使用では，リン以外の電解質代謝にも影響を及ぼし，消化管障害などさまざまな問題点が生じている。よって，リン吸収を選択的に阻害する薬剤の開発が望まれている。トランスポーターが担う経細胞輸送は，細胞間隙輸送の補助的な役割を果たすのみと考えられていたが，NaPi2bの同定とノックアウトマウス研究により，NaPi2b阻害の有効性が認識されている。しかしながら，前述のように，NaPi2bは腸管以外に肺，肝臓などさまざまな部位での働きがあることから，NaPi2bをター

66　第3章　タンパク質・アミノ酸，糖，リンの吸収

ゲットとする際，血中を介した機能阻害作用ではなく，非吸収性の薬剤開発を考える必要がある。しかしながら，リン吸収機構はマウス，ラットなどのげっ歯類間においても，さらにヒトではかなり異なることが報告されている。よって，解析する動物種間での違いを明確にする必要である。

5.　お わ り に

　腸管は体内にありながら体外からの物質を選別し，必要な栄養素を選択的に吸収して取り入れる。その役割を担うのが腸管のさまざまな栄養素のトランスポーターである。栄養素のトランスポーター研究は，動物や細胞の単離細胞膜を使用した酵素学の研究として行われていたころより，単にものを運ぶだけでなく，治療薬の標的として重要な位置を占めてきたことなどから，分子実体が解明される以前より膨大なデータの蓄積がなされ，多くの可能性を秘めていた。実際，分子実体の解明後，薬剤を取り込むための創薬のターゲットとして，また外部からの栄養センサーとしてなど，重要な役割を兼任できることが解明されている。やはり摂食する栄養素の違いで動物種による複雑さもあるが，まだまだ未知の可能性を秘めていると思われる。

文　献

1 ）Smith D.E., Clemencon B.and Hediger M. A. : Proton-coupled oligopeptide transporter family SLC15 : physiological, pharmacological and pathological implications. Mol Aspects Med, 2013 ; 34 ; 323-336.

2 ）Fei Y.J., Kanai Y., Nussberger S. et al. : Expression cloning of a mammalian proton-coupled oligopeptide transporter. Nature, 1994 ; 368 ; 563-566.

3 ）Nguyen H.T., Dalmasso G., Powell K.R. et al. : Pathogenic bacteria induce colonic PepT1 expression: an implication in host defense response. Gastroenterology, 2009 ; 137 ; 1435-1447, e1431-1432.

4 ）Santer R., Schneppenheim R., Dombrowski A. et al. : Mutations in GLUT2, the gene for the liver-type glucose transporter, in patients with Fanconi-Bickel

syndrome. Nat Genet, 1997 ; 17 : 324-326.

5) Yamashita T., Shimada S., Guo W. et al. : Cloning and functional expression of a brain peptide/histidine transporter. J Biol Chem, 1997 ; 272 ; 10205-10211.

6) Sakata K.,Yamashita T., Maeda M. et al. : Cloning of a lymphatic peptide/ histidine transporter. Biochem J, 2001 ; 356 ; 53-60.

7) Steinhardt H.J. and Adibi S.A. : Kinetics and characteristics of absorption from an equimolar mixture of 12 glycyl-dipeptides in human jejunum. Gastroenterology, 1986 ; 90 ; 577-582.

8) Adibi S.A. : Intestinal transport of dipeptides in man : relative importance of hydrolysis and intact absorption. J Clin Invest, 1971 ; 50 ; 2266-2275.

9) Cook G.C. : Comparison of intestinal absorption rates of glycine and glycylglycine in man and the effect of glucose in the perfusing fluid. Clin Sci, 1972 ; 43 ; 443-453.

10) Hellier M.D., Holdsworth C.D., McColl I. et al. : Dipeptide absorption in man. Gut, 1972 ; 13 ; 965-969.

11) Navab F. and Asatoor A.M. : Studies on intestinal absorption of amino acids and a dipeptide in a case of Hartnup disease. Gut, 1970 ; 11 ; 373-379.

12) Kanai Y., Segawa H., Chairoungdua A. et al. : Amino acid transporters : molecular structure and physiological roles. Nephrol Dial Transplant, 2000 ; 15 (Suppl.6) ; 9-10.

13) Kanai Y., Segawa H., Miyamoto K. et al. : Expression cloning and characterization of a transporter for large neutral amino acids activated by the heavy chain of 4F2 antigen (CD98). J Biol Chem, 1998 ; 273 ; 23629-23632.

14) Fotiadis D., Kanai Y. and Palacin M. : The SLC3 and SLC7 families of amino acid transporters. Mol Aspects Med, 2013 ; 34 ; 139-158.

15) Broer S. : Amino acid transport across mammalian intestinal and renal epithelia. Physiol Rev, 2008 ; 88 ; 249-286.

16) Nozaki J., Dakeishi M., Ohura T. et al. : Homozygosity mapping to chromosome 5p15 of a gene responsible for Hartnup disorder. Biochem Biophys Res Commun, 2001 ; 284 ; 255-260.

17) Seow H.F., Broer S., Broer A. et al. : Hartnup disorder is caused by mutations in the gene encoding the neutral amino acid transporter SLC6A19. Nat Genet, 2004 : 36 ; 1003-1007.

68　第3章　タンパク質・アミノ酸，糖，リンの吸収

18) Kleta R., Romeo E., Ristic Z. et al. : Mutations in SLC6A19, encoding B0AT1, cause Hartnup disorder. Nat Genet, 2004 ; 36 ; 999-1002.

19) Camargo S.M., Singer D., Makrides V. et al. : Tissue-specific amino acid transporter partners ACE2 and collectrin differentially interact with hartnup mutations. Gastroenterology, 2009 ; 136 ; 872-882.

20) Verrey F., Singer D., Ramadan T. et al. : Kidney amino acid transport.Pflugers Arch, 2009 ; 458 ; 53-60.

21) Danilczyk U., Sarao R., Remy C. et al. : Essential role for collectrin in renal amino acid transport. Nature, 2006 ; 444 ; 1088-1091.

22) Roder P.V., Geillinger K.E., Zietek T.S. et al. : The role of SGLT1 and GLUT2 in intestinal glucose transport and sensing. PloS One, 2014 ; 9 ; e89977.

23) Kasahara M. and Hinkle, P.C. : Reconstitution and purification of the D-glucose transporter from human erythrocytes. J Biol Chem, 1977 ; 252 ; 7384-7390.

24) Birnbaum M.J., Haspel H. C. and Rosen O.M. : Cloning and characterization of a cDNA encoding the rat brain glucose-transporter protein. Proc Natl Acad Sci USA, 1986 ; 83 ; 5784-5788.

25) Mueckler M., Caruso C., Baldwin S.A. et al. : Sequence and structure of a human glucose transporter. Science, 1985 ; 229 ; 941-945.

26) Yan N. : Structural biology of the major facilitator superfamily transporters. Annu Rev Biophy, 2015 ; 44 ; 257-283.

27) Mueckler M. and Thorens B. : The SLC2 (GLUT) family of membrane transporters. Mol Aspects Med, 2013 ; 34 ; 121-138.

28) Uldry M. and Thorens B. : The SLC2 family of facilitated hexose and polyol transporters. Pflugers Arch, Eur J Physiol, 2004 ; 447 ; 480-489.

29) Miyamoto K., Haito-Sugino S., Kuwahara S. et al. : Sodium-dependent phosphate cotransporters : lessons from gene knockout and mutation studies. J Pharm Sci, 2011 ; 100 ; 3719-3730.

30) Miyamoto K., Ito M., Tatsumi S. et al. : New aspect of renal phosphate reabsorption : the type Ⅱc sodium-dependent phosphate transporter. Am J Nephrol, 2007 ; 27 ; 503-515.

31) Murer H., Hernando N., Forster I. et al. : Proximal tubular phosphate reabsorption : molecular mechanisms. Physiol Rev, 2000 ; 80 ; 1373-1409.

32) Murer H., Hernando N., Forster I. et al.Regulation of Na/Pi transporter in the

proximal tubule. Annu Rev Physiol, 2003；65；531-542.

33) Forster I.C., Hernando N., Biber J. et al.：Phosphate transporters of the SLC20 and SLC34 families. Mol Aspects Med, 2013；34；386-395.

34) Biber J., Hernando N. and Forster I. Phosphate transporters and their function. Annu Rev Physiol, 2013；75；535-550.

35) Giovannini D., Touhami J., Charnet P. et al.：Inorganic phosphate export by the retrovirus receptor XPR1 in metazoans. Cell Rep, 2013；3；1866-1873.

36) Meireles A.M., Shiau C.E., Guenther C.A. et al.：The phosphate exporter xpr1b is required for differentiation of tissue-resident macrophages. Cell Rep, 2014；8；1659-1667.

37) Wagner C.A., Hernando N., Forster I.C. et al.：The SLC34 family of sodium-dependent phosphate transporters. Pflugers Arch, 2014；466；139-153.

38) Huqun, Izumi S., Miyazawa H. et al.：Mutations in the SLC34A2 gene are associated with pulmonary alveolar microlithiasis. Am J Respir Crit Care Med, 2007；175；263-268.

39) Segawa H., Mukai T., Sasaki S. et al.：Role of sodium-dependent phosphate (Pi) transporter (Npt2b) on salivary Pi secretion. J Am Soc Nephrol, 2011；22；394A, FR-PO1217.

40) Ohi A., Hanabusa E., Ueda O. et al.：Inorganic phosphate homeostasis in sodium-dependent phosphate cotransporter Npt2b/mice. Am J Physiol Renal Physiol, 2011；301；F1105-1113.

41) Sabbagh Y., O'Brien S.P., Song W. et al.：Intestinal npt2b plays a major role in phosphate absorption and homeostasis. J Am Soc Nephrol, 2009；20；2348-2358.

42) Schiavi S.C., Tang W., Bracken C. et al.：Npt2b deletion attenuates hyperphosphatemia associated with CKD. J Am Soc Nephrol, 2012；23；1691-1700.

43) Candeal E., Caldas Y.A., Guillen N. et al.：Na-independent phosphate transport in Caco2BBE cells. Am J Physiol Cell Physiol, 2014；307；C1113-C1122.

第4章　コレステロールの吸収・代謝

小林彰子[*]

1．コレステロールの体内動態と代謝

　高コレステロール血症は動脈硬化症の最大リスク因子のひとつであることから，その予防は重要である。コレステロールやトリアシルグリセロール（triacylglycerol：TG）は脂溶性であるため，アポタンパク質やリン脂質と結合したリポタンパク質として，血中を循環する。リポタンパク質には主にカイロミクロン，超低密度リポタンパク質（very low density lipoprotein：VLDL），低密度リポタンパク質（low density lipoprotein：LDL），および高密度リポタンパク質（high density lipoprotein：HDL）などがある。これらは，構成成分であるTGおよびコレステロールなどの含有量の比や合成される場所が異なっている（表4-1）。血中コレステロールの約80％は肝臓で合成され，VLDLなどのリポタンパク質により体内循環へ入り全身に運搬される。食事として腸管上皮細胞に取り込まれたTGは消化酵素によって遊離脂肪酸（free fatty acid：FFA）とモノアシルグリセロール（monoacylglycerol：MAG）に分解される。その後TGに戻り，カイロミクロンとなって血液を通り肝臓に輸送される。肝臓でカイロミクロンはVLDLとなり，血液を介して全身を巡る。VLDLは血管でLDLへと変化し，コレステロールを各組織に配給する。HDLは動脈壁に溜まったコレステロールを回収して肝臓に戻す働きを持つ。このため，HDLは善玉コレステロールと呼ばれ，逆に肝臓から血中へコレステロールを運搬するLDLは悪玉コレステロールと呼ばれる。

＊東京大学大学院農学生命科学研究科

72　第4章　コレステロールの吸収・代謝

表4-1　血中リポタンパク質

	合成される場所	組成（%）			
		タンパク質	リン脂質	コレステロール	TG
カイロミクロン	小腸	2	7	8	83
VLDL	肝臓	7	20	22	50
LDL	肝臓	20	22	48	10
HDL	小腸など	50	22	20	8

　コレステロールの血液およびリンパでの輸送は，主にエステル型コレステロールのかたちで行われ，表4-1のようなリポタンパク質によって輸送される[1]。以下にコレステロールの流れについて説明する[2]。

　エステル型コレステロールは代謝のうえでは非活性で毒性も低い。遊離型コレステロールとエステル型コレステロールの変換はコレステロール代謝の重要な反応のひとつである。この反応を触媒するアシルCoAコレステロールアシルトランスフェラーゼ（acyl-CoA cholesterol acyltransferase：ACAT）とレシチンコレステロールアシルトランスフェラーゼ（lecitin-cholesterol acyltrasnsferase：LCAT）は，コレステロールの生体での流れをコントロールする重要な役割を担っている。また，エステル型コレステロールは血中では，コレステロールエステル輸送タンパク質（cholesterol ester transfer protein：CETP）によってHDLからLDLやVLDLに転送される。肝臓や末梢組織では必要に応じて細胞内でコレステロールを合成し，また細胞外からのコレステロールを取り込む。エステル型コレステロールはLDL受容体およびscavenger receptor class B type（SR-B1）を介して，また遊離型コレステロールはNieman-Pick C1-Like 1（NPC1L1）を介して肝臓へと取り込まれる。一方で，過剰になったコレステロールは，一時的にはエステル型コレステロールとして貯蔵されるが，多くは細胞外へと排出される。この時に働くのが細胞膜上に存在するATP-binding cassette（ABC）A1，ABCG5/G8，ABCG1などのトランスポーターである。以下にコレステロールの各臓器での輸送と代謝について説明する。

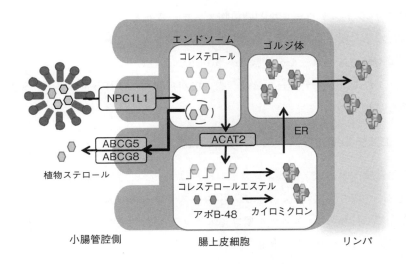

図4-1　小腸上皮におけるコレステロール吸収のメカニズム

(1) 遊離型コレステロールの膜輸送

　肝臓では肝静脈側に発現するABCA1がコレステロールを放出するだけでなく，細胆管側にもABCG5/G8が存在し，コレステロールを放出する。ABCG5/G8はヘテロダイマーとして機能するABCトランスポーターである。肝細胞は，コレステロール以外に，ホスファチジルコリンをABCB4を介して，胆汁酸をABCB11を介して細胆管に放出している。ABCB4が遺伝的に欠損すると進行性家族性肝内胆汁うっ滞症3型に，ABCB11が欠損すると2型になる。さらにヒトでは肝細胞の細胆管側にNPC1L1が存在しており，胆汁中に分泌された遊離型コレステロールを再吸収している[3]。

　小腸では，ABCG5/G8が腸上皮細胞内の遊離型コレステロールを細胞内から管腔内へ放出しているが（図4-1），ABCG5/G8はコレステロールよりも植物ステロールを優先的に排出する。その結果，小腸から吸収される植物ステロールはごくわずかである。遺伝的にABCG5/G8に欠損のある場合には，

74 第4章 コレステロールの吸収・代謝

体内にβ-シトステロールなどの植物ステロールが蓄積するβシトステロール血症になる。腸上皮細胞は，管腔側に存在するNPC1L1を介して，コレステロールや植物ステロールを細胞内へ取り込む。NPC1L1を介して腸上皮内に取り込まれるコレステロール量は，腸上皮から取り込まれる全体量の約80%と見積もられている[4]。

（2）エステル型コレステロールの膜輸送

小腸管腔内のエステル型コレステロールは，すべて遊離型に変換された後に腸上皮内へ取り込まれる。エステル型コレステロールの輸送は，リポタンパク質を介して行われる。エステル型コレステロールは，小腸ではカイロミクロン，肝臓ではVLDLを形成した後に細胞外へと放出される。それぞれカイロミクロンにはアポB-48，VLDLにはアポB-100が必要である[5]。遺伝的にアポBの合成に異常が起こると，家族性低βリポタンパク血症となる。合成されたアポBは，その後粗面小胞体でTGやコレステロールと複合体を形成する。これを触媒するのがmicrosomal triglyceride transfer protein（MTP）である。MTPが遺伝的に欠損すると家族性無βリポタンパク血症となる。アポBと脂質の複合体が小胞体からゴルジ体に輸送される過程に関与しているとされるSAR1bタンパクが欠損すると小腸でカイロミクロンを合成できなくなり，脂肪吸収不良が生じる疾患であるアンダーソン病となる。

LDL受容体はLDLと結合後，LDLとともにエンドサイトーシスされ，その後LDLはリソソームで分解され，LDL受容体は細胞膜へとリサイクルされる。リソソームで産生された遊離型コレステロールの細胞質内輸送を担っているのがNPC1タンパク質であり，これが遺伝的に欠損すると細胞内にコレステロールが蓄積するニーマン・ピック病となる。LDL受容体はすべての細胞に存在し，肝臓にはさらにリポタンパク質受容体として，SR-B1が存在する。SR-B1はHDLに結合し，HDL中のエステル型コレステロールを肝臓内へと取り込む。

(3) 遊離型コレステロールとエステル型コレステロールの変換

前述のように，遊離型コレステロールからエステル型コレステロールへの変換は，細胞外ではLCATが，細胞内ではACATが担っている。ACATにはACAT1とACAT2が存在し，肝臓および小腸ではACAT2が働く[6]。LDL受容体を経て細胞内へ輸送されたコレステロールエステルはリソソームの酸性リパーゼが遊離型コレステロールへと変換する。この酸性リパーゼが遺伝的に欠損すると，ほとんどの内臓組織中の組織球性泡沫細胞にコレステロールエステルとトリグリセリドが蓄積するリソソーム蓄積疾患（臨床的に重症であればWolman病が，軽症であればコレステロールエステル蓄積症）が発症する。

(4) これまでの高コレステロール血症に対する創薬のターゲット

体内のコレステロール循環と高コレステロール症治療薬のターゲットについて図4-2に示した。抗コレステロール血症患者には肝臓におけるコレステロール合成を阻害するスタチン系薬物が第一選択薬として処方される。しかし

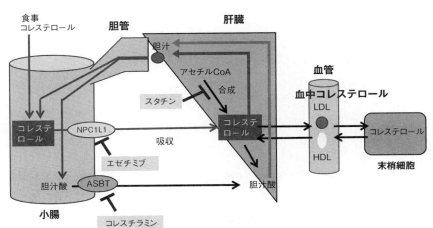

図4-2　腸管における血中コレステロール調節機構

76　第4章　コレステロールの吸収・代謝

スタチンでは効果があまり得られない場合，第二選択薬として小腸におけるコレステロールトランスポーターであるNPC1L1の阻害薬のエゼチミブが処方される。スタチンの用量を2倍ずつ増加しても，その都度得られる追加のLDLコレステロール低下効果は6％程度でしかないという“6％ルール”が知られているが[7]，スタチン治療中の高コレステロール血症患者にエゼチミブ10mg/日を追加投与すると，LDLコレステロールが約25％低下することが報告されている。高容量のスタチンは副作用が懸念されることから，エゼチミブの併用は安全性の面からも有用であるといえる。

　一方，肝臓では，コレステロールからグリココール酸やタウロコール酸などの胆汁酸が合成され，これらは胆嚢に蓄えられる。食後の食塊成分の刺激により十二指腸からコレシストキニンが分泌され，それにより胆嚢から胆汁が分泌される。胆汁中の胆汁酸は脂質の消化を助けた後に，小腸下部に発現する胆汁酸トランスポーター（apical sodium-dependent bile acid transporter：ASBT）により再吸収される。小腸に分泌された胆汁酸の約95％はASBTから再吸収され，肝臓へ戻され再利用される。これを胆汁酸の腸肝循環と呼ぶ。陰イオン交換樹脂であるコレスチラミンは小腸内の胆汁酸を吸着し，ASBTからの再吸収を阻害する。これにより肝臓でのコレステロールからの胆汁酸合成が高まり，血中コレステロール濃度が低下する。

　本章では血中コレステロール濃度を調節する臓器としての腸管に着目し，コレステロール吸収トランスポーターであるNPC1L1および胆汁酸吸収トランスポーターであるASBTについて解説する。

2．NPC1L1

　長い間，遊離型コレステロールは細胞膜の脂質二重層との親和性で受動拡散により腸管から吸収されると考えられてきた。しかし，腸管からの吸収効率から，受動拡散ではない能動的な吸収経路を予測する研究者もいた。前述のスタチン“6％ルール”もあり，肝臓におけるコレステロール合成酵素阻害以外の

メカニズムで働く医薬品が望まれるようになった。このような高コレステロール血症研究の潮流のなかで，エゼチミブが開発され，またエゼチミブのターゲット分子の探索によりコレステロールトランスポーターが同定された。1990年代にエゼチミブはコレステロールを選択的に阻害する薬剤であることが証明され，マウスやカニクイザル，最終的にはヒトでの血清LDLコレステロールの低下作用が発表された[8]。当時はエゼチミブの標的分子および作用機序が未知のまま，2002年にヨーロッパおよびアメリカで薬として認可された。その後2004年にAltmannらにより，エゼチミブの標的分子としてNPC1L1が同定された[4]。エゼチミブは腸管に流入する食事由来のコレステロールと胆汁由来のコレステロールの両方の吸収を阻害する[4]。小腸においてNPC1L1により吸収されるコレステロールは，食事コレステロール（約250～500mg/日）と食後腸管へと排出される胆汁コレステロール（約1,000mg/日）の総和である。脂質異常症により体内コレステロール量が増加した場合には，肝臓から腸管へ胆汁として排泄されたコレステロールの再吸収を抑制することが体内コレステロール蓄積量の減少に繋がる。

　Altmannらはラット空腸細胞より得たcDNAライブラリーのシークエンシングを行った。得られた発現遺伝子配列断片を，公開されていたすべてのラットの発現遺伝子配列断片のデータベースと照合し，そのデータをマウスおよびヒトのデータベース上の発現遺伝子配列断片と関連づけた。このデータベースを用いて，ステロール応答配列を持つ1つの候補を絞り込んだ。この候補タンパク質は，コレステロールなどがリソソームに蓄積するNiemann-Pick病C型の原因タンパク質であるNPC1とアミノ酸レベルで約50％の相同性を有することからNiemann-Pick C1 like 1（NPC1L1）と名づけられた。ラット，マウス，およびヒト組織における定量PCRでは，NPC1L1のmRNAは小腸において最も高発現していた。さらにAltmannらはNPC1L1ノックアウトマウスを作製し，ノックアウトマウスではコレステロール腸管吸収が，野生型マウスと比べて約70％低下すること，またノックアウトマウスではエゼチミブの抑制効果がキャンセルされることも確認している。

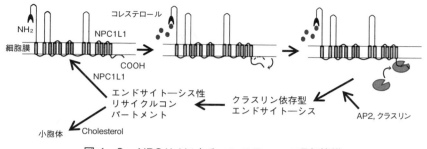

図4-3　NPC1L1によるコレステロール吸収機構

　NPC1L1は1,332個のアミノ酸から構成される13回膜貫通の膜タンパク質である[9]。NPC1L1はシグナルペプチドおよび膜貫通ドメインを持ち、細胞外ループ内にN-結合型糖鎖付加部位が存在するなど、トランスポーターの特徴を備えている。またステロール応答配列を持ち、コレステロールの恒常性維持に働くタンパク質に共通した配列を持つことも特徴のひとつである。

　NPC1L1のコレステロール輸送については、コレステロールを結合したままエンドサイトーシスで輸送される機構が示唆されており、WangらおよびLiらによって詳細な推定機構が報告されている[10, 11]（図4-3）。コレステロールがNPC1L1のN末端側細胞外ループに結合すると、C末端側が細胞膜から離れ、アダプタータンパク質（AP2）およびクラスリンを引き寄せ、コレステロールが結合したNPC1L1はClathrin/AP2複合体により被覆化され、クラスリン型のエンドサイトーシスにより細胞内に取り込まれる。取り込まれた細胞内小胞は、マイクロフィラメントに沿ってエンドサイトーシス性リサイクルコンパートメントへと輸送される。コレステロールは最終的には小胞体へ放出され、NPC1L1小胞は細胞膜へと戻り再利用される。エゼチミブは細胞外のezetimibe-binding loopに結合することにより、コレステロール輸送を阻害する。

（1）NPC1L1を調節する食品成分

　NPC1L1の速度論的な解析が行われていなかったため、著者らは吸収細胞のモデルとしてヒト結腸癌由来Caco-2細胞を用いて輸送性解析を行い、速度

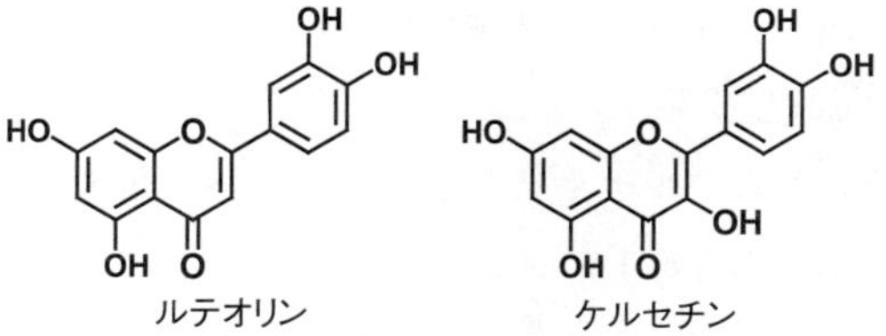

図4-4　ルテオリンとケルセチンの化学構造

論的パラメータを算出した[12]。Caco-2単層膜におけるコレステロールの取込みは経時的な直線増加を示し，濃度依存的な飽和性を示した。またEadie-Hofstee plotにより輸送は一相性を示した。Caco-2単層膜におけるコレステロールの取込みはエゼチミブ添加により約50％阻害された。著者らはこのCaco-2の系を用いてコレステロールの吸収を抑制する食品成分のスクリーニングを行い，植物性食品に含まれるフラボノイドの一種であるケルセチンとルテオリンが腸管からのコレステロール吸収を強く阻害すること，またhNPC1L1を強制発現させたヒト胎児腎由来HEK293T細胞を用いた検討により，これらのフラボノイドは直接NPC1L1を阻害することを見いだした。図4-4にルテオリンおよびケルセチンの化学構造式を示す。

　次にラットを用いて，これらのフラボノイド摂取により血中コレステロール濃度が低下するかについて検討した。普通食摂取群（C群）に比べて，コレステロール添加食を摂取させた群（HC群）は9日目で有意な血中コレステロールの上昇が観察されたが，HC群にケルセチンおよびルテオリンを摂取させた群では，9日目にHC群と比べて有意に血中コレステロール濃度が低く，それはC群と同程度であった。以上のことから，*in vivo*においてルテオリンおよびケルセチンは血中コレステロール濃度を低下させる効果を持つことが示された。

　*in vitro*の実験系ではルテオリンやケルセチンが直接NPC1L1に結合して機能を低下させていることが示唆されたが，ラットを用いた*in vivo*試験では9日間これらのフラボノイドを摂取していたため，長期摂取により腸管におけるNPC1L1の発現が阻害されている可能性も考えられた。そこで，前述のラットの腸上皮からRNAを抽出し，定量的PCRにより発現量を測定した。その結

果，C群と比較しHC群では発現上昇傾向にあり，HQ群では有意差をもって，またHL群では傾向として発現が低下していた。一方Caco-2単層膜に50μMの濃度でケルセチンおよびルテオリンを添加し，48時間インキュベーションすると，NPC1L1のmRNAおよびタンパク質の発現量がルテオリンのみ有意に低下していた。また48時間インキュベーション後のコレステロール取込み試験では，定量PCRおよびウエスタンブロッティングの結果と同様，ルテオリンのみにおいて有意な取込み低下を示した。ラットの腸管とCaco-2単層膜でフラボノイドによる差が生じた理由として，ラットとヒトの種差を考えている。また，Caco-2単層膜を用いた*in vitro*試験において，ケルセチンの30分インキュベート後では有意にコレステロール取込みを抑制したが，48時間インキュベート後では抑制しなかった理由として，ケルセチンが中性バッファー内で不安定な化合物であることが考えられた。以上の結果から，ヒト型NPC1L1の転写を抑制したルテオリンに研究対象を絞った。

　NPC1L1の転写調節には，転写因子sterol regulatory element binding protein 2（SREBP2）およびhepatocyte nuclear factor 4α（HNF4α）による正の制御経路が報告されている（図4-5）。SREBP2はNPC1L1のプロモーター領域に結合し，転写を正に制御する。HNF4α自体は転写を活性化

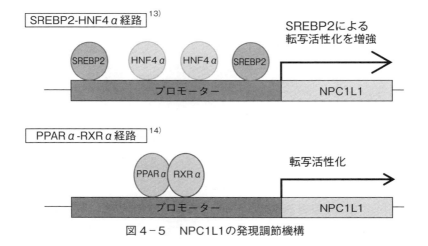

図4-5　NPC1L1の発現調節機構

しないが，SREBP 2 と同時にプロモーター領域に結合することにより，
SREBP 2 の転写活性を増強する[13]。また，peroxisome proliferator-activated
receptor a（PPAR a）およびretinoid X receptor a（RXR a）の正の制御経路
も報告されている。PPAR a とRXR a はヘテロダイマーを形成し，NPC 1 L 1
のプロモーター領域に結合することで，転写を正に制御する[14]。著者らは，ル
テオリンがSREBP 2 -HNF 4 a 経路およびPPAR a -RXR a 経路に与える影響
について，ルシフェラーゼアッセイを用いて検討した[15]。その結果，ルテオリ
ンはSREBP 2 およびSREBP 2 -HNF 4 a の供発現した時にそれぞれ転写活性
を抑制し，その抑制活性は同程度であったことから，ルテオリンはSREBP 2
のプロモーター領域へのアクセスを阻害している可能性が考えられた。さらに
定量PCRにおいてルテオリンはSREBP 2 およびHNF 4 a の発現を抑制したこ
とから，これらの転写活性因子の発現を下げることでNPC 1 L 1 の発現を抑制
していることも考えられた。ルテオリンがなぜこれらの転写因子の発現を抑制
するかについては検討していないが，extracellular signal-regulated kinase
（ERK）のリン酸化を活性化することにより，HNF 4 a の発現を負に制御する
ことが報告されており[16]，このような上流のシグナル伝達経路が関与している
可能性が考えられる。

　これまでポリフェノールによる動脈硬化抑制効果は，主に抗酸化活性による
血中脂質の抗酸化作用によるものと考えられてきた。ルテオリンおよびケルセ
チンは抗酸化ポリフェノールでもあるが，抗酸化ポリフェノールの高コレステ
ロール血症予防効果のひとつとして，腸管におけるコレステロールのトランス
ポーター阻害も寄与していることが考えられた。ポリフェノールは腸管吸収性
が低く，経口摂取後に*in vitro*で検証されているような濃度では各組織には到
達していない場合が多い。それらと比較し腸管上皮は経口摂取成分が比較的高
濃度で到達する場でもあり，ポリフェノールの機能性を探索するうえでは重要
な臓器であることが考えられる。

3. ASBT

　ASBTは10回膜貫通型のNa依存性胆汁酸トランスポーターであり，小腸の下部3/5を占める回腸に多く発現している。ヒト型ASBTの結晶構造化解析はまだ行われていないが，ヒト型に近いとされる髄膜炎菌のASBTの結晶化構造解析が済んでいる[17]。ASBTにおける胆汁酸再吸収機構は以下のように報告されている（図4-6）[17]。

　ASBTは6本の膜貫通ヘリックスで構成されるコアドメインと，残りの4本の膜貫通ヘリックスで構成されるパネルドメインの2つの部位に分かれている。まず初めに2つのナトリウムイオンがコアドメインに結合することでパネルドメインが25°回転する。この構造変化により形成された2つのドメイン間の空洞にタウロコール酸が結合する。両方の物質が結合することでパネルドメインが回転し，ASBTが膜内部に開かれたインワード構造を取り，ナトリウムイオンとタウロコール酸が細胞内に排出される。

　PaulらのASBT欠損マウスを用いた実験においては小腸，肝臓および胆嚢における胆汁酸プール量が80％減少した[18]。また，ヒトにおいても先天性のASBT変異によって，下痢，脂肪便などの症状がみられる[19]。ASBTの立体構

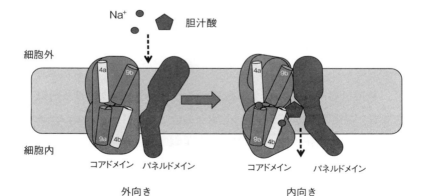

図4-6　ASBTによる胆汁酸吸収機構

造はグラム陰性の桿菌である*Yersinia frederiksenii*において詳細に報告されており，タウロコール酸の結合に必須なアミノ酸として9番目の膜貫通領域に存在する259Asnが報告されている。ヒトにおいても同じく9番目の膜貫通領域に266Asnが存在し，タウロコール酸吸収に重要な役割を担っていると考えられる[20]。

　前述のように胆汁酸の再吸収を抑える薬剤として，陰イオン交換樹脂のコレスチラミンがある。コレスチラミンは腸管において胆汁酸に直接吸着し排泄することにより，胆汁酸の再吸収を抑制する。この作用による胆汁酸の不足を補うために肝臓におけるコレステロール消費が増大し，血中コレステロール濃度が低下する[21]。ASBTを特異的に阻害する医薬品は報告されておらず，新たな創薬のターゲットとなる可能性もある。

4. お わ り に

　α–トコフェロール（ビタミンE）やビタミンKなどの脂溶性ビタミンがNPC1L1を基質とすることが報告されている[22, 23]。NPC1L1を高発現させたCaco-2細胞を用いた検討において，α–トコフェロールの取込みは増大し，エゼチミブで阻害された[22]。またラットを用いた検討では，エゼチミブによる吸収抑制はコレステロールに比べて低いものの，アイソトープ標識されたα–トコフェロールの吸収率はエゼチミブにより阻害されていた。一方，ヒトにおいては，エゼチミブ長期摂取によりα–トコフェロールの血中濃度は変化がなかった[24]。これについてはおそらく，ビタミンEを摂取している状態では，腸管吸収ではなく，肝臓におけるα–トコフェロール輸送タンパク質によるビタミンEの保持と細胞内輸送により体内恒常性は維持されているからであると考えられる。一方で，ビタミンKについては，ヒトにおいてエゼチミブの摂取により腸管からのビタミンKの吸収が抑制され，薬の副作用が生じることが報告されている[23]。ビタミンKは血液凝固活性化因子であるため，体内ビタミンKが不足すると血液凝固が抑制される。血栓症の予防と治療の目的で，血液凝固

84 第4章 コレステロールの吸収・代謝

を阻害する薬物ワルファリンを摂取している患者においては，エゼチミブを併用するとさらに血液凝固が抑制されやすくなり，副作用が生じる。また，前述の胆汁酸吸着剤であるコレスチラミンも，長期摂取によりビタミンA，D，E，およびKといった脂溶性ビタミンを吸着することによって吸収を阻害することが報告されている[25]。腸管トランスポーターの抑制は，他の栄養成分や薬など，同時に経口摂取した成分の吸収や体内動態にも影響が出る可能性も考慮する必要がある。

　血中コレステロールに関しては，薬物によるLDLコレステロール低下に否定的な意見や，スタチンおよびエゼチミブに対する感受性には個人差があることも知られている。これらの感受性の差と遺伝子多型との関連性についての解析も進められており，今後のこの分野の発展を期待したい。

文　献

1 ）奥　恒行（編）：健康・栄養科学シリーズ基礎栄養学. 南江堂，2005.

2 ）Dietschy J.M. and Turley S.D.：Thematic review series：brain lipids. cholesterol metabolism in the central nervous system during early development and in the mature animal. J Lipid Res, 2004；45；1375-1397.

3 ）Temel R.E., Tang W. Ma Y. et al.：Hepatic Niemann-Pick C1-like 1 regulates biliary cholesterol concentration and is a target of ezetimibe. J Clin Invest, 2007；117；1968-1978.

4 ）Altmann S.W., Davis H.R. Jr. et al.：Niemann-Pick C1 like 1 protein is critical for intestinal cholesterol absorption. Science, 2004；303；1201-1204.

5 ）Calandra S., Tarugi P., Speedy H.E. et al.：Mechanisms and genetic determinants regulating sterol absorption, circulating LDL levels, and sterol elimination：implications for classification and disease risk. J Lipid Res, 2011；52；1885-1926.

6 ）Cases S., Novak S., Zheng Y.W. et al.：ACAT-2, a second mammalian acyl-CoA：cholesterol acyltransferase. Its cloning, expression, and characterization. J Biol Chem, 1998；273；26755-26764.

7 ）Teramoto T., Kashiwagi A., Ishibashi S. et al.：Japan Lipid Guideline

Achievement Program Investigators. Cross-sectional survey to assess the status of lipid management in high-risk patients with dyslipidemia : clinical impact of combination therapy with ezetimibe. Curr Ther Res Clin Exp, 2012 ; 73 ; 1-15.

8) Kosoglou T., Statkevich P., Johnson-Levonas A.O. et. al. : Ezetimibe : a review of its metabolism, pharmacokinetics and drug interactions. Clin Pharmacokinet, 2005 ; 44 ; 467-494.

9) Betters J.L. and Yu L. : NPC1L1 and cholesterol transport. FEBS Lett, 2010 ; 584 ; 2740-2747.

10) Wang L.J. and Song B.L. : Niemann-Pick C1-like 1 and cholesterol uptake. Biochim Biophys Acta, 2012 ; 1821 ; 964-972.

11) Li P.S., Fu Z.Y., Zhang Y.Y. et al. : The clathrin adaptor Numb regulates intestinal cholesterol absorption through dynamic interaction with NPC1L1. Nat Med, 2014 ; 20 ; 80-86.

12) Nekohashi M., Ogawa M., Ogihara T. et al. : Luteolin and quercetin affect the cholesterol absorption mediated by epithelial cholesterol transporter niemann-pick c1-like 1 in caco-2 cells and rats. PLoS One, 2014 ; 9 ; e97901.

13) Iwayanagi Y., Takada, T. and Suzuki H. : HNF4 α is a crucial modulator of the cholesterol-dependent regulation of NPC1L1. Pharm Res, 2008 ; 25 ; 1134-1141.

14) Iwayanagi Y., Takada T., Tomura F. et al. : Human NPC1L1 expression is positively regulated by PPAR α. Pharm Res, 2011 ; 28 ; 405-412.

15) Ogawa M., Yamanashi Y., Takada T. et al. : Effect of luteolin on the expression of intestinal cholesterol transporters. J Funct Foods, 2017 ; 36 ; 274-279.

16) Bay L., Nong Y., Shi Y. et al. : Luteolin inhibits hepatitis B virus replication through extracellular signal-regulated kinase-mediated down-regulation of hepatocyte nuclear factor 4 α expression. Mol Pharm, 2016 ; 13(2) ; 568-577.

17) Hu N.J., Iwata S., Cameron A.D. et al. : Crystal structure of a bacterial homologue of the bile acid sodium symporter ASBT. Nature, 2011 ; 478 ; 408-411.

18) Dawson P.A., Haywood J., Craddock A.L. et al. : Targeted deletion of the ileal bile acid transporter eliminates enterohepatic cycling of bile acids in mice. J Biol Chem, 2003 ; 278 ; 33920-33927.

86 第4章 コレステロールの吸収・代謝

19) Ho R.H., Leake B.F., Urquhart B.L, et al. : Functional characterization of genetic variants in the apical sodium-dependent bile acid transporter (ASBT ; SLC10A2). J Gastroenterol Hepatol, 2011 ; 26 ; 1740-1748.

20) Zhou X., Levin E.J., Pan Y. et al. : Structural basis of the alternating-access mechanism in a bile acid transporter. Nature, 2014 ; 505 ; 69-73.

21) Scaldaferri F., Pizzoferrato M., Ponziani F.R. et al. : Use and indications of cholestyramine and bile acid sequestrants. Intern Emerg Med, 2013 ; 8 ; 205-210.

22) Narushima K., Takada T., Yamanashi Y. et al. : Niemann-Pick C1-like 1 mediates alpha-tocopherol transport. Mol Pharmacol, 2008 ; 74 ; 42-49.

23) Takada T., Yamanashi Y., Konishi K. et al. : NPC1L1 is a key regulator of intestinal vitamin K absorption and a modulator of warfarin therapy. Sci Transl Med, 2015 ; 18 ; 275ra23.

24) Knopp R.H., Gitter H., Truitt T. et al. Ezetimibe Study Group : Effects of ezetimibe, a new cholesterol absorption inhibitor, on plasma lipids in patients with primary hypercholesterolemia. Eur Heart J, 2003 ; 24 ; 729-741.

25) Vroonhof K., van Rijn H.J. and van Hattum J. : Vitamin K deficiency and bleeding after long-term use of cholestyramine. Neth J Med, 2003 ; 61 ; 19-21.

第5章　アレルゲンの腸管吸収と健康・栄養

南　　久則[*]

1．食物アレルギーの現状

近年，食物アレルギー，喘息，アトピー性皮膚炎などのアレルギー疾患を持つ子供が年々増加している。『アレルギー疾患に関する調査研究報告書（平成19年度文部科学省）』[1] において，平成16（2004）年の調査では児童生徒の食物アレルギー2.6％，アナフィラキシー既往0.14％であるのに対し，平成25（2016）年度の調査（『平成25年度学校生活における健康管理に関する調査事業報告書』）[2] では，児童生徒の食物アレルギー4.5％，アナフィラキシー既往0.5％と著しく増加していることが報告されている（図5-1）。食物アレルギーの増加の要因として，国民の食生活，栄養状態の変化，衛生状態の改善，環境の変化などが考えられている。

食物アレルギーに対する対応は，原因となる食品の制限が第一であるが，過剰な制限は子供の栄養状態，成長などに悪影響を与える。また運動やストレスなどがアレルギーの発症に影響を与えるが，不明な点も多い。食物アレルギーの発症機序や影響する要因を正しく理解することが，アレルギーの治療や管理に重要である。

食物アレルギーの発症・増悪因子のひとつに，腸管を介したアレルゲンの体内侵入があげられるが，アレルゲンの腸管吸収の機構については不明な点が多い。本章では，アレルゲンの腸管吸収についてこれまでの知見をまとめた。

＊熊本県立大学環境共生学部

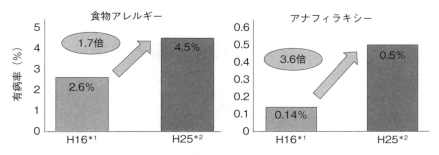

*1：アレルギー疾患に関する調査研究委員会『アレルギー疾患に関する調査研究報告書』
*2：文部科学省『学校生活における健康管理に関する調査』

図5-1　食物アレルギーおよびアナフィラキシーの有病率の変化

2．食物アレルギーの発症機序

　食物アレルギーは，「食物摂取によって起こる生体に不利な反応のなかで，免疫学的機序によるもの」と定義される[3]。生体が食物抗原に感作され，その抗原に特異的なIgE抗体が産生されると，IgEはマスト細胞表面の高親和性IgE受容体（Fcε receptor I；FcεR I）と結合した状態で存在する。その後同一の抗原が体内に侵入すると，マスト細胞上の抗原特異的IgE抗体と結合し，IgE抗体は架橋される。この架橋が刺激となり，細胞内に蓄えられていたヒスタミンやプロテアーゼ（トリプターゼ，キマーゼ）が放出されるとともにロイコトリエンC_4，プロスタグランジンD_2などが産生・放出される。これらの物質は，血管透過性亢進，血管拡張，循環血液量低下，血圧低下，気管支平滑筋収縮などの反応を生じる（図5-2）。これら一連の反応は抗原刺激後数分以内に起こることから，IgE依存性アレルギー反応の即時相と呼ばれ，即時型アレルギー（I型アレルギー）に分類されている。食物アレルギーにより引き起こされる症状を表5-1に示す。これらの症状のうち，複数臓器に全身アレルギー症状が惹起され，生命に危機を与えうる過敏反応をアナフィラキシーと呼び，血圧低

2. 食物アレルギーの発症機序   89

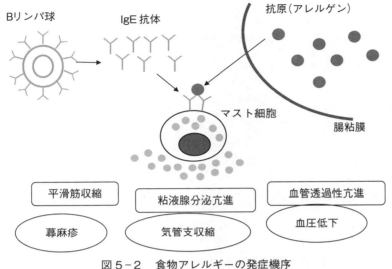

図5-2　食物アレルギーの発症機序
●：ヒスタミン，セロトニン，ロイコトリエン，サイトカインなど。

表5-1　食物アレルギーの症状

皮膚症状：瘙痒感，蕁麻疹，血管性浮腫，発赤，湿疹など
粘膜症状：結膜充血・浮腫，瘙痒感，流涙，眼瞼浮腫，くしゃみ，鼻汁，口腔・口唇・舌の違和感・腫脹，咽頭の痒み・イガイガ感など
消化器症状：腹痛，悪心，嘔吐，下痢，血便など
呼吸器症状：喉頭絞扼感，喉頭浮腫，嗄声，咳嗽，喘鳴，呼吸困難など
全身性症状：アナフィラキシー，アナフィラキシーショック

下や意識障害を伴う場合をアナフィラキシーショックと呼ぶ。即時型食物アレルギーにおいて，小児期に多い原因食品は鶏卵，乳製品，小麦の順であるが，年齢とともにその頻度は異なり，学童期では甲殻類，果物類などが増加してくる。食物アレルギーは以下の4つの臨床病型に分類されている（表5-2）。

① 新生児・乳児消化管アレルギー
② 食物アレルギーの関与する乳児アトピー性皮膚炎
③ 即時型症状（蕁麻疹・アナフィラキシーなど）

90 第5章 アレルゲンの腸管吸収と健康・栄養

表5-2 食物アレルギーの4つの臨床病型[3]

臨床型		発症時期	頻度の高い原因食物	予後	免疫学的機序
新生児・乳児消化管アレルギー		乳幼児期（特に新生児期に多い）	牛乳	多くは寛解。1歳で約70%、2歳で約90が耐性を獲得	非IgE依存性
食物アレルギーの関与する乳児アトピー性皮膚炎		乳児期	鶏卵，牛乳，小麦，大豆など	多くは寛解	IgE依存性
即時型症状（蕁麻疹・アナフィラキシーなど）		乳児期〜成人期	乳児〜幼児：鶏卵，牛乳，小麦，そば，魚類，ピーナッツなど学童〜成人期：甲殻類，魚類，小麦，果物，そば，ピーナッツなど	鶏卵，牛乳，小麦，大豆など多く寛解。その他は寛解しにくい	IgE依存性
特殊型	食物依存性運動誘発アナフィラキシー（FDEIA）	学童期〜成人期	小麦，甲殻類（エビ，カニ）など。アスピリンの前投与により誘発試験の陽性率が上昇	寛解しにくい	IgE依存性
	口腔アレルギー症候群（OAS）	幼児期〜成人期	果物・野菜など（多くの食品は加熱処理により経口摂取が可能となる）。患者の多くが花粉症を有している	寛解しにくい	IgE依存性

④　特殊型：食物依存性運動誘発アナフィラキシー（FDEIA），口腔アレル
　　ギー症候群（OAS）

　いずれの臨床病型においても抗原の体内侵入の多くは消化管粘膜を経由したものである。一方，経口的でなく経皮的・経気道的に感作が成立することも考えられている[3,4]。

　食物依存性運動誘発アナフィラキシー（food-dependent exercise-induced anaphylaxis：FDEIA）は，特定の食物摂取後の運動の負荷によりアナフィラキシーが誘発される疾患である[3]。全身蕁麻疹や血管運動性浮腫など重篤で複数の臓器・組織にわたる症状が認められる。食物摂取単独，あるいは運動負荷単

独では，症状は発現しない。複数の食物の同時摂取，食物摂取量，非ステロイド性抗炎症薬（NSAIDs），運動負荷量，運動方法，女性ホルモンの影響，体調などの複数の因子が関連していると想定されている。FEIAnの原因となる食物は小麦が最も多く，ついで甲殻類，そば，魚，フルーツ，牛乳の順である。

3．食物アレルゲンの腸管吸収の経路

　小腸粘膜上皮細胞は，栄養素の吸収機能と同時に，食物や細菌由来の外来性抗原の体内侵入を防ぐバリアとしても機能している。食事タンパク質の腸管吸収に関して，食事として摂取したほとんどのタンパク質は，胃のペプシン，膵液のトリプシン，キモトリプシン，カルボキシペプチダーゼなど，さらに刷子縁膜のオリゴペプチダーゼなどによりアミノ酸，およびジ・トリペプチドに消化され，その後，アミノ酸輸送担体，ペプチド輸送担体を介し体内に取り込まれる。消化の過程で，タンパク質の持つ抗原性（アレルゲン性）はほとんど失われている。しかしながら，消化されなかったタンパク質の一部は抗原性を持ったまま小腸粘膜を通過し，食物アレルギーや炎症性腸疾患の原因や増悪因子となりうる。食物抗原が体内に抗原性を保ったまま侵入することは古くから知られ，乳児，急性下痢回復期の児童，アトピーの子供，低γグロブリン血症，IgA欠乏症などで，食事抗原が大量に取り込まれることが報告されている[5]。食物抗原の腸管を経由した体内侵入の機構については不明な点が多いが，食物アレルゲンが腸管を経由して体内に侵入する経路には，①小腸上皮細胞間隙を経由する経路，②小腸上皮細胞に取り込まれ輸送する経路，③パイエル板を覆うM細胞（microfold cell）を介する経路が考えられている[6,7]（図5-3）。本章では，アレルゲンの小腸上皮間隙および上皮細胞内取込みを介する経路について記述する。

　小腸上皮細胞に取り込まれ輸送する経路では，小腸細胞内（小腸粘膜を通過する過程）で限定分解されながら粘膜固有層（lamina propria）または血中に移行すると考えられている。Matsubaraらは，オボアルブミン（ovalbumin：

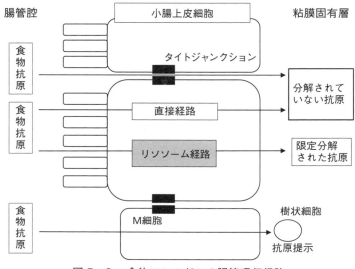

図5-3　食物アレルゲンの腸管吸収経路

OVA) をマウスに胃管を用いて経口投与すると，血中OVA濃度は経時的に増加し，30分後にピークを持つことを示した。このOVAの増加はBSAを同時に投与した場合は抑制され，血中OVAは分子量45kDaのtntactなものと，限定分解された40kDaのものが検出されることを報告している[8]。Kodaらは，Caco-2細胞を用いたtrans-well系でOVAの吸収を測定した。粘膜側にOVAを添加すると漿膜側には抗原性を持ったOVAが出現し，その分子量はintact（45kDa）と，28および19kDaに限定分解されたOVAが出現することを報告している。またこの上皮細胞を横切った輸送は，細胞内取込みを経て輸送されることを明らかにしている[9]。さらに，このCaco-2細胞による取込みは，pepstatin Aにより阻害されることを示している（神田，南未発表）。

　Weangsripanavaらもまた，Caco-2細胞を用い大豆アレルゲンであるGly m Bd 30Kの吸収を測定した。Gly m Bd 30Kの輸送と蓄積が，クロモグリク酸ナトリウム（sodium cromoglycate：SCG）処理で減少し，このSCGの効果はマウスを用いた*in vivo*試験でも示されている。さらに，エンドサイトーシスの阻害剤を用

いた解析により，Caco-2細胞へのGly m Bd 30Kの取込みは，クラスリン（clathrin）あるいはカベオラ（caveolae）依存的エンドサイトーシスにより細胞内に蓄積すると推測している[10]。

小腸におけるアレルゲンの輸送が，他のタンパク質の共存により阻害されることから[8]，アレルゲンの腸管吸収は担体を介して吸収される可能性も考えられるが，現在のところ詳細は不明である。

4．食物アレルゲンの吸収に影響する因子

食物アレルゲンの体内あるいは小腸細胞内への取込みは，食事因子および生体側要因により変動する[11]（図5-4，表5-3）。

（1）アレルゲンの消化性

消化管内におけるタンパク質の消化されやすさが，食物アレルゲンにより引き起こされるアレルギー症状の程度に影響することから[12]，アレルゲンの消化性はアレルゲンの腸管吸収に影響すると考えられる。

（2）食事成分とアレルゲン吸収

アレルゲンと共存する食事成分によりアレルゲンの腸管吸収は影響される。

1）食事脂質の影響

Weangsripanavalらは，マウスに大豆アレルゲン（Gly m Bd 30K）を30％コーンオイルとともに投与すると，コーンオイルなしで投与した時に比べ，アレルゲンの吸収が増加することを報告している。さらに，アレルゲンの吸収は乳化剤（sucrose fatty acid ester）の共存により促進される。なお，この時，血中のGly m Bd30Kではintactな30kDaの分子と，限定分解された20kDaの分子が観察される[13]。同様にWangらは，絶食マウスにOVAを長鎖脂肪酸トリアシルグリセロール（long chain triacylglycerol：LCT）あるいは中鎖脂肪酸トリアシルグリセロール（medium chain triacylglycerol：MCT）とともに胃内投与し

第5章 アレルゲンの腸管吸収と健康・栄養

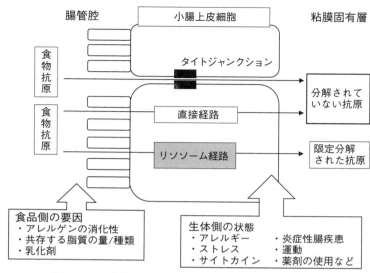

図5-4 食物アレルゲンの腸管吸収に影響する要因

表5-3 食物アレルゲンの吸収に影響する因子

	対象	測定したアレルゲン	測定方法	影響	引用
脂肪の影響	ddYマウス	大豆アレルゲン（Gly m Bd 30K）	大豆アレルゲン（Gly m Bd 30K）を投与後の血中アレルゲンを測定。コーンオイル，乳化剤（sucrose fatty acid ester）の影響を観察	アレルゲンの吸収は食事脂肪により増加。乳化剤の共存もアレルゲンの吸収を促進	Weangsripanavalら[13]
	BALB/Cマウス	OVA	OVAを長鎖脂肪酸中性脂肪（LCT）あるいは中鎖脂肪酸中性脂肪（MCT）とともに胃内投与しOVAの吸収を測定	腸間膜リンパ節（MLN）および血中へのOVAの輸送は，LCTにより増加。LCTの効果はカイロミクロン分泌を阻害するとブロックされる。血中OVAの多くはカイロミクロン中に存在	Wangら[14]
	C3H/HeJマウス	ピーナッツアレルゲンOVA	ピーナッツバターあるいはOVAを胃管で投与。カイロミクロン分泌を阻害。血中およびパイエル板内へ取り込み測定	アレルゲンの吸収はLCTと投与した時に比べ，カイロミクロン分泌を阻害した時や，MCTと投与した場合に有意に減少する。OVAのパイエル板内への取込みはLCTの吸収を阻害した状態や，MCTと投与した時に増大	Liら[15]
食物繊維	ラット	OVA	IDF（非水溶性食物繊維）の摂取時の小腸管腔内のムチン量とOVAの吸収を測定	短期間のIDFの摂取は小腸管腔内のムチン量を増加させるが，OVAの吸収には影響しない	Moritaら[16]

4．食物アレルゲンの吸収に影響する因子　95

表 5−3 （つづき）

アレルギー感作	HRP感作ラット	HRP	ユッシングチャンバー法	HRPの小腸上皮を横切った取込みは感作されたラットで上昇	Berinら[17]
	OVA感作ラット	BLG（β-ラクトグロブリン）	BLGを経口投与し、血中のBLG濃度を測定	感作していないラットでは血中BLG濃度増加しないが、感作したラットではBLGの吸収は増加し、2時間後にピーク	Sakamotoら[18]
クローン病	クローン病患者回腸	OVA	ユッシングチャンバー法	クローン病患者の回腸セグメントで取込みは、対照として用いた大腸癌患者の回腸に比して上昇	Soderholmら[20]
	クローン病患者回腸	HRP	ユッシングチャンバー法電顕観察	炎症の有無にかかわらずクローン病患者で有意に増加TNF-αの発現量と関連する	Soderholmら[21]
運動の影響	小麦が原因のFDEIA患者	小麦グルテン	小麦が原因となるFDEIA患者に対し誘発試験を実施。誘発試験時の血中グリアジン濃度を経時的に測定運動負荷を組み合わせる	小麦のみの負荷時には血中グリアジン濃度は検出限界以下であるが、小麦摂取と運動負荷を組み合わせ症状が出現した場合では、運動負荷より未消化の抗原の吸収が促進される	Matsoら[24]
	健常な非アレルギー男女	ピーナッツの主要アレルゲンAra h 6	健常な非アレルギー男女（4/6, 23±4歳）にラクツロース/ラムノース（L/R）溶液と100 gのピーナッツを摂取させ血中のAra h 6レベルを測定。投与後休息状態を維持した場合と、投与後運動負荷した場合を比較。	アレルゲン投与後、休息状態を維持した場合と、運動負荷（最大作業負荷の70%で60分間のサイクリング）した場合を比較すると、休息状態に比べ運動負荷したほうが血清中Ara h 6レベルは有意に高値。腸管透過性も運動で有意に増加。食後の持久運動は、食物アレルゲンの傍細胞経路の取込みを増加させる	JanssenDuijghuijsenら[25]
ストレス負荷	ラット	HRP	HRPの腸管吸収を電顕により観察	ストレス負荷でHRPの腸管吸収が増加。HRPを取り込んでいるエンドソームは小腸細胞、ゴブレット細胞、パーネット細胞中に観察され、ストレス負荷時にHRPの取り込まれる領域が増大。細胞間隙にもHRPが検出される	Kiliaanら[27]
サイトカイン	Caco-2細胞	OVAFITC-OVA	Caco-2細胞を用いてOVAの吸収を測定。インターフェロン（IFN）-γの影響を観察	IFN-γ処理により、OVAの通過が増加。IFN-γのタイトジャンクションに及ぼす効果と、細胞内取込みに及ぼす効果は異なる	Kodaら[9]
	クローン病患者回腸	HRP	ユッシングチャンバー法電顕観察	クローン病患者の回腸における抗原の取込み増加はTNF-αに影響される	Soderholmら[21]
	T84細胞	HRP	ヒト結腸上皮細胞でHRPの輸送を測定	IL-4がHRPの輸送を促進	Berinら[28]
薬剤の影響	ラット	FITC-OVA	in situ灌流法でFITC-OVAの吸収を測定。コルヒチン、BAF、PAO、アスピリンの影響を観察	FITC-OVAの吸収は、コルヒチン、BAF、PAOにより阻害。アスピリンはFITC-OVAの吸収を促進し、この増加はコルヒチン存在下でもみられる	Yokoojiら[29]
	感作したラット	OVA	感作したラットで、OVAの吸収を測定。クロロゲン酸、アスピリンの影響を観察	感作ラットでは、OVAの吸収が増加。増加はクロロゲン酸により抑えられる。アスピリンは、クロロゲン酸存在下においても吸収を増加させる	Yokoojiら[30]

てOVAの吸収を測定し，腸間膜リンパ節（mesenteric lymph nodes：MLN）および血中へのOVAの輸送は，LCTと同時に投与した場合に高くなり，LCTの効果はカイロミクロン分泌の阻害剤であるPluronic L-81によりブロックされること，また血中のOVAの多くはカイロミクロン粒子中に存在することを報告した[14]。一方，Liらは，ピーナッツアレルゲンの吸収においても，アレルゲンをLCTとともに投与した時に比べ，Pluronic L-81によりカイロミクロン分泌を阻害した場合や，MCTとともに投与した場合に有意に減少することを示している。しかしながら，OVAのパイエル板内への取込みをDQ-OVAを用いて測定すると，DQ-OVAのパイエル板への取込みは，LCTの吸収をPluronic L-81により阻害した状態や，MCTと投与した時に増化することを示した。このことは，カイロミクロン形成ができない場合には，吸収されたアレルゲンは全身の循環に移行するよりもパイエル板に取り込まれることを示している。また，MCTの摂取は抗原特異的免疫グロブリンの産生，空腸上皮のTSLP，IL-25，IL-33の発現を促進し，脾臓リンパ球Th2サイトカインの反応を促進した[15]。

2) 食物繊維とアレルゲン吸収

食事中の食物繊維は管腔内ムチン量を変化させ，非攪拌水層の厚みを変動させることにより，アレルゲンの吸収に影響することが考えられる。しかしながら，Moritaらは，短期間のIDF（非水溶性食物繊維）の摂取は小腸管腔内のムチン量を増加させるが，グルコースやOVAの吸収に影響しないことを報告している[16]。

3) アレルギー疾患とアレルゲン吸収

アレルゲンの腸管吸収は，吸収された食物アレルゲンがアレルギーを発症する原因となるだけでなく，アレルギー症状の発症がアレルゲンの吸収に影響する。

Berinらは，HRP（西洋ワサビペルオキシダーゼ）の小腸上皮を横切った取込みを，OVAにより感作されたラットと感作されていないラットで測定し，HRPの小腸上皮を横切った取込みは感作されたラットで上昇することを報告

している[17]。また，Sakamotoらは，OVAであらかじめ感作したラットにOVA を再度経口感作し，その1時間後にBLG（β-ラクトグロブリン：分子量18kDa）を経口投与し，血中のBLG濃度を測定した。感作していないラットでは血中 BLG濃度は増加しないが，感作したラットではBLGの吸収が増加し，2時間後 にピークを持つ変化を示した[18]。このように，アレルゲンに感作された，ある いはアレルギー症状を発症している状態では，アレルゲンの腸管吸収は亢進す るが，この吸収量の増加はアレルギーの原因となるアレルゲンに限定されない。

4）炎症性腸疾患とアレルゲン吸収

クローン病や潰瘍性大腸炎などの炎症性腸疾患（inflammatory bowel disease： IBD）では，粘膜バリアの欠如により小腸の透過性が亢進し，管腔内容物（食 物アレルゲンまたは腸内細菌など）に曝露されることが小腸の炎症に結びつく免 疫反応の引き金となる[19]。

Söderholmらは，クローン病患者の回腸セグメントを用い，ユッシングチャ ンバー法でOVAの取込みを検討した。クローン病患者の回腸セグメントでの 取込みは，対照として用いた大腸癌患者の回腸に比して上昇していた[20]。さら に，HRPの取込みは，炎症の有無にかかわらず有意に増加していることを示 した。この取込みは腫瘍壊死因子（tumor necrosis factor：TNF-α）の発現量 と関連したことから，クローン病患者の回腸における抗原の取込み増加は TNF-αを介しているとしている[21]。

5）運動とアレルゲン吸収

身体運動は胃内容物の排出速度，小腸内容物の通過速度，小腸血流量の変化 などを介して小腸吸収機能に影響している[22]。van Wijckらは，急激な運動後 の回復時にタンパク質の消化・吸収が障害されることを報告している[23]。これ らのことが誘因となり，運動が食物アレルゲンの体内侵入を亢進し，食物依存 性運動誘発アナフィラキシーの原因となる可能性が考えられる。

Matsuoらは，小麦が原因となるFDEIA患者に対し誘発試験時の血中グリア ジン濃度を経時的に測定すると，小麦のみの負荷時には血中グリアジン濃度は 検出限界以下であるが，小麦摂取と運動負荷を組み合わせて症状が出現した場

合には，運動負荷より未消化の抗原の吸収が促進され，その結果として症状を誘発したと報告している[24]。なお，アレルギー症状を発症しない健常人においても増加する場合があることも報告している。

またJanssen Duijghuijsenらは，ピーナッツの主要アレルゲンAra h 6 の取込みに及ぼす運動の影響を測定した。10名の絶食した健常な非アレルギー男女10人（4／6，23±4歳）にラクツロース/ラムノース（L／R）溶液と100 gのピーナッツを摂取させた後の，血清中Ara h 6 レベルの変化を測定した。投与後休息状態を維持した場合と，投与後運動負荷（最大作業負荷の70％で60分間のサイクリング）した場合を比較すると，休息状態に比べ運動負荷したほうが血清中Ara h 6 レベルは有意に高かった。腸管透過性を示すラクツロース取込み，およびL/R比も有意に増加した。このことから，食後の持久運動は，食物アレルゲンの小腸における傍細胞経路の取込みを増加させる可能性があることを示した[25]。

また，食物依存性運動誘発アナフィラキシーに影響する要因として，アスピリンの同時投与があげられる。アスピリンの効果については後述する。

6）ストレス負荷

ストレス負荷も腸管透過性を変動させることから[26]，アレルゲンの腸管吸収に影響を及ぼす。

Kiliaanらは，ストレス負荷ラットでは対照ラットに比しHRPの腸管吸収が増加しており，電顕による観察では，HRPを取り込んでいるエンドソームは小腸細胞，ゴブレット（goblet）細胞，パーネット細胞中に観察され，ストレス負荷時にはHRPの取り込まれる領域が増大すること，細胞間隙にもHRPが検出されることを報告している[27]。

7）サイトカインおよび薬剤とアレルゲン吸収

種々のサイトカインは上皮細胞の透過性を変動させ，その結果アレルゲンの吸収に影響する。

Kodaらは，Caco-2細胞を用いてOVAの吸収を測定すると，漿膜側には抗原性を持ったOVAが出現するが，インターフェロン（IFN）－γ処理すると，

OVAの通過が増加し，通過した抗原の分子量はintactなものが減少し，28,
19kDaのフラグメントが増加した。さらに，FITC-OVAのCaco-2細胞内への
取込みは，IFN-γ処理により増加した。IFN-γは，低濃度で細胞間隙の透過
性を亢進させるが，FITC-OVAと取込みを増加させる効果は，より高い濃度
で発揮されることから，タイトジャンクションに及ぼす効果と，細胞内取込み
に及ぼす効果は異なる機構で発揮されている可能性が考えられる[9]。また，ク
ローン病患者の回腸における抗原の取込み増加はTNF-αを介しているとして
いる[21]。IL-4がヒト結腸上皮細胞（T84細胞）でHRPの輸送を促進することが
報告されている[28]。

　アスピリンはアレルゲン吸収を増加することが知られている。Yokoojiらは，
ラット小腸を用いた*in situ*灌流法でFITC-OVAの吸収を測定すると，FITC-
OVAの吸収は，ラベルしていないOVAまたはBSAにより阻害され，エンドサ
イトーシスを阻害するコルヒチンにより阻害された。BAF（bafilomycinA₁：エ
ンドソームの酸性化の阻害剤），PAO（phenylarsine oxide：エンドソームのクラス
リン依存経路の阻害剤）によっても阻害される。アスピリンはFITC-OVAの吸
収を促進し，この増加はコルヒチン存在下であってもみられることから，アス
ピリンは細胞間隙を経由するFITC-OVAの吸収を促進していると推測してい
る[29]。Yokoojiらは，さらに感作したラットでは，OVAの吸収が感作していな
いラットに比べ増加し，その増加はSCGにより抑えられることを示した。また，
アスピリンは，SCG存在下においても吸収を増加させることを示している[30]。

5．お わ り に

　消化管の第一の役割は，経口的に摂取した食物中の栄養素を消化・吸収する
ことであるが，同時に，食物や細菌由来の外来性抗原の体内侵入を防ぐバリア
としても機能している。消化は，非自己（抗原性，アレルゲン性を有する）の物
質を，自己（抗原性，アレルゲン性を有しない）の形態に変化させる過程である。
しかしながら，すべての食品成分を抗原性のない状態にすることは不可能であ

る。未消化のタンパク質の一部は抗原性（アレルゲン性）を持ったまま小腸粘膜を通過し，食物アレルギーや炎症性腸疾患の原因や増悪因子となりうるが，吸収機序についてはまだまだ未知の点が多い。アレルゲンの体内侵入に関与する細胞や経路が複数存在し，それを評価する方法が複雑であることが，アレルゲンの腸管吸収の機序の解析を困難にしている原因であるかもしれない。本章では，食物アレルゲンの小腸における吸収と，それに影響する要因を概説した。今後この分野での進展を期待したい。

文　献

1 ）アレルギー疾患に関する調査研究委員会：アレルギー疾患に関する調査研究報告書．2007.

2 ）日本学校保健会：平成25年度学校生活における健康管理に関する調査事業報告書．2013.

3 ）海老澤元宏，伊藤浩明，藤澤隆夫（監），日本小児アレルギー学会食物アレルギー委員会：食物アレルギー診療ガイドライン2016．協和企画，2016.

4 ）Lack G.：Epidemiologic risks for food allergy. J Allergy Clin Immunol, 2008；121；1331-1336.

5 ）Husby S., Foged N., Høst A. et al.：Passage of dietary antigens into the blood of children with coeliac disease. Quantification and size distribution of absorbed antigens. Gut, 1987；28；1062-1072.

6 ）Heyman M.：Symposium on "dietary influences on mucosal immunity". How dietary antigens access the mucosal immune system. Proc Nutr Soc, 2001；6；419-426.

7 ）Price D., Ackland L. and Suphioglu C.：Nuts "n" guts：transport of food allergens across the intestinal epithelium. Asia Pac Allergy, 2013；3：257-265.

8 ）Matsubara T., Aoki N., Honjoh T. et al.：Absorption, migration and kinetics in peripheral blood of orally administered ovalbumin in a mouse model. Biosci Biotechnol Biochem, 2008；72（10）；2555-2565.

9 ）Koda T., Minami H., Ogawa T. et al.：Higher concentrations of interferon-gamma enhances uptake and transport of dietary antigens by human intestinal cells：a study using cultured Caco-2 cells. J Nutr Sci Vitaminol（Tokyo），

2003 ; 49 ; 179-186.

10) Weangsripanaval T., Murota K., Murakami Y. et al. : Sodium cromoglycate inhibits absorption of the major soybean allergen, Gly m Bd 30K, in mice and human intestinal Caco-2 cells. J Nutr, 2006 ; 136 ; 2874-2880.

11) Ménard S., Cerf-Bensussan N. and Heyman M. : Multiple facets of intestinal permeability and epithelial handling of dietary antigens. Mucosal Immunol, 2010 ; 3 ; 247-259.

12) Untersmayr E. and Jensen-Jarolim E. : The role of protein digestibility and antacids on food allergy outcomes. J Allergy Clin Immunol, 2008 ; 121 (6) : 1301-1308.

13) Weangsripanaval T., Moriyama T., Kageura T. et al. : Dietary fat and an exogenous emulsifier increase the gastrointestinal absorption of a major soybean allergen, Gly m Bd 30K, in mice. J Nutr, 2005 ; 135 ; 1738-1744.

14) Wang Y., Ghoshal S., Ward M. et al. : Chylomicrons promote intestinal absorption and systemic dissemination of dietary antigen (ovalbumin) in mice. PLoS One, 2009 ; 4 (12) ; e8442.

15) Li J., Wang Y., Tang L. et al. : Dietary medium-chain triglycerides promote oral allergic sensitization and orally induced anaphylaxis to peanut protein in mice. J Allergy Clin Immunol, 2013 ; 131 ; 442-450.

16) Morita T., Tanabe H., Ito H. et al. : Increased luminal mucin does not disturb glucose or ovalbumin absorption in rats fed insoluble dietary fiber. J Nutr, 2006 ; 136 ; 2486-2491.

17) Berin M.C., Kiliaan A.J., Yang P.C. et al. : Rapid transepithelial antigen transport in rat jejunum : impact of sensitization and the hypersensitivity reaction. Gastroenterology, 1997 ; 113 ; 856-864.

18) Sakamoto Y., Ohtsuka T., Yoshida H. et al. : Time course of changes in the intestinal permeability of food-sensitized rats after oral allergen challenge. Pediatr Allergy Immunol, 1998 ; 9 ; 20-24.

19) Michielan A., D'Incà R. : Intestinal permeability in inflammatory bowel disease : Pathogenesis, clinical evaluation, and therapy of leaky Gut. Mediators Inflamm, 2015 ; 628157 ; 1-9.

20) Söderholm J.D., Peterson K.H., Olaison G. et al. : Epithelial permeability to proteins in the noninflamed ileum of Crohn's disease? Gastroenterology, 1999 ;

102 第5章 アレルゲンの腸管吸収と健康・栄養

117 ; 65-72.

21) Söderholm J.D., Streutker C., Yang P.C. et al. : Increased epithelial uptake of protein antigens in the ileum of Crohn's disease mediated by tumour necrosis factor-α. Gut, 2004 ; 53 (12) ; 1817-1824.

22) 宮村実晴（編）：ニュー運動生理学Ⅰ．真興交易（株）医書出版部，2014，pp.362-369.

23) van Wijck K., Pennings B., Annemarie A. et al. : Dietary protein digestion and absorption are impaired during acute postexercise recovery in young men. Am J Physiol Regul Integr Comp Physiol, 2013 ; 304 ; R356-R361.

24) Matsuo H., Morimoto K., Akaki T. et al. : Exercise and aspirin increase levels of circulating gliadin peptides in patients with wheat-dependent exercise-induced anaphylaxis. Clin Exp Allergy, 2005 ; 35 ; 461-466.

25) Janssen Duijghuijsen L.M., van Norren K., Grefte S. et al. : Endurance Exercise Increases Intestinal Uptake of the Peanut Allergen Ara h 6 after Peanut Consumption in Humans. Nutrients, 2017 ; 9 (1) ; nu9010084.

26) Söderholm J. and Perdue M.H. : Stress and the gastrointestinal tract II. Stress and intestinal barrier function. Am J Physiol Gastrointest Liver Physiol, 2001 ; 280 ; G7-G13.

27) Kiliaan A.J., Saunders .PR., Pieter B. et al. : Stress stimulates transepithelial macromolecular uptake in rat jejunum. Am J Physiol, 1998 ; 275 (Gastrointest. Liver Physiol.) ; G1037-G1044.

28) Berin M.C., Yang P.G., Ciok L. et al. : Role for IL-4in macromolecular transport across human intestinal epithelium. Cell Physiol, 1999 ; 276 (5) ; C1046-C1052.

29) Yokooji T., Nouma H. and Matsuo H. : Characterization of ovalbumin absorption pathways in the ratintestine, including the effects of aspirin. Biol Pharm Bull, 2014 ; 37 ; 1359-1365.

30) Yokooji T. and Hiroaki Matsuo H. : Sodium cromoglycate prevents exacerbation of IgE-mediated food-allergic reaction induced by aspirin in a rat model of egg allergy. Int Arch Allergy Immunol, 2015 ; 167 ; 193-202.

第6章　腸内細菌と健康・栄養

大澤　朗*

1. はじめに

　われわれの腸内には100兆個もの細菌が棲息しており，これらの細菌群と共生（symbiosis）することで通常の食事から栄養分の吸収・代謝を行い，健康状態を維持している。しかしながら食事の変化，薬物服用，ストレス曝露などの外的要因によって腸内細菌叢の構成バランス，多様性，あるいは機能性が失われた状態，すなわち"dysbiosis"となると，肥満やそこから派生する糖尿病，脂質異常症，高血圧，高尿酸血症といった生活習慣病と総称される疾患になるリスクが高まる。このことはかなり昔から指摘されてきことであるが，2005年以降よりこの因果関係およびその詳細な作用機序が急速に解明されるようになった。この背景には，ゲノミクス（遺伝子を対象），プロテオミクス（タンパク質を対象），メタボロミクス（代謝物を対象）といった包括的に生命情報を扱う，いわゆる"オミックス（omics）"研究分野の発展，そしてそれを担保するめざましい分析・解析技術の進歩がある。これによってわれわれは糞便や腸内容物を培養することなしに，その細菌叢構成を門，綱，目，科，属，種レベルで，また糖や脂質の代謝などに関連する機能遺伝子やそれがコードする酵素タンパク質などの発現強度，代謝産物のプロファイルを迅速かつ比較的安価に解析できるようになった。加えて，肥満やそれに関連する疾患リスクを低減することは，いまや一般市民，産業界，行政などの社会レベルで大きな関心事となっており，このような世情もこの研究分野が昨今めざましく発展し続けているこ

＊神戸大学大学院農学研究科

104 第6章 腸内細菌と健康・栄養

との背景となっている。本章では，まずヒトの腸内細菌叢の構成と機能について概説し，続いて腸内細菌叢の変化が原因で代謝疾患が引き起こされる可能性，また腸内細菌叢がこれら疾患の発現にどのようにかかわっているのかについて，ヒトや実験動物を対象とした主に過去10年来の*in vivo*研究から得られた所見を例示しながら記述することにする。

2．ヒト腸内細菌叢の構成・分布

　細菌が腸内に定着する行程は，まず出産時に母親から子に細菌が受け渡されることから始まる。その後の腸内細菌叢の定着程度や構成は分娩方法（例えば帝王切開なのか正常分娩なのか），哺乳方法（母乳なのか人工乳なのか），分娩環境の衛生度，抗生物質の投与，そして宿主の年齢などによって変化する。生後3年間ぐらいの環境と食事によって成人タイプの腸内細菌叢を獲得し，その後の成長，免疫系・神経系の発達に影響する細菌と宿主の共生関係を樹立することに重大な影響を与える。ヒトの腸内細菌叢は2〜5歳で成人の腸内細菌叢の特徴を具備することになる[1]。

　ヒトの消化管内の腸内細菌叢の構成や数は一様ではなく，胃では胃酸の分泌によって低いpH環境であるため，耐酸性のある一部の乳酸菌群が内容物1 g当たり1,000個に満たない数で棲息，小腸では乳酸桿菌科や胆汁酸耐性の腸内細菌科の細菌群などの通性嫌気性細菌が1 g当たり1万個（十二指腸，空腸）から1億個（回腸）棲息している。大腸では小腸よりもさらに酸素分圧が減じ嫌気度が増すので，偏性嫌気性細菌が内容物1 g当たり1,000億〜1兆個も棲息している[2]（図6−1）。このように，大腸には他の部位よりも桁違いの莫大な数で細菌が棲息していることから，"腸内細菌叢"，"腸内マクロビオータ"と言う場合は通常は大腸や糞便の細菌叢のことを指す。よって，本章における腸内細菌叢に関する記載は特別の断りがないかぎり大腸・糞便の細菌叢についての記載と理解されたい。

　過去数十年にわたる膨大な腸内細菌の16S rRNA遺伝子の塩基配列データの

2．ヒト腸内細菌叢の構成・分布　105

	pH	嫌気度	細菌数 （内容物1g当たり）	菌叢構成（科レベル）
十二指腸 　消化酵素・胆汁分泌	5〜7		10^3〜10^4	通性嫌気性菌 Lactobacillaceae, Enterobacteriaceaeなど
空腸 　消化物吸収 　（糖・アミノ酸・脂肪酸等） 　抗菌物質分泌	7〜9		10^4〜10^5	通性嫌気性菌 Lactobacillaceae, Enterobacteriaceaeなど
回腸 　消化物吸収 　（糖・アミノ酸・脂肪酸等） 　胆汁再吸収 　抗菌物質分泌	7〜8		10^3	通性嫌気性菌 Lactobacillaceae, Enterobacteriaceaeなど
大腸 　短鎖脂肪酸・ 　水分吸収 　ムチン層で覆われた上皮	5〜7		10^{12}	偏性嫌気性菌 Bacteroidacease, Prevotellaceae, Rikenellaceae Lachnospiraceae, Ruminococcaceae

図6-1　ヒト腸管部位の機能と環境および菌叢構成

集積，加えて次世代シークエンサーで16S rRNA遺伝子を網羅的に配列決定する解析手法が開発されたことによって，分類階層の門レベルでの健常成人の腸内細菌叢は，その90％をBacteroides門とFirmcutes門が占有し，残りの10％はActinobacteria門，Proteobacteria門，Verrucomicrobia門，Fusobacteria門などで構成されることが明らかになった[3]。また分類階層の種のレベルでみると500〜1,500種の細菌が棲息し，このなかには通常の平板寒天培地上では増殖してこないいわゆる"難培養"細菌も多数含んでいる。さらに上記細菌門が属する真正細菌ドメインの微生物の他，ヒトの消化管にはメタンを産生する*Methanobrevibacter smithii*といった古細菌に属する微生物，そしてカンジダ酵母のような真核生物も棲息している。これら古細菌，真核生物は糞便内細菌叢の1％にも満たない。

106 第6章 腸内細菌と健康・栄養

3. ヒト腸内細菌叢の代謝機能

　健常人とその腸内に常在する細菌群は喫食した食事成分の消化・資化におい
て共生関係にあり，下記のような腸内細菌によるさまざまな代謝能が宿主の栄
養摂取や健康維持に重要な役割を果たしている。

（1）多糖類の分解・代謝

　ヒトが摂取する食事には単糖，二糖類といった低分子のものから食物繊維の
ような複雑で高分子といった炭水化物が豊富に含まれている。ブドウ糖や果糖
のような単純な糖類は消化管から速やかに吸収されるが，麦芽糖，ショ糖，乳
糖といった二糖類は小腸で吸収される前に単糖に加水分解される必要がある。
ヘミセルロース，ペクチン，難消化性でんぷんなどの多糖類は小腸上部ではほ
とんど消化されず，小腸下部の回腸以降でそこに棲息する腸内細菌群のグリコ
シダーゼ酵素の働きで単糖に分解され，それが腸壁から吸収され宿主に利用さ
れるのである。それゆえヒト腸内細菌叢の機能遺伝子解析において炭水化物代
謝系に関する遺伝子が最も大きな記載比率を占めている[4]。食事由来の炭水化
物で腸内細菌叢にとって重要なものとしては，オリゴ糖，難消化性食物繊維と
いったさまざまな糖重合度の炭水化物があげられる。ヒトにはオリゴ糖，難消
化性食物繊維の重合を分解する酵素を腸内に分泌することができないが，腸内
細菌叢のなかにはこれらの重合を切断し，遊離してきた糖をさらに代謝できる
ような酵素を持った細菌群がいる[5]。大腸での難消化性食物繊維の消化に関与
する腸内細菌としてはFirmicutes門では*Ruminococcus*，*Butyrivibrio*，
*Roseburia*属，またBacteroidetes門では*Bacteroides*属といった細菌があげられ
る。Firmicute門に属する細菌群の炭水化物利用システムについてはよく解明
されていないが，Bacteroidetes門では特に*Bacteroides thetaiotaomicron*による
難消化性でんぷんの消化が詳細に研究されており，腸内細菌おける多糖類の消
化システムの範例とされている。他方，Actinobacteria門の*Bifidobacterium*

longum，*B. breve*などのヒト糞便由来菌種は種々のオリゴ糖を利用することが知られており，特に授乳期の乳児腸内に高頻度に棲息する*B. longum* subsp. *infantis*のヒトミルクオリゴ糖の分解・資化メカニズムは近年詳細に研究されている[6]。他方，腸管上皮のゴブレット細胞から分泌される粘液は腸内細菌にとってもうひとつの重要な栄養源である。宿主が腸管から分泌するムチンはペプチドの幹から沢山の糖鎖が枝分かれしている構造で，その約80%は糖鎖である。ムチン糖鎖は*N*-アセチルガラクトサミン，フコース，ガラクトース，*N*-アセチルグルコサミン，シアル酸などの糖が多岐連結したオリゴ糖構造を持つため，ほとんどの腸内細菌は資化することができないが，*B. thetaiotaomicron*，*Bifidobacterium bifidum*，Verrucomicrbia門に属する*Akkermansia mucniphila*などを含む一部の細菌群はムチン糖鎖を分解・資化する[7]。

（2）短鎖脂肪酸の産生

　食物繊維やムチンの糖鎖発酵分解によって腸内細菌は自らの増殖や維持に必要なエネルギーを獲得するだけでなく，宿主であるヒトの健康に資する酢酸，プロピオン酸，酪酸などの短鎖脂肪酸（short chain fatty acids：SCFAs）を産生する。健常人大腸内で産生されるSCFAs総量は1日に約400mM，その酢酸，プロピオン酸，酪酸の構成比率は3：1：1で，その95%は大腸壁から効率よく吸収され，成人の1日の摂取必要カロリーの10%を賄っている。酢酸は*Bifidobcterium*属の細菌がこの酸を旺盛に産生することが知られているが，その約15%は大腸の細胞で吸収されて利用され，残りは他の腸内細菌に資化，あるいは肝臓と末梢組織に運ばれてエネルギーや脂肪合成の原料として利用される。プロピオン酸は，例えば*Propionibacterium*属の細菌がこの酸を効率よく産生するが，その約50%が大腸の細胞で利用されて，残りは肝臓に運ばれ脂肪や糖新生の原料になる。酪酸は，*Faecalibacterium prausitzii*，*Eubacterium rectale*，*Roseburia* spp. などの細菌がこの酸を効率よく産生する[8]，その約80%が大腸上皮細胞の主たるエネルギー源として利用され，ゴブレット細胞からのムチン粘液の産生を亢進，大腸管腔内の嫌気度の維持に貢献している。体

108 第6章 腸内細菌と健康・栄養

内に吸収された酪酸には炎症を抑える作用や癌化した細胞など異常を起こした
細胞のアポトーシスを誘起する働きもある。

（3）タンパク質・アミノ酸代謝

　上述のように腸内細菌の大半がその増殖のために炭水化物を利用するが，タ
ンパク質も腸内で資化される。可消化の炭水化物は概ね消化管上部で利用・吸
収されてしまうので，大腸下部に送られてくる消化物にはほとんど炭水化物が
存在しないので，この部位ではタンパク質を炭素源としても資化する細菌群が
働き出す。小腸から大腸に送られてくる食事由来タンパク質，消化酵素，腸管
上皮から剥離した細胞も少量ではあるが大腸に棲息する細菌にとっては大事な
栄養源となる。大腸に到達したタンパク質は主に*Bacteroides*，*Clostridium*，
Propionibacterium，*Fusobacterium*，*Streptococcus*，*Lactobacillus*属の細菌群
によってペプチドやアミノ酸に分解され，その後これらのアミノ酸は大腸に常
在する種々の嫌気性細菌群による酸化的・還元的脱アミノ化，続いて脱炭酸化
などによって代謝され，SCFAsが生成される。その他の代謝産物としてイソ
アミノ酸からアミン，分枝脂肪酸などが，またフェノールやインドール化合物
から芳香族アミノ酸が産生されることが知られている[9]。芳香族アミノ酸は，
神経伝達物質の前駆物質となる他，神経伝達物質の分泌を正常化する効果が知
られている。

（4）脂質および胆汁の代謝

　小腸から大腸に送られてくる脂質の資化に関しては，脂肪酸の長鎖で構成さ
れる脂肪を酸化するには酸素の存在が必須であることから，通常嫌気度の高い
腸内，特に大腸で脂質が嫌気性細菌によって資化されることはない。それ故，
後述の高脂肪食を与えた被験者にみられる腸内細菌叢の構成・活性の変化は脂
肪成分が腸内細菌に作用したのではなく，高脂肪食による宿主の腸内環境の変
化，例えば胆汁酸の分泌亢進によって起こされたものと考えられる。胆汁酸は
肝臓で合成され小腸内に分泌され，食事由来の脂肪をミセル状にして可溶化す

3. ヒト腸内細菌叢の代謝機能　109

る。このようにして乳化された脂肪は表面積が増加するので，通常は脂肪粒の中に入り込めない脂肪消化酵素も接触することができる。これによって胆汁酸は脂肪分子の開裂を促進し，結果としてモノアシルグリセロールや脂肪酸を遊離させ，これらは腸管上皮細胞から吸収される。一次胆汁酸（コール酸およびケノデオキシコール酸）のグリシンまたはタウリン抱合体（抱合型胆汁酸）は，小腸から大腸に棲息する腸内細菌（*Clostridium*, *Enterococcus*, *Bifidobacterium*, *Lactobacillus*, *Bacteroides*など）の代謝活動によって脱抱合される。これらの胆汁酸の95％は小腸管壁から能動的に再吸収され"腸肝循環"と呼ばれる輸送システムで肝臓に戻される。残りの5％は大腸に送られるが，大腸の腸内細菌の代謝作用により，胆汁酸のステロイド骨格のC3，C7およびC12に付加されているヒドロキシ基が脱水素化，脱水酸化などの反応を受け，さまざまな二次胆汁酸が生成する。二次胆汁酸のなかには，疎水性が高く，発癌活性を持つデオキシコール酸やリトコール酸が含まれている。大腸で生成した二次胆汁酸の多くは糞便中に排出されるが，その一部は大腸管壁から受動輸送により吸収され，腸肝循環によって肝臓へと戻り，再び小腸へと分泌される。そのため，小腸中の胆汁酸にも二次胆汁酸が含まれることになる[10]。

(5) その他の成分代謝

　その他の食事成分の腸内細菌による代謝としては，グルコシノレート（キャベツ，ブロッコリー，からしななどの植物に存在する含硫化合物），あるいはポリフェノール（果実，野菜，穀類，チョコレート，茶，コーヒー，ワインなどに含有）などの植物の二次代謝産物の代謝があげられる。腸内細菌によって生成された代謝産物には健康に資する作用を有するものがあることから，現在栄養学領域で注目されている研究トピックとなっている。他方，腸内細菌は薬，毒物や胆汁酸の代謝にも関与している。ヒトが服用した薬や毒物は腸内細菌によってまず酸化され，次に硫化あるいはグルクロン酸抱合されて水に可溶性となることから，容易に尿と一緒に体外に排出される。肝臓で合成された胆汁酸（ヒトの場合，コール酸，ケノコール酸）はグリシンかタウリンと抱合されて小腸内に分

泌され，そこからは腸内細菌の働きで脱抱合あるいは部分的に脱ヒドロキシル化される。

腸内細菌はビタミンKやビオチン，コバラミン（ビタミンB_{12}），葉酸，ニコチン酸，パントテン酸，ピリドキシン（ビタミンB_6），リボフラビン，チアミンなどの水溶性ビタミンBを合成し，特に大腸菌や腸球菌によるビタミンK，乳酸桿菌やビフィズス菌による葉酸の産生が古くから知られている。これら細菌由来のビタミンは腸管から吸収されることによって直接的に宿主の健康に寄与するが，コバラミンだけはこれを吸収できる機構が胃，小腸部にのみ備えられていることから，大腸で腸内細菌によって産生されたビタミンB_{12}はほとんど宿主に利用されることはない。しかしながら近年，細菌由来のビタミンB_{12}は腸内細菌叢のバランスを整えるうえで重要な働きをしていることが報告されており[11]，おそらく他のビタミンについてもSCFAsと同様に多くの腸内細菌間で"cross-feeding（栄養共存）"の関係が成立しているものと考えられる。

図6-2は，上記腸内細菌の分類，構成およびヒトの健康・栄養への影響について概略したものである。

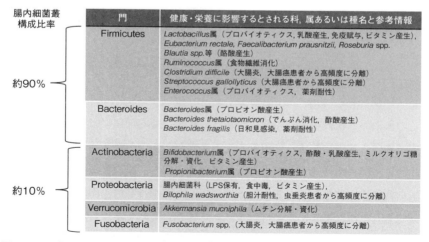

図6-2 大腸内細菌叢の構成（門レベル）とヒトの健康・栄養に影響すると報告されている主な細菌（科，属あるいは種名と機能）

4．腸内細菌の代謝産物の影響

前述したように喫食された食品成分は腸内細菌によってさまざまな経路で代謝されるが，これら代謝産物がどのように宿主の健康・栄養に影響を与えるのかを下記に概説する。

(1) SCFAs

SCFAsは腸管で細菌群の発酵により産生される主たる最終産物であるが，腸内細菌の数，その構成，腸内容物の滞留時間，発酵基質の量や性状などによってその産生量，構成が影響を受ける。SCFAsは宿主のエネルギー，脂肪合成，糖新生に利用されるだけでなく，シグナル分子として働いて生体機能に影響を与える。SCFAsがシグナル分子として作用する標的分子受容体はGタンパク質共役型受容体と総称される一対の受容体，GPR41（＝遊離脂肪酸受容体FFAR3）とGPR43（＝遊離脂肪酸受容体FFAR2）である。これら受容体は脂肪細胞，腸内分泌細胞なども含めたさまざまな組織細胞に発現しており，GPR41は主にプロピオン酸と酪酸に，GPR43は主に酢酸とプロピオン酸に強く反応することが知られている。これらの受容体遺伝子をノックアウトしたマウスを使ったこれまでの実験所見から，腸内細菌が産生するSCFAsをこれらの受容体が感知して，宿主体内のエネルギー恒常性を維持，すなわち肥満を抑制していることが明らかとなっている。GPR41を介したSCFAsシグナルにより腸内分泌細胞（L細胞）からの食欲抑制ホルモンであるPYY（peptide YY）の分泌を高めることが抗肥満に繋がると唱えられるなか，近年Kimuraら[12]はGPR41ノックアウトマウスが通常のマウスと比べ心拍数が少ないこと，神経伝達物質であるノルアドレナリンの分泌量も少ないこと，さらに通常のマウス由来の交感神経細胞をプロピオン酸で刺激するとノルアドレナリンの分泌が促進されることから，交感神経に発現するGPR41は体内に入ってきたSCFAsを感知してノルアドレナリンを分泌し，これによって宿主の心拍数・体温が上昇す

ることで当該脂肪酸を含めたエネルギー消費が亢進することを明らかにしている。一方，GPR41を介したSCFAsシグナルによりL細胞からの食欲抑制ホルモンであるGLP-1（glucagon-like peptide-1）の分泌が高まることで抗肥満に繋がることが知られているが，Kimuraら[13]はGPR43を高発現させたトランスジェニックマウスを用いた実験によって，SCFAsの刺激で脂肪細胞上に発現するGPR43が活性化すると同細胞上のインスリン受容体が抑制され，ブドウ糖・脂肪酸の取込み，脂肪蓄積が抑制されることも明らかにしている。GPR41と43は脾臓やリンパ節など免疫系組織にも発現していること，新たなSCFAs受容体も発見されていることから，腸内細菌が産生するSCFAsの宿主の健康に与える"機能性"はさらに多様であることが今後の研究によって明らかにされるであろう。

図6-3は上述の腸内細菌によるSCFAsの産生およびそれらが宿主細胞に発

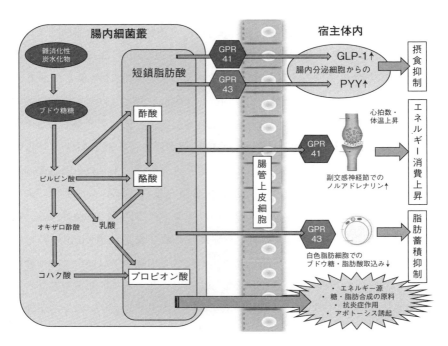

図6-3　腸内細菌による短鎖脂肪酸の産生とそれらの主な働き

現するGPR41と43を介してどのように作用するのかを概略したものである。

（2）二次胆汁酸

　前述のように胆汁酸は肝臓においてコレステロールから生成される。ここからコール酸とケノデオキシコール酸が一次胆汁酸として小腸内に分泌され，腸内にある食事由来の脂肪や脂溶性ビタミンなどの乳化・吸収を補助する。腸管内に分泌されたこれら一次胆汁酸は，腸内細菌に代謝されてデオキシコール酸やリトコール酸といった多様な二次胆汁酸となる。したがって，腸内細菌叢の関与がなければ腸内の胆汁酸構成は二次胆汁酸よりも一次胆汁酸が優勢となる。この現象は，実際に無菌ラットや1週間ほどバンコマイシンを経口投与したヒトで認められている。腸内細菌叢が介する胆汁酸の代謝変換は小腸内の物理化学的な状況，例えば上述のミセル形成などに大きな影響を与えるので，肥満のヒトについて報告されているような腸内細菌叢の多様性の低下は二次胆汁酸の産生減少をもたらす。この結果，一次胆汁酸濃度が上昇することで食事由来の脂肪に乳化・消化・吸収が促進されることが提案されているが，その一方でこれとは矛盾するような，すなわち腸内細菌叢によって脂肪吸収が促進されたとする動物実験結果も提示されている。この所見の齟齬が動物種の違い（ヒトvs.マウス）によるものなのか，それとも他の理由によるものなのかは解明されていない。

　胆汁酸はある種のシグナル分子として働くことも知られており，これを感知する重要な受容体としてfarnesoid X receptor（FXR）が細胞核内に存在する。腸内細菌叢が存在すると肝臓での胆汁酸合成にかかわる遺伝子の発現が低下すること，ブドウ糖や脂質代謝に関与する遺伝子発現に影響を与えること，対照的にこのようなことが無菌動物や抗生物質を投与した実験動物では認められないことから，腸内細菌叢がFXRへのシグナル伝達にかかわっているのではないかと考えられている。例えば，腸内細菌叢を欠いたマウス腸管内には一次胆汁酸であるタウロ-β-ムリコール酸が二次胆汁酸に変換されずに高濃度に存在することになる。このタウロ-β-ムリコール酸は腸管のFXRシグナル伝達を

114 第6章 腸内細菌と健康・栄養

阻害し，これによって肝臓細胞内でのセラミド合成が阻害され，ステロール調節エレメント結合タンパク質（sterol regulatory element binding protein：SREBP）の発現と糖質から脂肪への変換（*de novo* lipogenesis）が促進される。この他，胆汁酸はFXRを介するだけでなく膜結合Gタンパク質TGR5を介してブドウ糖代謝を調節することも報告されているが，これら伝達系における胆汁酸の役割は十分解明されていない。

　上述とは逆に，食事に含まれる脂肪が腸内細菌叢に影響を与えるとする所見も報告されている。高脂肪食を摂取すると脂肪分の乳化と吸収を増大すべく胆汁の分泌が盛んに行われ，そのため腸管内の胆汁酸濃度も上昇する。ラットを用いた実験では，一次胆汁酸であるコール酸を添加した餌を与え続けるとFirmicutes門の細菌群が優勢の腸内細菌叢となり，糞便中の二次胆汁酸であるデオキシコール酸濃度が上昇することが観察されている。デオキシコール酸は本来殺菌性を有するので，コール酸を添加した餌を与えたラットの糞便の総菌数は通常の餌を与えたラット糞便の総菌数の半分にまで減少していた。これらの所見から，高脂肪食によって腸内の胆汁酸濃度が上昇し，これによって腸内細菌叢の構成が変容するものと考えられる[14]。デオキシコール酸には上述の殺菌性に加えてDNAに障害を引き起こす働きがあるので，例えば，あらかじめ発癌物質を曝露したマウスに高脂肪食を長期給餌すると腸内のデオキシコール酸濃度が上昇し，肝細胞腺腫となるリスクが高まること，逆にこのようなマウスに抗生物質を投与すると腸内細菌叢の関与が減ずるので，血中デオキシコール酸濃度は下がり，肝細胞腺腫となるリスクも下がることが報告されている。このように，高脂肪食による腸内細菌叢構成の変容とそれに伴う代謝産物の変化は，宿主の健康状態に深刻な影響を及ぼす。

（3）芳香族アミノ酸代謝産物

　芳香族アミノ酸（チロシン，トリプトファン，フェニルアラニン）から腸内細菌によって産生される代謝産物も宿主のシグナル伝達機構に作用し，健康状態に影響を与えることが示唆されている。例えば，インドールは腸内細菌

（*Bacteroides thetaiotaomicron*，*Proteus vulgaris*，*Escherichia coli*など）が保有するトリプトファナーゼによるトリプトファンの代謝産物であり，これ自体は腸管上皮細胞の健全性維持に有益な働きを有する。これが腸管から吸収されて肝臓に運ばれると硫酸塩化されて3-インドキシル硫酸（3-indoxylsulfate，インジカン）となる他，腸内で産生されたインドールがさらに腸内細菌に代謝されてインドール-3-ピルビン酸，インドール-3-乳酸，インドール-3-酢酸などの関連化合物となる。これら代謝産物はヒトの体内の薬物受容体に結合することから，腸内細菌によるトリプトファンの代謝はヒトの健康状態に影響を与えること，特に3-インドキシル硫酸，インドール-3-プロピオン酸は上述の軽度炎症状態を誘起すると考えられている。3-インドキシル硫酸には芳香族炭化水素受容体を活性化する働きがあり，それによってインターロイキン（interleukin：IL）-6やシトクロム P 450スーパーファミリー（例えばCYP 1 A 1，CYP 1 A 2，CYP 2 S 1）由来の酵素の発現を調節している。一方，インドール-3-プロピオン酸についてはプレグナンX受容体（薬や毒物の解毒作用に加えて血糖を下げる方向にも働く核内受容体）の活性化，タイトジャンクションタンパク質の発現調節，さらには腸管細胞での腫瘍壊死因子（tumor necrosis factor：TNF）-αの抑制的調節によって腸管バリアーの健全性に寄与することが報告されている[15]。インドール-3-プロピオン酸によって腸管バリアーの透過性が健全な状態になれば，抗原性や病原性のある物質やグラム陰性菌の外膜成分であるリポ多糖（lipopoly saccharide：LPS）が体内に取り込まれにくくなって代謝性エンドトキシン血症となり，それによって引き起こされる炎症状態が軽減されるものと考えられている。逆に何らかの原因によって腸内細菌叢の正常状態が破綻すると腸管の生理機能が変容し，より大量のLPSが体内へ取り込まれることで軽度炎症状態が誘起され，脂肪蓄積やインスリンの感受性の低下などへと展開し，宿主の健康に悪影響を及ぼす。

5．腸内細菌叢の変動要因

　上述のように腸内細菌の膨大・多岐にわたる代謝能によって宿主自ら利用できない栄養成分も利用しているが，場合によってはこの宿主と腸内細菌叢との協調関係が失われることがある。その筆頭要因は食事である。ヒトの腸内細菌叢は太古の昔の人類にとって主食であった難消化性食物繊維や複雑な構造を有する炭水化物を大量に含んだ低カロリー食と関連づけてその進化を考えることができ，食物繊維の少ない高カロリー現代食は腸内細菌叢を"栄養失調"とし，結果として宿主であるわれわれ現代人の健康に悪影響をもたらすことが十分考えられる。De Filippoら[16]は低脂肪・低タンパク質の植物由来多糖類を含む食事を摂るアフリカ在住の健常な子供たちと高脂肪・高タンパク質の食事を摂るイタリア在住の健常な子供たちの糞便の細菌叢を比較しているが，アフリカの子供たちにはBacteroides門の細菌が多く，Firmiucutes門の細菌が少ないという結果を報告している。しかしながら他のヒト介入試験ではまったく異なる所見を報告しているものもある。例えば，Wuら[17]はBacteroides門とActinobacteria門は高脂肪食と正の関連があり，高繊維食とは負の関連があるが，Firmicutes門とProteobacteria門については真逆の関連があることを，他方Davidら[18]は動物由来の食事は植物由来の食事と比べ腸内細菌叢に顕著に影響を与え，Firmicutes門が動物由来の食事と負の関連が，Bacteroides門が正の関連にあると報告している。このような所見の離齬原因としては，摂食実験に入る前の個々人の腸内細菌叢の構成差異が実験食の腸内細菌叢の変化に影響を与えている可能性が指摘されている。他方，食事中の脂肪の量・質は胆のうから小腸管腔に分泌される胆汁の量や種類に影響し，ひいては腸内細菌叢に影響を与える。例えば，脂肪を豊富に含む食事を続けているヒトの腸内細菌叢は胆汁耐性の細菌群（例えば*Bilophila wadsworthis*）の特異的な増殖が認められている。このように，食事はヒトの腸内細菌叢の門レベルやそれ以下の科・属・種レベルにも顕著な影響を与えるが，個々の研究での所見は必ずしも万人に共

通に認められるものではないことは念頭におくべきである。

　食事要因に加えて抗生物質使用，生活習慣，また身の回りの衛生状態といった環境要因も腸内細菌叢に影響を与える。双子間の腸内細菌叢の類似性は成人になっても一卵性双生児と二卵性双生児の違いに関係なく認められるが，これから遺伝的要因よりも環境要因が個々人の腸内細菌叢に影響を与えていることを示している。環境要因のなかには出産，哺乳，離乳の様式の違いなど，生まれて間もないころに本人が経験する事象も含まれる。例えば，帝王切開で生まれてきた乳児の腸内細菌叢は母親の皮膚の細菌叢に，一方，経腟分娩で生まれてきた乳児の腸内細菌叢は母親の産道や直腸の細菌叢（*Bifidobacterium*，*Lactobacillus*，*Prevotella*，*Atopobium*などが豊富）に類似していることが報告されている[19]。食事は腸内細菌叢の構成に明らかに影響を与えるが，多くの場合個々人の遺伝的な背景，さまざまな環境といった要因等と複合していることから，特定の食品成分があらゆるヒトの腸内細菌叢に特異的かつ継続的な影響を与えるという証拠はまったく得られていない。

6．腸内細菌叢変動に起因する疾患

　腸内細菌叢はヒトが食物から栄養を獲得するうえで重要な役割を果たしているが，食事，生活習慣，薬物投与などの外的要因によって細菌叢の構成や働きが偏重するとdysbiosis（腸管微生物叢の構成や活動失調）と総称される由々しき腸内環境となり，宿主ではさまざまな病的状態がもたらされる。これらには後述のように肥満からメタボリックシンドローム，軽度の炎症状態，代謝系機能不全，過剰な脂肪蓄積，インスリン耐性等々があげられ，いずれも糖尿病，動脈硬化症といった重篤な成人病リスクを高めるものばかりである。

（1）肥満・メタボリックシンドローム

　肥満とは体内に過剰な脂肪組織を有する状態のことを指し，エネルギー摂取がその消費を上回る状態が長期間続いた場合に起こり，しばしば高ブドウ糖血

症，高脂肪血症，脂質異常症，高血圧症と合併する[20]。これらの症状の少なくとも3つを有する者は臨床的にメタボリックシンドローム患者として診断される。肥満・メタボリックシンドロームの主たる原因は，これまで運動不足と高カロリーの食生活とされてきたが，マウスやラットを用いた近年の動物実験の所見から腸内細菌叢の変容もその原因となりうることが指摘されている。例えば，無菌マウスに高脂肪食を給餌しても肥満化しなかったこと，肥満状態のマウスの糞便細菌叢をやせ型の無菌マウスに移植するとマウスが肥満化するが，やせ型のマウスの糞便細菌叢を移植すると肥満化しなかったこと，さらには肥満のヒトの糞便希釈液を無菌マウスに経口投与してもマウスが肥満化することなどである[21]。ヒトについて同様の実験設定をすることは難しいことから，上記のような明瞭所見はまったく報告されていないが，間接的に腸内細菌叢の構成変動を肥満化と結びつけられるような所見がいくつか報告されている。例えば，ヒト糞便由来で*Bacteroides*属や*Escherichia*属に分類される細菌株（*Prabacteroides distasonis*や*Bacteroides vulgatus*など）も，マウスを使った実験で同様に肥満を誘起することが報告されている。他方，ヒトの腸内細菌叢の構成変動と肥満化とを状況証拠的に結びつける所見もいくつか報告されている。例えば，LPSを含むグラム陰性細菌*Enterobacter cloacae*株，Erysipelotrichi綱に属するいくつかの細菌群が肥満を誘起していること，この綱に属する*Clostridium ramosum*が2型糖尿病患者である女性のメタボリックシンドロームと関連していることなどである。このような特定の菌種による肥満化の作用機序として，ブドウ糖と脂肪の吸収や小腸での細胞内脂肪貯蓄に関与する遺伝子群の発現が上向き調節されている可能性が指摘されている。

（2）軽度炎症状態・糖尿病

　肥満やメタボリックシンドロームに関連する疾患で共通してみられる臨床所見は，LPSに起因する慢性的な軽度炎症である[22]。LPSはグラム陰性細菌の細胞外膜を構成する成分であり，その細菌が崩壊した時，菌体外に遊離して始めて毒素の働きをすることから"内毒素（エンドトキシン）"と呼ばれている。

6．腸内細菌叢変動に起因する疾患　119

LPSはその構造の脂質部分としてlipid Aが含まれているので，中性脂肪やコレステロールを小腸から体内に吸収する時に働くカイロミクロンと呼ばれるリポタンパク質によって腸管粘膜を通過することができる。LPSの血中濃度は健常人では低いが肥満のヒトでは高濃度となる傾向にあり，肥満型のヒトやブドウ糖不耐性のヒトの血中内LPS濃度は健常人の2割増，また2型糖尿病患者に至っては2倍以上高いことが報告されている[23]。肥満が代謝性内毒素血症を誘起するメカニズムとしては，まず高脂肪食によってグラム陰性菌優勢の腸内細菌叢となる腸管上皮細胞間のタイトジャンクションと呼ばれる間隙部の透過性が増大し，LPSなどの細菌菌体成分が過剰に体内に運び込まれること，過剰な脂肪の摂取によって食後の腸内でのカイロミクロン形成が促進され，これによって大量のLPSが腸管から吸収されて体内に運び込まれることが考えられている。加えて，2型糖尿病の患者の場合はリポタンパク質の分解が不全となっているため，体内のLPS代謝が低下してエンドトキシン血症に起因する炎症状態が長引くこともある。肥満型のヒトやブドウ糖不耐性のヒトの血中内LPS濃度は健常人の2割増，また2型糖尿病患者に至っては120％以上高かったことが報告されている。これらの経路から大量のLPSが体内に取り込まれ，肝臓や脂肪組織などにおいて自然免疫反応を誘起する。具体的には，LPSは血漿中のLPS結合タンパク質と結合した後にマクロファージの細胞膜上に発現している受容体タンパク質CD14と結合する。この結合物が同じくマクロファージの表面に発現しているToll様受容体4（TLR4）に結合し，いくつかの炎症性サイトカイン，例えば核内因子κB（nuclear factor-κB：NF-κB）や活性化タンパク質1（AP-1）などの遺伝子発現を活性化するようなシグナル伝達を誘起する。LPSはマクロファージや樹状細胞に存在するヌクレオチド結合オリゴマー化領域様受容体（NOD-like receptors）にも作用してTLRと協調し，NF-κBを誘起する。さらに内臓脂肪細胞におけるTNF-αあるいはIL-1Bβなどの炎症性サイトカインの産生が増大する結果，インスリン受容体基質であるIRS-1，グルコーストランスポーターであるGLUT4などのタンパク質をコードする遺伝子発現度が変化し，これによって宿主細胞のインスリン感受性が障害され，

120　第6章　腸内細菌と健康・栄養

いわゆるインスリン耐性が誘導される。このように腸内細菌由来のLPSは2型
糖尿病まで誘起する一連の炎症カスケードを引き起こす発端となりうる。

（3）動脈硬化症

　リン脂質は卵や赤身肉などの食品，また食品中の水と油を均一に混和するた
めに添加される乳化剤に含まれ，体内に吸収されると細胞膜の構成要素として
利用される必須の栄養素である。近年Wangら[24]は腸内細菌によるリン脂質の
代謝産物が動脈硬化症をもたらす可能性を動物実験によって提示している。彼
らは放射性同位元素で標識したリン脂質の一種，ホスファチジルコリン（レシ
チン）をマウスに食べさせ，その体内動態を追跡した。その結果，レシチンは
まず腸内細菌によってトリメチルアミンに代謝され，腸管から吸収されてすぐ
に肝臓のフラビン含有モノオキシゲナーゼの働きによってトリメチルアミン-N-
オキシドに変換されることが明らかとなった。他方，遺伝的に動脈硬化になり
やすいApoE遺伝子ノックアウトマウスに1％リン脂質を添加した餌を与え続
けると，トリメチルアミン-N-オキシドの血中濃度が上昇し，血管内での泡沫
細胞（アテローム性動脈硬化症にみられる脂肪蓄積マクロファージ）が増加し，そ
の結果動脈硬化の亢進に至ることも観察されている。興味深いことは，上記の
ようなトリメチルアミンやトリメチルアミン-N-オキシドの血中濃度上昇に起
因する動脈硬化は，抗生物質を投与した通常マウスでは認められなかったこと
である。

　同様の所見はヒトにおいても得られている。ヒトボランティアにホスファチ
ジルコリンを喫食させるとトリメチルアミン-N-オキシドの血漿中濃度が上昇
し，またそのような上昇は抗生物質を投与するとみられなくなり，抗生物質投
与を止めると再度上昇してくるのである。さらに血中トリメチルアミン-N-オ
キシド濃度が高いと心血管疾患となるリスクも高くなることも報告されてい
る。他方，Koethら[25]は，赤身肉に豊富に含まれ，細胞内のミトコンドリアへ
脂肪を運び脂肪からのエネルギー変換を促進する役割を持つ栄養素であるL-
カルニチンを摂取すると，上述のレシチンを喫食した時と同様にトリメチルア

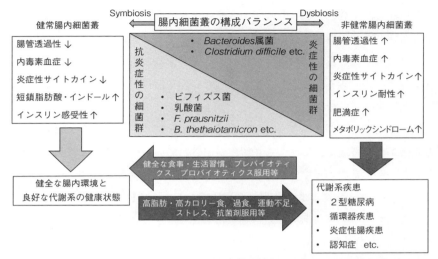

図6-4 腸内細菌叢の構成バランスと変動要因，関連する宿主の代謝系健康状態・疾病の概要〔Boulangé C.L. et al.：Genome Med, 2016；8；42の図4より翻訳・転載（転載許可済）〕

ミン-N-オキシドの濃度が上昇し，組織中の余剰のコレステロールを肝臓に再貯蓄する流れが阻害されること，そしてこれらの所見は抗生物質を投与するとみられなくなると報告している。このことからも，食事由来リン脂質の腸内細菌叢による代謝は宿主体内での脂質代謝プロセスに重要な役割を果たし，さらには動脈硬化の発症リスクと密接に関連していることが理解できる。

上述のまとめとして，腸内細菌叢の構成バランスと変動要因，関連する宿主の代謝系健康状態・疾病の概要を図6-4に示す。

7．おわりに

本章では腸内細菌叢が生体内の代謝系の恒常性，すなわち宿主の健康や栄養にどのように関与するのか，そしてその関与はどのようなメカニズムによるものなのかについて，主にこの10数年来に公表された研究所見を参考にして解説した。注目すべきことは，通常飼育の有菌マウス，無菌マウス，そして抗生物

122　第6章　腸内細菌と健康・栄養

質を投与したマウスを使った近年のさまざまな研究によって，これまで宿主の健康状態がその腸内細菌叢の構成や働きに影響すると考えられていたことが，逆に腸内細菌叢の変化が宿主の健康状態に影響するとするエビデンスが集積されてきたことである。しかしながら，両者の因果関係についてはいまだに一様の結論に至っていない。

　例えば，無菌マウスは食事誘起性の肥満になりにくいことから，肥満の亢進の原因が腸内細菌であるとする見解[26]が出されている一方で，この所見を再現することができないとする報告も公表されている[27]。通常飼育のマウスと比べて無菌マウスは過食による体重増が顕著でない所見がラットでは再現できなかったとする興味深い研究報告もされている[28]。さらに腸内細菌叢が産生するSCFAsが宿主の代謝能にどのような影響を与えるかについて詳細に調べた諸々の研究においても，相反する見解がみられる。例えば，SCFAsはGPR41を介して肥満亢進を助長するとする所見がある一方で，GPR43を介すると肥満が抑制されるとする所見もある。これらの相反する所見がある1番目の理由として，腸内細菌叢の構成をどのように変化させたのか，例えば，腸内細菌叢を抗生物質によって変化させたのか，無菌マウスを使用したのか，などの各研究者らの実験手法が異なっていたことがあげられる。2番目に考えられる理由は，使用する実験動物の週齢，遺伝的系統や与える餌の種類などが各研究者間で異なっていたことがあげられる。さらに被験動物の腸内細菌叢構成は，そもそも実験開始時点において各研究者間で大きく異なっている可能性があり，当然ながら実験開始後に観察された腸内細菌叢の変動や変容から一様の傾向を抽出することが困難となっている。

　さらにわれわれが真摯に向かい合うべき問題は，無菌動物や有菌動物を対象とした研究所見がそのままヒトの腸内細菌叢が健康に資する役割を反映するものと考えてよいものなのか，ということである。マウスとヒトの腸内細菌叢の構成はかなり異なっており，Leyら[29]はヒトもマウスも門レベルでほぼ同じ腸内細菌叢の構成であるが，属レベルでは85％のマウス腸内細菌叢がヒトの腸内細菌叢には存在しないことを報告している。無菌動物を使用した実験から有用

な所見が得られるが，これらの動物は，おそらく免疫系の発達や腸構造における欠陥，ビタミンの産生不足などの原因によって概して病弱である。他方，無菌マウスに通常のマウスの腸内細菌叢を定着させると代謝系の健康状態が悪くなることが観察されている。無菌動物で得られたこれらの所見をそのままヒトに投影することは難しいのではないだろうか。この問題を解消するべく，免疫機能も腸の生理状態も健全かつヒト型の腸内細菌叢を定着させたマウスを作製して，これを実験に供する取組みが近年行われている[30]。このようなヒト型腸内細菌叢を具備した動物モデルを使えば，ヒトにおける腸内細菌叢と健康の因果関係について，例えば抗生物質を投与して意図的に細菌叢を変容させる操作などを施して，より実際に近い状態で調べられるのではないかと期待されている。

　ヒトにおける腸内細菌叢と健康の因果関係を解明するためのもうひとつのアプローチとしては，プレバイオティクスやプロバイオティクスを使用したヒト介入試験を行うことである。"プレバイオティクス"とは，ヒト腸内細菌叢における特定の細菌群構成や活性を変えることができ，それを摂取することによってヒトの健康維持・増進に資する食品成分のことを指す。通常，微生物によって発酵可能な食物繊維であればこのプレバイオティクス機能を有しているので，さまざまな食物繊維がヒトの代謝系を介した健康に有益であることが報告されている。しかしその効果は万人に共通に認められるものではなく，個々人によって異なる。一方，"プロバイオティクス"は生菌として宿主に有益な効果をもたらすもので，例えば肥満や糖尿病状態が抑えられたとする治験がこれまでに数多く公表されている。しかしながら上記プレバイオティクスの効果と同様に，効果がまったく認められなかったとする報告，さらには逆効果となったとする報告もある。プレバイオティクスやプロバイオティクス研究・開発に携わる者にとってこの個人差は非常に厄介な問題であるが，このことは翻って腸内細菌叢と健康状態の因果関係について新たな洞察をわれわれに与え，そこからヒトの健康に資する画期的な概念が導き出される好機であるかもしれない。

文　献

1) Odamaki T., Takahashi S., Sugahara H. et al. : Age-related changes in gut microbiota composition from newborn to centenarian : a cross-sectional study. BMC Microbiol, 2016 ; 16 ; 90.

2) Eckburg P. B., Bik E. M., Bernstein C. N. E. et al. : Diversity of the human intestinal microbial flora. Science, 2005 ; 308 ; 1635-1638.

3) Yang X., Xie L., Li Y. et al. : More than 9,000,000 unique genes in human gut bacterial community : estimating gene numbers inside a human body. PLoS One, 2009 ; 4 ; e6074.

4) Gill S. R., Pop M., Deboy R. T. et al. : Metagenomic analysis of the human distal gut microbiome. Science, 2006 ; 312 ; 1355-1359.

5) Flint H. J., Scott K. P., Duncan S. H. et al. : Microbial degradation of complex carbohydrates in the gut. Gut Microbes, 2012 ; 3 ; 289-306.

6) Underwood M.A., German J. B., Lebrilla C.B. et al. : *Bifidobacterium longum* subspecies infantis : champion colonizer of the infant gut. Pediatr Res, 2015 ; 77 ; 229-235.

7) Sonnenburg E. D., Sonnenburg J. L., Manchester J. K. et al. : A hybrid two-component system protein of a prominent human gut symbiont couples glycan sensing *in vivo* to carbohydrate metabolism. Proc Natl Acad Sci USA, 2006 ; 103 ; 8834-8839.

8) Louis P. and Flint H. J. : Diversity, metabolism and microbial ecology of butyrate-producing bacteria from the human large intestine. FEMS Microbiol Lett, 2009 ; 294 ; 1-8.

9) Davila A. M., Blachier F., Gotteland M. et al. : Intestinal luminal nitrogen metabolism : role of the gut microbiota and consequences for the host. Pharmacol Res, 2013 ; 68 ; 95-107.

10) Ridlon J. M., Harris S. C., Bhowmik S. et al. : Consequences of bile salt biotransformations by intestinal bacteria. Gut Microbes, 2016 ; 7 ; 22-39.

11) Degnan P. H., Taga M. E. and Goodman, A.L. : Vitamin B_{12} as a modulator of gut microbial ecology. Cell Metab, 2014 ; 20 ; 769-778.

12) Kimura I., Inoue D., Maeda T. et al. : Short-chain fatty acids and ketones directly regulate sympathetic nervous system via G protein-coupled receptor 41 (GPR41). Proc Natl Acad Sci USA, 2011 ; 108 ; 8030-8035.

13) Kimura I., Ozawa K., Inoue D. et al. : The gut microbiota suppresses insulin-mediated fat accumulation via the short-chain fatty acid receptor GPR43. Nat Commun, 2013 ; 4 ; 1829.

14) Islam K. B., Fukiya S., Hagio M. et al. : Bile acid is ahost factor that regulates the composition of the cecal microbiota in rats. Gastroenterology, 2011 ; 141 ; 1773-1781.

15) Venkatesh M., Mukherjee S., Wang H. et al. : Symbiotic bacterial metabolites regulate gastrointestinal barrier function via the xenobiotic sensor PXR and Toll-like receptor 4. Immunity, 2014 ; 41 ; 296-310.

16) De Filippo C., Cavalieri D., Di Paola M. et al. : Impact of diet in shaping gut microbiota revealed by a comparative study in children from Europe and rural Africa. Proc Natl Acad Sci USA, 2010 ; 107 ; 14691-14696.

17) Wu G. D., Chen J., Hoffmann C. et al. : Linking long-term dietary patterns with gut microbial enterotypes. Science, 2011 ; 7 ; 334 ; 105-108.

18) David L. A., Maurice C. F., Carmody R. N. et al. : Diet rapidly and reproducibly alters the human gut microbiome. Nature, 2014 ; 505 ; 559-563.

19) Dominguez-Bello M. G., Costello E. K., Contreras M. et al. : Delivery mode shapes the acquisition and structure of the initial microbiota across multiple body habitats in newborns. Proc Natl Acad Sci USA, 2010 ; 107 ; 11971-11975.

20) Alberti K. G., Zimmet P. and Shaw, J. : The metabolic syndrome-a new worldwide definition. Lancet, 2005 ; 366 ; 1059-1062.

21) Woting A. and Blaut M. : The intestinal microbiota in metabolic disease. Nutrients, 2016 ; 8 ; 202.

22) Boutagy N.E., McMillan R. P., Frisard M. I. et al. : Metabolic endotoxemia with obesity : Is it real and is it relevant? Biochimie, 2016 ; 124 ; 11-20.

23) Harte A. L., Varma M. C., Tripathi G. et al. : High fat intake leads to acute postprandial exposure to circulating endotoxin in type 2 diabetic subjects. Diabetes Care, 2012 ; 35 ; 375-382.

24) Wang Z., Klipfell E., Bennett B. J. et al. : Gut flora metabolism of phosphatidylcholine promotes cardiovascular disease. Nature, 2011 ; 472 ; 57-63.

25) Koeth R. A., Wang Z., Levison B. S. et al. : Intestinal microbiota metabolism of L-carnitine, a nutrient in redmeat, promotes atherosclerosis. Nat Med, 2013 ; 19 ; 576-585.

126 第6章 腸内細菌と健康・栄養

26) Backhed F., Manchester J. K., Semenkovich C. F. et al. : Mechanisms underlying the resistance to diet-induced obesity in germ-free mice. Proc Natl Acad Sci USA, 2007 ; 104 ; 979-984.

27) Fleissner C. K., Huebel N., Abd El-Bary M. M. et al. : Absence of intestinal microbiota does not protect mice from diet-induced obesity. Br J Nutr, 2010 ; 104 ; 919-929.

28) Swartz T. D., Sakar Y. Duca F.A. et al. : Preserved adiposity in the Fischer 344 rat devoid of gut microbiota. FASEB J, 2013 ; 27 ; 1701-1710.

29) Ley R. E., Bäckhed F., Turnbaugh P. et al. : Obesity alters gutmicrobial ecology. Proc Natl Acad Sci USA, 2005 ; 102 ; 11070-11075.

30) Arrieta M. C., Walter J. and Finlay B. B. : Human microbiota-associated mice : a model with challenges. Cell Host Microbe, 2016 ; 19 ; 575-578.

第7章 腸管免疫と健康・栄養

北 澤 春 樹*

1. はじめに

　栄養分の消化吸収を行う腸管は生体最大の免疫組織であり，"内なる外"とも言われ，常に多くの外来抗原に曝露されている。そのため，腸管では生体の生命維持に欠かせない栄養を確保しながら，病原細菌やウイルスといった病原体に対する生体防御を司り，恒常性を維持している。したがって，腸管免疫は栄養と健康維持増進に密接な関係があることから，以前より特に食物やその成分による腸管免疫を介する生理効果に興味や関心が持たれ，多くの研究が行われてきた。最近では，メタゲノム解析の進歩もあって，腸内に存在する細菌叢（フローラ）と宿主の健康に関する研究が注目されるようになった。食物による栄養状態がどのようにわれわれのフローラに影響し，腸管における自然および獲得免疫を介して健康に寄与しているのか，科学的な観点から詳細に解明する必要がある。食事情は国ごとに異なり，栄養過多から不足までその差はいまだ激しい。とりわけ先進国を中心として，豊かな食生活の実現により栄養不足は解消された一方で，肥満，糖尿病，アレルギーや炎症性腸疾患など，多因子性疾患が急増し社会的大問題に発展している。一方，栄養不足により免疫力が低下し，さまざまな疾病を引き起こすことも問題となっている。食物は，口から摂取され消化管で消化・吸収されるが，同時に生体防御に重要な腸管関連リンパ組織と接触する機会が生じる。したがって，食から栄養と健康を考える場合，腸管免疫は最も重要な関連機構と位置づけられ，それらの密接な関係につ

---

*東北大学大学院農学研究科

いて理解しさらに追究することは，世界的に急務の課題となっている種々の健康問題に対して，腸管免疫と栄養を基盤としたアプローチから，健康生活の飛躍的向上に貢献するうえでたいへん有意義である．本章では，腸管免疫機構と健康・栄養に関する最近の総説や著者らの研究成果をベースに概説する．

2．腸管免疫機構

腸管は，その上皮層が胎児期から新生児期，成熟期にかけて成熟や環境刺激によって劇的に変化するとともに腸内細菌の量と多様性の増加が認められる（図7-1）．腸管は内なる外とも言われ外来抗原に常にさらされることから，免疫系も成熟に伴い急速に発達し，病原体に対する防御機能を発揮することで腸管における恒常性維持に貢献している．

(1) 上皮細胞における病原体認識機構

免疫系は免疫臓器，免疫細胞，可溶性サイトカインや種々の受容体によって

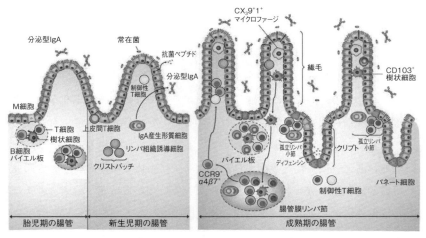

図7-1　腸管における粘膜バリアーと腸管免疫の発達（胎児期および新生児期から成熟期まで）（文献[26]より一部改変）

制御されており，粘膜免疫の代表である腸管免疫系は，大きく分けて上皮，パイエル板および粘膜固有層の3つの異なる粘膜リンパ様構造から構成されている。上皮細胞の表面を覆う粘液層は，生理的バリアとして生体防御の第一線を担い，小腸上皮の陰窩に存在するパネート細胞は，腸管内腔で病原体に反応してα-ディフェンシン，RegⅢやリゾチームなどの抗菌ペプチドを分泌することから，粘液層とともに腸管内における宿主防御に不可欠である[1, 2]。上皮細胞には腸管免疫系の第2のバリアとしての免疫監視機構が存在し，微生物の認識防御に関与するとともに，サイトカインやケモカインを産生することによって，上皮細胞に分布するリンパ球様細胞に情報伝達し，粘膜免疫系の活性化を誘導する。それにより，哺乳類の腸管で炎症調節により恒常性が制御されている。それらの調節制御にはサイトカインなどの液性因子が関与している。自然リンパ球（innate lymphoid cells：ILCs）によって産生されるサイトカインのIL-22は，腸における感染時の防御と恒常性の促進に関与する[3]。IL-22はまた上皮細胞を刺激し，RegⅢα産生を誘導することができ，グラム陽性菌のペプチドグリカンに結合して，殺菌作用を示す[4]。上皮内リンパ球（intraepithelial lymphocytes：IELs）はαβとγδT細胞群から成り，炎症防御と発症において重要な役割を演じている。IELsが活性化されると，IFN-γとケラチノサイト成長因子などのサイトカインが産生され，上皮細胞の損傷が保護される。樹状細胞（dendritic cells：DCs）は，外来病原体を効率よく認識し除去する免疫系の能力を有し，抗原を粘膜関連リンパ組織やリンパ節に輸送するほか，腸上皮間のタイトジャンクションを開いてサルモネラ菌と大腸菌を直接サンプリングし，食作用を発揮することができる[5]。DCsは定常状態では，CD4陽性T細胞の分化を促進や制御性T細胞（Tregs）を誘導し[6]，非古典的オートファジー経路を介してTregsを活性化することにより[7]，腸管の恒常性を制御する。サルモネラ菌由来のフラジェリンは，CCL20発現を特異的に増強し，DCの浸潤を誘導することが知られている。また炎症性ヘルパーT（Th）細胞は，宿主防御反応と組織炎症誘導時に，病原体を除去する自己免疫系として重要な役割を果たしており，Tregsは，免疫寛容と炎症の主要調節細胞である。したがって，

130　第7章　腸管免疫と健康・栄養

腸におけるTregsとTh細胞の調節不全は，炎症性腸疾患（inflammatory bowel disease：IBD）などの腸における自己免疫に密接に関係する。上皮細胞には，Toll様受容体（TLR）やヌクレオチド結合性多量体ドメイン（nucleotide-binding oligomerization domain：NOD）受容体など種々のパターン認識受容体（pattern-recognition receptors：PRRs）が発現し，微生物パターン分子の認識を通して，生体防御に深くかかわっている[8]。

（2）TLRによる病原体認識

　TLRは腸の上皮細胞で最初に病原体の存在を認識するPRRsである。TLR1，TLR2，TLR4，TLR5およびTLR6などは細胞膜に発現し，TLR3，TLR7，TLR8およびTLR9などは細胞内小胞に存在する[9]。TLRは脂質系を認識するTLR1，TLR2，TLR6などと，核酸系を認識するTLR3，TLR7，TLR8，TLR9などのサブファミリーに大別される。TLRファミリーのリガンド分子として，細菌由来のパターン分子が知られている。TLR2はペプチドグリカンやリポタンパク質，リポアラビノマンナン，リポテイコ酸および酵母由来ザイモサンなどの細菌の細胞壁構成成分を認識し，TLR3はウイルス由来二本鎖RNA，TLR4およびMD2複合体はリポ多糖（lipopolysaccharide：LPS）を，TLR5はフラジェリン，TLR7および8はウイルス由来一本鎖RNA，TLR11はいまのところマウスのみであるが，尿路疾患性細菌の認識に関与することが報告されている。また，TLR1，TLR6はTLR2と会合することでマイコプラズマのリポタンパク質リピドの微細構造を認識し，TLR9は細菌に特異的なCpGモチーフを持つ非メチル化DNAや乳酸菌由来のnon-CpGモチーフであるATモチーフを認識することが知られている。さらに，RP105はMD-1と複合体を形成し，TLR4と同様LPSの認識に関与する。TLRの活性化によって誘導される細胞性応答は，MyD88やTRIFのアダプター分子を含め異なるシグナル分子とカスケードによって媒介される。これにより，NF-κB転写因子やIRF3とともにMAPKシグナルが活性化され，炎症性サイトカイン関連遺伝子発現が誘導される。TLR活性化は，炎症性下痢を引き起こす病原体の感染過程とその

後の両方において重要な役割がある。例えば，腸チフス菌による感染では，TLR2とTLR4の活性化が病原体排除にとって重要であることが，それら受容体の欠損マウスによる実験から証明されている。TLRシグナルは，サルモネラ菌感染の蔓延を制限することができるが，これらの受容体はまた病原体によって悪用されることもある。例えば，TLR2とTLR4に加えてTLR9が欠損したマウスでは，サルモネラ菌に対する感受性がなくなるが，これらの３つのTLRは，サルモネラ菌の毒性因子産生のシグナルとして必要なマクロファージ液胞酸性化に関係している。このように，TLRの活性化は，病原体を排除するシグナルとして重要である一方，サルモネラ菌のように毒性因子の産生増強に利用される場合がある。TLRの活性化は，非侵入性細菌によっても利用され，感染初期で，TLR4を介する応答が結腸増殖を促進することから，低レベルの炎症が病原体にとって有利なことが考えられる。しかしながら，MyD88欠損マウスでは，野生型マウスに比べ，感染による細菌負担，菌血症，重篤な大腸炎や高い死亡率が認められることから，TLRシグナルは宿主にとって重要であると言える。TLR2やTLR4に加えて，TLR5は細菌由来のフラジェリンを認識することで，病原体の侵入に対する宿主反応において重要な役割を持つが，腸管においては，CD11c陽性の粘膜固有層樹状細胞と腸管上皮の基底外側領域に発現している。このようにTLRシグナルは，細菌感染後の腸管における防御と保護にとって重要である。カンピロバクター・ジェジュニのように，TLR5による認識を回避するフラジェリンの配列領域を有するものもあるが，一般的には，TLR2のようにサルモネラ菌のアミロイド構造を認識し，炎症応答誘導からバリアー機能を強化するといった防御機能が発揮される。著者らは，初生仔ブタ小腸より樹立したブタ腸管上皮（PIE）細胞におけるTLRファミリーの発現解析を行った結果[10]，ファミリーすべての発現が認められたが，なかでもTLR4やTLR3の発現が顕著であった（図7-2）ことから，幼若期の腸管では，特に病原細菌やウイルスに対する高認識により防御機能を強化しているものと考えられる。

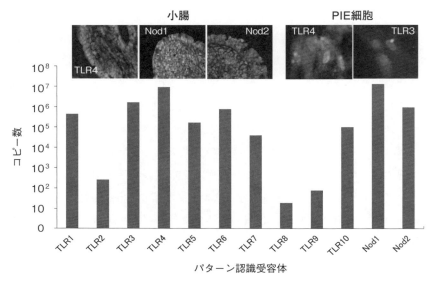

図7-2　PIE細胞におけるパターン認識受容体の発現

棒グラフは，各種パターン認識受容体の遺伝子のコピー数を示している．上の写真は，ブタ小腸およびPIE細胞におけるTLR4の発現を免疫染色で観察したもの．

(3) Nod様受容体による認識

　腸管感染症において活性化されるPRRsとして，TLRの他に細胞内Nod様受容体（NLRs）がある．NLRsは，N末端領域から以下の3つのサブファミリーに分類される．①CARD含有ヌクレオチド結合性多量体化ドメインタンパク質〔Nodタンパク質：例としてNOD1，NOD2とNLRC4（Nod, LRR, CARD-containing 4）〕，②Nod-，LRR-ピリンドメイン含有タンパク質（NLRP；別名NALP）ファミリー（例としてNLRP3），および，③BIR含有タンパク質（別名NAIPs）．Nod1とNod2は，受容体と相互作用するセリン/トレオニンキナーゼ（RICK；別名RIPK2またはRIP2）に作用し，NF-κBやMAPKシグナリングを誘導する．一方，NLRP3やNLRC4などのNLRタンパク質は，カスパーゼ1を活性化し炎症誘発性サイトカインIL-1βやIL-18のプロセシングと分泌を促進し，ピロトーシスと言われる細胞死にかかわる炎症を増強する．腸管において，

パネート細胞にはNod2の発現が認められ，上皮細胞にはNod1とNod2両方の発現が認められる。これらNod受容体は，ともにペプチドグリカンの断片を認識するが，Nod1は主としてグラム陰性菌に認められるγ-D-グルタミル-メソ-ジアミノピメリン酸（iE-DAP）を認識し，Nod2はグラム陽性および陰性菌由来のムラミルジペプチド（MDP）を認識する。Nod1とNod2はその後RICKと相互作用し，NF-κBを活性化する。これまでの研究により，NLRsには，炎症性下痢の制御と病因における役割があることが示されている。一例として，Nod2がマウスにおいて非侵入性細菌に対する宿主免疫応答に関与することが知られており，NF-κB活性化を誘導するNOD2-RICK-TRAF6複合体によるNodシグナリングに対するカスパーゼ12の関与が示唆されているが，このような宿主応答については，腸内細菌叢の違いにより異なることも考えられる。Nod1およびNod2は，サルモネラ菌や赤痢菌に対する応答にも関与しており，菌由来のSipAやSopEなどのエフェクター分子がNod1およびNod2シグナリングを活性化し，RICKを介したNF-κB活性化から腸管炎症性を誘導することがわかっている。腸管においてNod1およびNod2はまた，非侵入性細菌やサルモネラ菌の感染後，Th17細胞の初期応答を活性化する重要な役割もある。腸管感染応答に関して，Nod受容体の他に，インフラマソームのNLRP3やNLRC4の関与も知られている。NLRP3の詳細な認識リガンドは明らかにされていないが，NALC4は，フラジェリンを認識するものと示唆され，腸管において，感染制御にはNLRP3-NLRC4-IL1β-IL-18軸が重要と考えられている。最近の研究により，腸管上皮細胞の内外において，インフラマソームが病原体により活性化され，IL-18の分泌を促進しピロトーシスの誘導やサルモネラ菌や腸管病原性大腸菌などの侵入性病原体に対する防御を強化することがわかった。さらにNLRP6が杯細胞からの粘液の産生を促進し，病原体侵入による感染に対する防御に関与することもわかった[11]。宿主は，受容体による病原体認識後，感染防御機能を発揮することになるが，その戦略としてサイトカインなどの液性因子を介する免疫細胞の動員や活性化が知られている。

（4）病原体に対する免疫応答

　腸管における宿主免疫応答において，TLRsやNLRsによる病原体認識により細胞内シグナル経路が活性化されてさまざまな炎症性サイトカインが産生され，宿主粘膜応答を制御しているが，近年のTh17細胞や自然免疫リンパ球の発見によってIL-23-Th17細胞軸やIL-22を介する感染防御機構が注目されるようになった。IL-23は，腸管における病原体感染で樹状細胞や他の単核球から産生され，IL-23受容体を発現するTh17細胞，NKT細胞，$\gamma\delta$T細胞や自然免疫細胞を活性化し，IL-17とIL-22といった特徴的なサイトカインを誘導し，病原体に対する粘膜応答を制御する。Th17細胞によるIL-17産生には，Nod1やNod2シグナルの活性化が関与している。IL-17受容体の欠損によりサルモネラ菌や非侵入性細菌感染の悪化がみられることから，IL-17の感染防御における重要性が考えられる。IL-17は，好中球の動員に必要なCXCケモカインの発現などの炎症応答を増強し，IL-22とともにディフェンシンを初めとする抗菌性タンパク質の産生を促進する。これらの機能の程度は病原体の種類によって異なるが，腸管バリアー機能を増強する点で宿主に対して有益なものである。細菌感染に対する宿主生体防御においてTh17型記憶応答の存在は大きいことから，そのリコール応答機構の詳細に関する解明が待たれる。IL-22は，組織修復や腸管上皮細胞からの抗菌性タンパク質の産生に関与することが知られているが，感染初期にはILC 3 などの自然免疫リンパ球から産生され，その後はCD4陽性*T細胞から産生される。IL-22により誘導された抗菌性タンパク質は，REG3γ，リポカリン2やカルプロテクチンを誘導し，主としてグラム陽性菌の直接の殺菌や金属イオンの減少を介する間接的な静菌に関与する。また，IL-22はα1，2フコース転移酵素を誘導し，腸内常在菌へのフコースの供給に貢献することで，腸球菌の制御に影響する。一方で，IL-23-Th17細胞軸や特に腸管における抗菌性応答により，炎症が進んだ腸管において侵入性病原体が生残し，腸内細菌に打ち勝つといった戦略にも利用されうる。

　TL-17は，腸管においてCXCケモカインを誘導することで好中球を動員し，

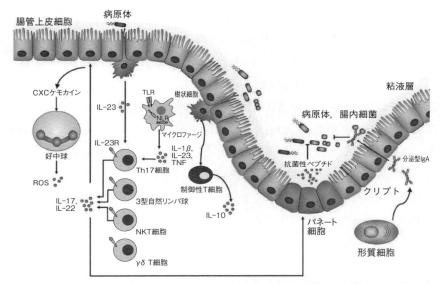

図7-3 腸管における病原体および常在菌に対する粘膜免疫の概要（文献[27]より一部改変）

結果として炎症性下痢も起こる。好中球は食作用を有し，ROS産生やNETsや抗菌ペプチドを分泌することが知られており，また最近の研究からIFN-γ，IL-17やIL-22などのTh1やTh17型サイトカインの重要な産生源であることがわかったことから，病原体に対する宿主応答に重要と考えられる。このように好中球は，病原体の感染増殖抑制において重要な役割を演じているが，一方で腸炎においては，病態と組織損傷にも関与することから，その制御が必要となる。

分泌型IgA（sIgA）は，病原体の表層分子への結合から粘膜への接着を阻害することや産生毒素の中和により生体防御に関与する。また最近の研究からIgAを産生する形質細胞は，TNFやiNOSを産生することで，腸内細菌の多様性維持や非侵入性細菌の排除など，腸管における恒常性維持に関与することが示唆されている[12]。

以上のように，腸管は病原体感染から宿主を防御しながら腸内常在菌に対す

136　第7章　腸管免疫と健康・栄養

る応答を通して恒常性を維持している（図7-3）。それらの詳細な機構は，これまで特にげっ歯類を用いた研究により明らかにされてきたが，実際のヒトにおける詳細な感染防御機構については，十分な知見が得られていない。また，感染防御における個体差の要因について，今後，遺伝的要因や腸内細菌叢の多様性に着目しながら，病原細菌の新たなターゲット分子の探索とそれらの感染防御への応用，粘膜免疫の増強あるいは腸内細菌叢の制御による病原細菌感染の防御などにおいてさらにアイデアを創出し，研究を推進する必要がある。著者らは，ヒトモデルとして有望なブタに着目し，ブタ腸管上皮細胞を用いた感染免疫評価系を構築し，プロバイオティクスのなかでも特に粘膜免疫を介して宿主に有益な効果をもたらすイムノバイオティクスの有用性について評価している（後述）。

3．腸管免疫における栄養，腸内細菌およびその代謝産物の影響

　食事や栄養状態が腸内細菌叢や自然および獲得免疫に与える影響を理解することは，食生活から腸管を介した健康維持・増進を考えるうえでたいへん有意義である。

　食の機能には栄養機能（一次機能），味覚・嗅覚応答機能（二次機能）に加えて生体調節機能（三次機能）が知られている。近年，健康志向の高まりから，特に食品やその成分が有する三次機能性に関する研究が盛んに行われるようになった。食品由来の栄養成分は主として小腸より吸収され一次機能を発揮するが，同時に，生理機能性成分（栄養成分として知られるものもある）も腸管において接触あるいは体内に取り込まれる機会が増え，なかには腸管免疫調節機能性を発揮するものもある。それらタンパク質，糖質，脂質の単体あるいは複合体は，消化管において種々の酵素や微生物による分解や修飾を受け，成分によっては，摂取時の成分とは異なる構成や構造に変化しながら活性発現に関与するものと考えられる。したがって，食から得られる栄養と腸管免疫との関連を考える場合，食の量や質の影響はもちろんのこと，腸内細菌叢などの腸内環

３．腸管免疫における栄養，腸内細菌およびその代謝産物の影響　137

境の多様性との関係についても着目する必要がある。そもそも哺乳類は，生後
母乳を摂取して栄養成分を吸収するとともに，感染症などに対する防御因子や
免疫賦活因子を同時に得ていることを考えれば，子が最初に口にする食として
の乳から，栄養と免疫との深い関係が開始されると言える。栄養代謝と免疫シ
ステムとの関連は，内分泌シグナリングから免疫細胞による栄養成分の直接的
な検知に至るまで幅広い状況で起こると考えられる。例えば食欲を調節する多
機能性サイトカインとしてのレプチンは，食により働く因子であるが，制御性
Ｔ細胞の増殖を抑え，Th2細胞からTh1細胞の優位性を高めることが知られて
いる。また，糖，タンパク質，脂肪，ナトリウムやカルシウムといった多量栄
養素は，生体における防御免疫機能を維持するうえで必要とされている。例と
してブドウ糖摂取の不足により，Ｔ細胞の増殖やサイトカイン産生機能が低下
し，トリプトファン，グルタミン，アルギニンやシステインなどのアミノ酸の
不足によっても免疫機能が低下する。食品に含まれる成分のなかには，植物性
多糖のようにヒトの生体が有する酵素では分解できないものもあるが，それら
は，腸内細菌が有する酵素によって分解し利用され，最終産物として短鎖脂肪
酸が生成する。短鎖脂肪酸は，宿主のエネルギー源となると同時に，宿主免疫
応答に有益な効果を発揮する。例えば酪酸は，Th細胞からのサイトカイン産
生を制御し，腸管上皮バリアーを増強して異常炎症応答を調節する。また，腸
内細菌によって生成する酢酸は，Ｇタンパク質共役型受容体43を介して腸管炎
症を制御することや，病原性大腸菌Ｏ157に対して，腸管における免疫と上皮
バリアー機能の増強を介して感染防御に寄与することが知られている[13]。微生
物パターン分子を認識するTLRのなかで，TLR4は遊離飽和脂肪酸を認識する
ことが知られている[14]が，その他栄養素やその代謝産物に関連した免疫セン
サーとして，セリン・トレオニンキナーゼの一種であるmTOR，二本鎖RNA
依存性プロテインキナーゼ（PRK），ダイオキシン受容体として知られる芳香
族炭化水素受容体（AhR）やペルオキシソーム増殖剤活性化受容体（PPAR）
や肝臓Ｘ受容体（LXR）などの核内ホルモン受容体がある。それらの受容体シ
グナリングは，樹状細胞の分化と活性化，制御性Ｔ細胞増殖の制御，Th1，

138　第7章　腸管免疫と健康・栄養

Th2やTh17細胞の分化亢進を含めたT細胞機能制御など，自然および獲得免疫に影響を与える。例えばAhRは，Th17や制御性T細胞の分化やエフェクター活性を亢進するとともに，樹状細胞の分化に影響する。これらのことは，摂取される栄養素の量や質によって，腸管やそれを介する免疫応答が異なることを意味している。今後，有用な*in vitro*および*in vivo*評価系の確立により，栄養素や代謝産物の局所免疫調節における重要性や，腸内微生物由来代謝産物の免疫細胞受容体に対するアゴニストやアンタゴニストとしての機能などの詳細解明が進めば，腸内細菌を主体として宿主が産生する代謝産物を，いわゆる新たな"機能食"として位置づけられるかもしれない。

　腸内細菌はまた，ビタミンB$_3$（ナイアシン），B$_5$（パントテン酸），B$_{12}$やビオチンなどの種々のビタミン産生にかかわっており，宿主におけるDNAメチル化や免疫調節に関与する。また，ビタミンA，D，Eや亜鉛の欠乏は，T細胞応答などの免疫機能に悪影響を及ぼすが，腸内細菌によるこれらビタミンの生合成や代謝における役割については情報が乏しい。ビタミンAについては，Th17細胞やセグメント細菌との関連から，免疫細胞に対する直接作用や腸内細菌叢の制御を介する免疫応答修飾が示唆されている。

　近年，肥満の制御について腸内細菌との関連が指摘され[15, 16]，メタボリックシンドロームと栄養-腸内細菌叢-免疫との関係について注目されるようになった。そのメカニズムについては，炎症シグナルとインスリンシグナルとの関連が指摘されているが，摂食量増加と関連した詳細な解明が待たれる。これまでの知見によると，肥満状態では，TNF-αやCCL2といったサイトカインやケモカインを発現するマクロファージ，CD8陽性T細胞やCD4陽性T細胞の脂肪組織への浸潤がみられ，肥満と炎症との関連が指摘されており，代謝機能障害に関連する炎症免疫応答の制御に寄与する特徴的な腸内細菌叢の存在も考えられる。さらに高脂肪食では腸内細菌叢が変化し，腸管バリアー機能の低下から，微生物やその抗原の移行が亢進することで血清LPS濃度が上昇し，炎症性免疫が刺激されるとともにインスリン抵抗性が亢進するものと一部理解されている。したがって，粘膜バリアー機能が健常な状態と機能不全状態における腸内

細菌叢の違いとその関連性についてさらに解明する必要がある。一方，栄養不足による腸管免疫系への影響も考えられるが，栄養失調の母から子への母乳を考えた場合，栄養成分の変化とともに腸内細菌叢の変化が大きく影響するものと推察される。その他，腸内細菌が関連する代謝産物と健康に関する詳しい情報については，第6章を参照されたい。

4．イムノバイオティクスによる腸管免疫調節

　プロバイオティクスは，「腸内細菌叢のバランスを改善することにより宿主に有益な作用をもたらす生きた微生物」として定義され[17]，現在では「十分な量を摂取した時に　有益な効果がある生きた微生物とそれを含む食品」と修正されている。プロバイオティクスのなかでも，特に粘膜免疫を介して宿主に有益な効果を示すものはイムノバイオティクスと定義[19]され，イムノバイオティクスやそれが有する活性因子（イムノジェニクスと命名）の腸管免疫系における効果検証が検討されている[20]。著者らは，ヒトモデルとして有望なブタを中心として，イムノバイオティクスやイムノジェニクスの腸管免疫調節機構について追究している。特にPIE細胞を用い，PRRsを介する病原体に対する炎症免疫調節や感染防御免疫機能性に関する研究を進めている[20, 21]。これまでの著者らの研究により，イムノバイオティクスやイムノジェニクスが，腸管上皮細胞において，TLRsを介してTLRネガティブレギュレーターなどの細胞内シグナル調節因子を活性化することにより病原体によるTLRシグナルの調節を行うこと，また腸管M細胞を介するか，あるいは直接CD172a$^+$抗原提示細胞に取り込まれ，IL-10やTGF-βなどの免疫抑制性サイトカインの発現を増強することで，炎症を調節することが示唆された。その他，イムノバイオティクスは，CD172a$^-$CD11R1^{low}細胞に直接作用し，IFN-γ産生増強によるTh1応答の増強に寄与することもわかった。それらの能力により，病原体による腸管炎症性損傷を抑制すると同時に免疫増強に寄与し，腸管における感染防御免疫の調節から恒常性維持に貢献できると考えられる。また，イムノバイオティクスは，腸

140　第7章　腸管免疫と健康・栄養

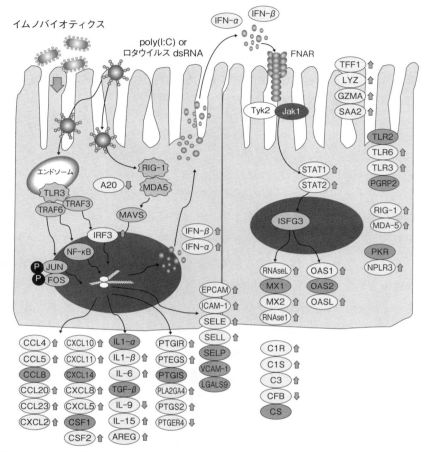

図7-4　PIE細胞におけるイムノバイオティクスによる二本鎖RNA刺激に対する免疫調節機構（文献[24]より一部改変）

管上皮細胞や免疫細胞においてIFNや炎症シグナル伝達の調節を通してロタウイルス感染に対する予防や治療に貢献することが期待される[22]。イムノバイオティクスと腸管自然免疫システム間の分子クロストークの詳細をさらに解明することで，ウイルスに対する腸管免疫応答の亢進にかかわる有用微生物の認識シグナルの全貌が明らかになるかもしれない。この新たな分子情報から，イムノバイオティクスの，ロタウイルスに起因する疾病の予防や改善に貢献する機

能性食品あるいは薬への応用が大いに期待される。イムノジェニクスには、菌体外多糖の他に細胞壁構成成分やDNA[19]、RNA[23]といった核酸成分も知られており、それらのTLR9やTLR3を介する免疫調節機能性や活性配列の選抜・評価系の構築を通して、詳細な分子免疫調節機構の解明が可能になった。著者らは、イムノバイオティクスやイムノジェニクスが発揮する腸管免疫調節機構について網羅的に解析するため、ポストゲノムとしてのマイクロアレイ解析を行ったが、これにより多くの関連する免疫因子を一度に解析することが可能となった（図7-4）[22, 24]。今後、"イムノバイオゲノミクス"を基盤とするオミックス研究をさらに進展させることにより、イムノバイオティクスの腸管免疫機能特性（図7-5）を生かした効果的な活用法が見いだせるものと期待される。

5. おわりに

本章ではいくつかの優れた総説を基礎として、最近報告された著者らの研究成果を含めてまとめた。したがって、さらに詳細な情報については、それらの

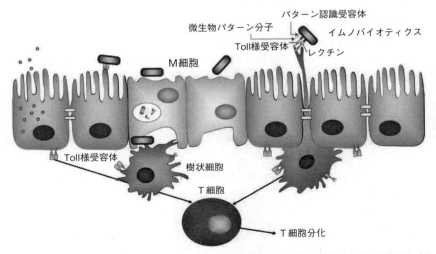

図7-5 イムノバイオティクスの腸管上皮細胞および樹状細胞との相互作用（文献[28]より一部改変）

142 第7章 腸管免疫と健康・栄養

総説[25-30]や著者らの報告を参照されたい。最近になって，ゲノミクス，プロテ
オミクスやメタボロミクスなど種々の網羅的なオミックス研究の急速な進展も
あって，腸内フローラと健康との関係がますます注目されるようになり，健康
は腸管によって制御されるという考えが定着しつつある。腸管と粘膜組織間に
おける情報伝達から免疫制御に至る機構のみならず，脳—腸相関や，腸と遠位
臓器間における免疫ネットワークの存在も明らかにされつつある。今後，腸管
免疫機構のさらなる解明から生体における複雑な免疫ネットワークの全貌が明
らかになり，ヒトや動物の健康維持・増進に寄与する新たなアイデアが創出さ
れるものと信じている。

文　献

1) Ayabe T., Ashida T., Kohgo Y. et al.：The role of paneth cells and theirantimicrobial peptides in innate host defense. Trends Microbiol, 2004；12；394-398.

2) van Es J.H., Jay P., Gregorieff A. et al.：Wntsignalling induces maturation of paneth cells in intestinal crypts. Nat Cell Biol, 2005；7；381-386.

3) Zenewicz L.A., Yancopoulos G.D., Valenzuela D.M.et al.：Innate and adaptive interleukin-22 protects mice from inflammatory bowel disease. Immunity, 2008；29；947-957.

4) Mukherjee S., Zheng H., Derebe M.G. et al.：Antibacterial membrane attack by a pore-forming intestinal c-type lectin. Nature, 2014；505；103-107.

5) Rescigno M., Urbano M., Valzasina B. et al.：Dendritic cells express tight junction proteins and penetrate gut epithelialmonolayers to sample bacteria. Nat Immunol, 2001；2；361-367.

6) Colombo B.M., Scalvenzi T., Benlamara S. et al.：Microbiota and mucosalimmunity in amphibians. Front Immunol, 2015；6；111.

7) Chu H., Khosravi A., Kusumawardhani I.P. et al.：Gene-microbiota interactions contribute to the pathogenesis ofinflammatory bowel disease. Science, 2016；352；1116-1120.

8) Akira S., Takeda K. and Kaisho T.：Toll-like receptors：critical proteins linking innate and acquired immunity. Nat Immunol, 2001；2；675-680.

9) Gay N.J., Symmons M.F. and Gangloff M.：Assembly and localization of Toll-

like receptor signalling complexes. Nat Rev Immunol, 2014 ; 14 ; 546-558.

10) Moue M., Tohno M., Shimazu T.et al. : Toll-like receptor 4 and cytokine expression involved in functional immune response in an originally established porcine intestinal epitheliocyte cell line. BBA-Gen Sub, 2008 ; 1780 ; 134-144.

11) Wlodarska M., Thaiss C.A., Nowarski R. et al. : NLRP6 inflammasome orchestrates the colonic host-microbial interface by regulating goblet cell mucus secretion. Cell, 2014 ; 156 ; 1045-1059.

12) Fritz J.H., Rojas O.L., Simard N. et al. : Acquisition of a multifunctional IgA$^+$ plasma cell phenotype in the gut. Nature, 2012 ; 481 ; 199-203.

13) Fukuda S., Toh H., Hase K. et al. : Bifidobacteria can protect from enteropathogenic infection through production of acetate. Nature, 2011 ; 469 ; 543-547.

14) Nguyen M. T., Favelyukis S., Nguyen A. K. et al. : A subpopulation of macrophages infiltrates hypertrophic adipose tissue and is activated by free fatty acids via Toll-like receptors 2 and 4 and JNK-dependent pathways. J Biol Chem, 2007 ; 282 ; 35279-35292.

15) Turnbaugh P. J., Ley R. E., Mahowald M. A. et al. : An obesity-associated gut microbiome with increased capacity for energy harvest. Nature, 2006 ; 444 ; 1027-1031.

16) Turnbaugh P. J., Hamady M., Yatsunenko T. et al. : A core gut microbiome in obese and lean twins. Nature, 2009 ; 457 ; 480-484.

17) Fuller R. : Probiotics in man and animals. JAppl Bacteriol, 1989 ; 66 ; 365-378.

18) Clancy R. : Immunobiotics and the probiotic evolution. FEMS Immunol Med Microbiol, 2003 ; 38 ; 9-12.

19) Kitazawa H., Villena J. and Alvarez S.(ed.) : Probiotics : Immunobiotics and Immunogenics. CRC Press, 2013.

20) Villena J. and Kitazawa H. : Modulation of intestinal TLR4-inflammatory signaling pathways by probiotic microorganisms : lessons learned from *Lactobacillus jensenii* TL2937. Front Immunol, 2014 ; 4 (512) ; 1-12.

21) Villena J., Vizoso-Pinto M. G. and Kitazawa H. : Intestinal innate antiviral immunity and immunobiotics : Beneficial effects against rotavirus infection. Front Immunol, 2016 ; 7 (563) ; 1-10.

22) Kobayashi H., Albarracin L., Sato N. et al. : Modulation of porcine intestinal epi theliocytesimmunetranscriptome response by Lactobacillus jensenii TL2937.

144 第7章 腸管免疫と健康・栄養

Benef Microbes, 2016；7；769-782.

23) Kawashima T., Kosaka A., Yan H. et al.：Double-stranded RNA of intestinal commensal but not pathogenic bacteria triggers production of protective interferon-β.Immunity, 2013；38；1187-1197.

24) Albarracin L., Kobayashi H., Iida H. et al.：Transcriptomic analysis of the innate antiviral immune response in Porcine intestinal epithelial cells：influence of immunobiotic lactobacilli. Front Immunol, 2017；8 (57)；1-15.

25) Kau A.L., Ahern P.P., Griffin N.W. et al.：Human nutrition, the gut microbiome and the immune system. Nature, 2011；474；327-336.

26) Renz H., Brandtzaeg P. and Hornef M.：The impact of perinatal immune development on mucosal homeostasis and chronic inflammation. Nat Rev Immunol, 2012；12；9-23.

27) Perez-Lopez A., Behnsen J., Nuccio S.P. et al.：Mucosal immunity to pathogenic intestinal bacteria. Nat Rev Immunol, 2016；16；135-148.

28) Lebeer S., Vanderleyden J. and De Keersmaecker S.C.J.：Host interactions of probiotic bacterial surface molecules：comparison with commensals and pathogens. Nat Rev Microbiol, 2010；8；171-184.

29) Rooks M.G. and Garrett W.S.：Gut microbiota, metabolites and host immunity. Nat Rev Immunol, 2016；16；341-352.

30) Levy M., Kolodziejczyk A.A., Thaiss C.A. et al.：Dysbiosis and the immune system. Nat Rev Immunol, 2017；17；219-232.

第8章　消化管ホルモン，代謝疾患との関連

改元　　香[*1]，安宅弘司[*2]，乾　　明夫[*2]

1．はじめに

　消化管は食物の消化や栄養素の吸収に重要な場であり，そこに存在するホル
モンは消化管機能のみならず，摂食行動や体重調節にも極めて重要な役割を果
たしている。この60年間の日本人の肥満者数（体格指数25以上の者）は右肩上
がりになっており，肥満症や肥満に伴う糖尿病，高血圧症および脂質代謝異常
などを合併する内臓脂肪症候群（メタボリックシンドローム）の増加が大きな問
題となっている。一方，女性のやせや摂食障害，高齢者の低栄養やそれに伴う
フレイルなどの増加も問題となっており，摂食行動や体重調節機構にかかわる
代謝疾患の発症機序の解明は急務である。本章では，摂食調節機構について概
説するとともに，消化管ホルモンのさまざまな機能と代謝疾患の関係について
述べる。

2．消化管ホルモン（図8-1）

　"ホルモン"が提唱されたのは20世紀初頭であり，消化管ホルモンのひとつ
であるセクレチンが，イギリスの生理学者Starlingにより発見されたことが始
まりである。消化管ホルモンの主な作用は食物の消化や栄養素の吸収である
が，消化管に存在する末梢神経系や分泌されるホルモンと中枢神経系のクロス
トークにより，摂食調節や消化管運動，糖代謝，免疫および生態行動調節など

＊1 鹿児島女子短期大学，＊2 鹿児島大学大学院医歯学総合研究科

146　第8章　消化管ホルモン，代謝疾患との関連

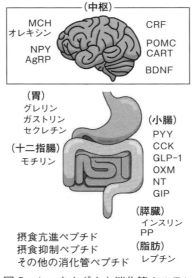

図8-1　さまざまな消化管ホルモン

多彩な作用を発現することが知られている。

(1) 消化管ホルモンを含む摂食調節機構

　ヒトは長い歴史の進化のなかで，飢餓と闘いながら生き残るために食べてきた。このことから，ヒトや動物の摂食・体重調節が肥満の制御ではなく，飢えに対する応答が優先されてきたという考え，倹約遺伝子仮説を説明することができる。このように摂取した食物をいかに効率よくエネルギーとして蓄積し，常に飢えに直面した状態で生き残るために，その蓄えに応じて摂食行動を促進，あるいは抑制する調節機構が構築されていったと考えられる。この摂食調節機構は長い間覆い隠されたままであったが，1994年のレプチン発見以来，摂食・体重調節に関する研究は大きな進歩を遂げた。さらに1999年に胃から分泌されるグレリンが発見され，空腹時に起こる末梢から中枢への摂食調節機構の存在が明らかになった。末梢性摂食調節因子には，長期的摂食調節因子と短期的摂食調節因子が存在する。長期的調節因子は，インスリンやレプチンなどであり，体重や体脂肪量を維持するために重要である。短期的摂食調節因子とし

ては，消化管ホルモンであるコレシストキニン（cholecystokinin：CCK）やペプチドYY（peptide YY：PYY），グルカゴン様ペプチド-1（glucagon-like peptide-1：GLP-1），グレリンなどであり，空腹や満腹であるという情報を中枢神経系に伝えている。消化管ホルモンをはじめとする末梢から分泌されるホルモンは，血流や迷走神経を介して脳へ移行し，視床下部弓状核に存在する摂食促進系であるニューロペプチドY/アグーチ関連ペプチド（neuropeptide Y/agouti-related proteinneuropeptide：NPY/AgRP）ニューロンや摂食抑制系であるプロオピオメラノコルチン/コカイン-アンフェタミン調節転写産物（pro-opiomelanocortin/cocaine-and amphetamine-regulated transcript：POMC/CART）ニューロンにそれぞれ作用し，ニューロンを活性化または抑制することで摂食行動を制御している。

（2）　消化管ホルモンとその機能

1）ガストリン（gastrin）

　ガストリンは1905年にセクレチンに次いで発見された消化管ホルモンであり，胃幽門前庭部のG細胞において産生・分泌される。pHの上昇やアミノ酸などの化学的刺激や胃壁の伸展（平滑筋弛緩）や胃内圧の上昇などの機械的刺激により分泌され，末梢血中を循環し，胃壁細胞や胃体部のECL細胞に存在するCCK-B受容体に結合し，胃酸分泌を促進する[1]。また食物の味やにおいなどが中枢に伝えられ，迷走神経を介してガストリン放出ホルモンやアセチルコリンの刺激を受け，ガストリン分泌は促進される。ガストリンは胃酸分泌の調節のみならず，胃上皮において細胞増殖やアポトーシス，転移および浸潤などのいくつかの重要な細胞プロセスを調節している[2,3]。

2）セクレチン（secretin）

　セクレチンは27個のアミノ酸から成る最も歴史の古い消化管ホルモンであり，1902年にBaylissとStarlingにより発見・命名された。セクレチンは腸管内のpHが低下することで十二指腸粘膜のS細胞で産生・分泌され，胃壁細胞からの胃酸分泌を抑制させるとともに，腺房中心細胞および膵臓の介在部導管か

らの重炭酸塩の産生を刺激する。また，幽門部括約筋を収縮させ，胃排出能低下作用を持つ。また，神経ペプチドとして中枢神経系で作用することも認められている[4]。

3）グレリン（ghrelin）

グレリンは主に胃のP/D1型細胞（ヒト），X/A-like細胞（げっ歯類）で産生・分泌される28個のアミノ酸より成るホルモンで，3番目のセリンがオクタン酸によってアシル化されており，アシル化されていないグレリンはデスアシルグレリンと呼ばれる[5]。近位部P/D1型細胞の大部分は閉鎖型であり，胃内容物によって直接調節されないが，十二指腸および空腸におけるグレリン産生細胞は開放型である[6]。グレリンの血中濃度は空腹時に上昇し食欲が促進され，摂食後に急速に低下する。また自発的に食事を開始する前に増加し，エネルギー摂取量に比例して急速に低下することも明らかである[7,8]。グレリン受容体（GHS-R1a）は脳，心筋層，胃，小腸および膵臓など全身の組織に発現しており，脳では視床下部，側坐核，腹側被蓋野，扁桃体および海馬に存在している。胃から分泌されたグレリンは，迷走神経を介して視床下部弓状核のNPY/AgRPを活性化させ，POMC/CARTの活性を抑制することで強力な摂食亢進作用を示す。その他の作用としては，成長ホルモン分泌促進や消化管運動促進，胃酸分泌促進，抗炎症および心拍出増加などさまざまな作用が明らかになっており，最近では老化抑制作用や性行動亢進作用も作用なども報告されている[9,10]。

4）ペプチドYY（peptide YY：PYY）

PYYは，NPYや膵臓ポリペプチド（pancreatic polypeptide：PP）とともにPPファミリーペプチドに属し，Gタンパク質共役型受容体（GPCR）スーパーファミリーに属するY受容体を介してその作用を媒介する。PYYは36個のアミノ酸より成るペプチド（PYY1-36）であり，N末端からdipeptidyl-peptidase 4（DPP-4）によって2残基が切断されたPYY3-36が血中には多く存在している。主要な発現・産生部位は，小腸上皮のL細胞であり，GLP-1と共存しており，脂肪酸などの栄養素の刺激により産生・分泌される。血液-脳関門を通

過し，視床下部弓状核に存在するシナプス前のＹ２受容体を介して摂食抑制作用を示す。Ｙ２受容体アゴニストであるPYY 1 -36は，食事エネルギーに比例して食後分泌される，また一部は迷走神経を介し，NPYニューロン活性を抑制し，視床下部のNPYの発現を減少させPOMC/CARTニューロンを活性化させて，摂食抑制作用を示していることが考えられている[11]。

5）コレシストキニン（cholecystokinin：CCK）

CCKは，30年以上前に摂食抑制作用を有することが明らかになった最初の消化管ホルモンである。食後，脂肪酸やアミノ酸などの栄養素の刺激により上部小腸のⅠ細胞で産生・分泌され膵臓および胆嚢に作用し，リパーゼの放出を刺激する。また，胆嚢収縮や胃排出能抑制，胃酸分泌抑制，幽門括約筋収縮などの作用も有する。CCKの受容体はCCK 1（あるいはCCKA）受容体とCCK 2（あるいはCCKB）受容体の２つが存在し，CCK 1 受容体は膵臓や迷走神経求心路，腸ニューロンに存在するとともに，延髄孤束核や視床下部背内側核，最後野など中枢神経系に広く発現している。主に迷走神経求心路で産生されるCCK 1 受容体を介して摂食抑制作用を示す。摂食量の増加はCCK 1 受容体アンタゴニストの投与により減少する[12]。また，末梢のCCKは血液-脳関門を通過して脳へ移行して作用する。

6）モチリン（motilin）

モチリンは，1973年にBrownらにより発見された22個のアミノ酸より成る消化管ホルモンである。その後，伊藤らによるさらなる研究の結果，外因性のモチリン投与が空腹期伝播収縮運動（migrating motor complex：MMC）の第Ⅲ相の強収縮を誘発していることが明らかになった[13]。MMCは消化管の腸内細菌や食物残渣を押し流して掃除し，食物が次にいつ来てもよいように準備するハウスキーパーとしての役割を果たしている。モチリンは十二指腸や上部空腸から約100分間隔で分泌され，摂食によりその分泌は止まる。モチリンのアゴニストであるエリスロマイシンの判明から，消化管の蠕動運動を促進する消化管機能調節剤としての役割が期待されている。

150　第8章　消化管ホルモン，代謝疾患との関連

7）グルカゴン様ペプチド1（glucagon-like peptide-1：GLP-1）

GLP-1は，インスリン分泌を促進する強力なインクレチンファミリーのひとつであり，主に小腸のL細胞および脳幹内に発現しており，L細胞由来のGLP-1はGLP-1$_{1-37}$およびGLP-1$_{1-36}$アミドとして合成される。これらはN末端切断を受け，膵β細胞に発現しているGLP-1受容体（GLP-1R）に結合し，活性型のGLP-1$_{7-37}$およびGLP-1$_{7-36}$アミドを生成する。栄養素摂取に応答して血中GLP-1濃度は急速に上昇し，活性型のGLP-1の血中半減期は2分と非常に短く，全身に発現しているDPP-4によりN末端の2残基が切断され，不活性型のGLP-1$_{9-37}$およびGLP-1$_{9-36}$アミドとなる。GLP-1は，炭水化物や脂質などの栄養素を摂取することで消化管のL細胞から分泌され，膵β細胞に存在するGLP-1Rに結合し，インスリン分泌を促進する。GLP-1はインクレチン作用のみならず，摂食抑制作用や胃排出能抑制作用などの機能を持つ。摂食抑制作用は，延髄孤束核で産生されたGLP-1が視床下部室傍核に存在するGLP-1Rを介してその作用を呈することが明らかである[12, 14]。また，GLP-1投与は2型糖尿病の血糖値を正常化する効果も報告されている[12]。

8）オキシントモジュリン（oxyntomodulin：OXM）

OXMは37個のアミノ酸から成り，N末端にグルカゴン構造を持つ消化管ホルモンである。GLP-1同様に腸管のL細胞に存在するプログルカゴン遺伝子から産生され，食事に応答して分泌されるが，エネルギー摂取量に比例して分泌量は増減する[12]。またその分泌は，夜にピークレベルに達し，早朝に最も低下して日内変動を示すことが報告されている[15]。OXMの作用としては，摂食抑制作用や胃排出能抑制作用，胃酸分泌抑制作用などの報告があるが，作用機序はまだ十分ではない。OXMはGLP-1Rに対してGLP1よりも低い親和性を有しており，摂食に対する作用はGLP-1Rを介していることが示唆されている。また健常人に対するOXMの投与は，空腹感および摂食を低下させ，その効果は摂食後12時間続くことが報告されている[16]。マウスにおけるOXMの外因性投与は，体重減少およびエネルギー消費量増加，グルコース誘発性インスリン分泌の増加をもたらすことが報告されている[17, 18]。OXMに対する特異的

な受容体はまだ同定されておらず，OXMはGLP-1Rノックアウトマウスにおいてインスリン分泌を増加させる機能に欠けているため，OXMのこの機能はGLP-1Rに対する作用に起因することが考えられている。ヒトにおけるOXMの皮下投与は，エネルギー消費量を増加させ，摂食を抑制することで体重が減少することが報告されている[19, 20]。

9）ニューロテンシン（neurotensin：NT）

ニューロテンシンは，1973年にウシ視床下部および消化管から最初に単離された13個のアミノ酸から成る消化管ホルモンである。発現部位としては，胃腸内分泌細胞および中枢神経系であり，消化管では食後N細胞より空腸内に分泌され，特に脂質を多く含む食事ではその分泌は促進される。また，消化管運動や膵液および胆汁分泌調節，脂肪の取込みを促進し，インクレチンとして作用する。循環血液中のNTは約30秒という非常に短い半減期を有する。中枢においては，感覚および運動機能，温度調節，下垂体の神経内分泌制御，血流や血圧の制御などに影響を及ぼす[21]。NTのこれらの機能は，末梢および中枢神経系に存在するNT受容体（neurotensin receptor：NTR）1，NTR2およびNTR3を介して作用している。NTの中枢神経系への投与は，NTRを介して摂食を抑制させ，ドーパミン作動系およびレプチンと相互作用する報酬系を制御することに関与している[22]。NTの末梢投与は，摂食の一時的な減少を引き起こし，NTR1拮抗薬によって阻害される。消化管NTは，PYYおよびGLP-1と共発現するだけではなく，胆汁酸を含む広範な刺激に応答して共分泌されることも明らかになっている[23]。さらにNTは，末梢投与された場合，GLP-1およびPYYと相乗的に作用することが示されている。

（3）　その他のホルモンとその機能

1）インスリン（insulin）

インスリンは食後の血糖上昇に反応して，膵臓のβ細胞から分泌されるグルコースを細胞内に取り込む際に欠かせないホルモンである。中枢神経系に存在するPOMCニューロンからalpha-melanocyte-stimulating hormone（α

-MSH）を放出し，視床下部のNPY/AgRPニューロン活性を抑制することで摂食量を減少させ，結果的に体重が減少する[12]。NPYおよびメラノコルチンシステムは，インスリンの摂食および体重調節の重要な下流メディエーターであることが示唆される。摂食促進系の神経ペプチドであるメラニン凝集ホルモン（melanin-concentrating hormone：MCH）やオレキシンの発現調節を担っている転写因子，Foxa 2 の活性をインスリンが阻害することによる摂食抑制機構も明らかになっている[24]。

2）膵ペプチド（pancreatic polypeptide：PP）

PPはPYYおよびNPYを含むPPペプチドファミリーのひとつである。PPは膵臓のランゲルハンス島から分泌され，胃排出遅延，膵外分泌抑制および胆嚢収縮阻害作用を示す[3]。PPの血中濃度は食後すぐに上昇し，その後 6 時間ほどをかけて再び上昇するII相性で，トータルの放出量は摂取エネルギー量に比例しているが，第 I 相の上昇は連続した食事により増加する[12]。また神経性食欲不振症患者のPP血中濃度は高く，肥満者では低く，第II相の放出も少ないことも報告されている[12]。PPの主な作用としては，胃酸分泌促進や膵外分泌抑制，消化管運動調節の他，摂食抑制作用も有する。PPはY 4 受容体と高い親和性を持ち，げっ歯類におけるPPの末梢投与は，摂食を抑制し，エネルギー消費量を増加させ，体重は減少する。一方，PPの中枢投与は摂食を促進させることが報告されており，この機序はまだ解明されていない[12]。

3）レプチン（leptin）

レプチンは1994年に発見された脂肪細胞より産生・分泌されるホルモンで，摂食抑制作用を示すアディポサイトカインのひとつでもある。血中レプチンレベルは体脂肪量と高い相関を示すが，食事制限は血中レプチンレベルの抑制をもたらし，摂食またはインスリン投与によって逆転する。体脂肪量の増加とともにレプチンも増加し，循環血流により視床下部弓状核に存在するPOMC/CARTニューロンを活性化させ，NPY/AgRPニューロンの活性を抑制することで，摂食抑制とエネルギー消費量増加をもたらし，脂肪量を減少させ，体重維持へと働きかける。摂食行動や体重調節においてはグレリンと拮抗作用を示

2. 消化管ホルモン 153

し，空腹時にグレリンが上昇するとレプチンが低下するなど相補的に作用しており，長期的摂食調節因子として重要な役割を果たしている。

(4) 中枢神経系における摂食調節機構

中枢における摂食調節で最も重要な役割を果たしているのは，視床下部である。視床下部腹内側核（ventromedialhypothalamus：VMH）の破壊は，摂食行動が促進され，それにより体重が増加する。一方，視床下部外側野（lateralhypothalamicarea：LHA）の破壊は，摂食行動が抑制され，体重が減少する。これらの中枢における摂食調節が1950年代に報告されて以来，VMHは摂食を抑制する満腹中枢，LHAは摂食を促進する摂食中枢であることが明らかになった。さらに，視床下部弓状核（arcuate nucleus：ARC）や室傍核（paraventricular nucleus：PVN），背内側核（dorsome-clial hypothalamic nucleus：DMH）も摂食調節にかかわるニューロンや受容体が多く存在し，摂食調節において欠かせない部位である。

ARCは，血液-脳関門のない正中隆起の近傍に位置し，末梢からの情報を統合する重要な部位である。インスリンやレプチン，Ｙ２受容体，成長ホルモン放出促進因子（growth hormone secretagogues：GHS）受容体（GHS-R）など多くのホルモン受容体が存在し，神経細胞としてNPY/AgRPニューロンおよびPOMC/CARTニューロンが存在する。ARCに存在するこれらのニューロンは，PVNやLHAなどへ投射し，エネルギー摂取と消費を調整している。POMCからプロセッシングを受けて産生されるα-MSHは，視床下部に広く存在するメラノコルチン（melanocortin：MC）３受容体（MC３R）とMC４Rに作用し，強力な摂食抑制作用およびエネルギー代謝亢進を示す[12, 25]。NPYは摂食調節には欠かせない存在であり，受容体には少なくとも５種類のサブタイプが存在する。視床下部に存在するＹ１およびＹ５受容体が摂食促進作用，Ｙ２受容体が摂食抑制作用を示す。AgRPはNPYと同じニューロンで産生され，MC３RおよびMC４Rに拮抗することで，α-MSHの摂食抑制作用を阻害し，結果的に摂食促進作用を示す。NPYは，摂食調節のみならずエネルギー消費量減少や

154 第8章 消化管ホルモン，代謝疾患との関連

熱産生抑制，褐色脂肪組織の増減にも関与している[26]。

PVNには下垂体から甲状腺刺激ホルモン放出ホルモン（thyrotropin-releasing hormone：TRH）やコルチコトロピン放出ホルモン（corticotropin releasing hormonr：CRH）などが発現しており，TRHおよびCRHともに摂食抑制作用を示す。TRHの発現は，NPY/AgRPにより抑制され，α-MSHにより増加する。CRHは摂食抑制作用の他，胃排出能を抑制することが知られており，ストレスにより産生が刺激される。CRH受容体にはCRH-1とCRH-2の2つのサブタイプが存在し，摂食抑制作用および上部消化管運動抑制作用はCHR-2を介していることが知られている。

DMHは，他の視床下部の神経核と広範にかかわっている。DMHへのNPYやガラニン，γ-アミノ酪酸（γ-aminobutyric acid：GABA）の投与は摂食量を増加させ，NPYの中枢投与はDMHのc-fos発現を誘導する[12]。

視床下部外側領域および周辺領域を含む他の視床下部領域は，下流シグナル伝達に関与している。LHAには，摂食促進作用を示す神経ペプチドであるMCHやオレキシンを発現している。MCHは血中レプチンレベルの低下により増加し，レプチンレベルの増加により抑制され，さらにNPY/AgRPニューロンを活性化させる摂食促進系のペプチドである。MCH受容体にはMCH-1RとMCH-2Rの2つが存在しているが，摂食調節に関与しているのはMCH-1Rであり，外側野の他，海馬や海馬台，扁桃体にも発現している。げっ歯類におけるMCHの投与は，過食と体重増加を示し，MCH欠損マウスでは，エネルギー消費と自発的運動量が増加することが報告されている[12]。

摂食調節は視床下部の恒常性調節系のみならず，報酬系にも密接にかかわっている。報酬系は，腹側被蓋野から側坐核および扁桃体に投射する中脳辺縁系ドーパミン神経系によって構成される。摂食行動にかかわる報酬系は，オピエートにより引き起こされる"好き"という喜びの嗜好応答や報酬刺激にかかわるメカニズムと，ドーパミンにより引き起こされる"欲しい"という報酬刺激への快楽欲求にかかわるメカニズムに分けられる[27]。LHAに存在するオレキシンやMCHは，視床下部と報酬系による摂食調節において重要な役割を果たし

ていると考えられる。オレキシンニューロンはLHAから腹側被蓋野に投射し，ドーパミンニューロンを活性化させ，摂食量を増加させる[28]。MCHニューロンは側坐核へ投射し，ドーパミンシグナルを増強して，摂食量を増加させる[28]。また，インスリン，レプチンおよびグレリン受容体は，腹側被蓋野にも存在しており，中脳辺縁系ドーパミン神経系の活動に影響を及ぼしている。レプチンやインスリンはドーパミンシグナルを減少させ，摂食量を減少させる。一方，グレリンはドーパミンシグナルを増強させ，摂食量を増加させる。このように，視床下部による摂食調節が中脳辺縁系ドーパミンシステムの報酬系と相互に作用している。

3．消化管ホルモンと代謝性疾患（図8-2）

（1）肥満・糖尿病

　わが国の肥満者〔body mass index（BMI）≧25kg/㎡〕の割合は男性31.3％，女性20.6％であり，この10年間でみると男女ともに有意な増減はみられないが，戦後60年間では右肩上がりであり，5人に1人が肥満という時代である（平成28年国民健康・栄養調査）。肥満はわが国のみならず，世界における公衆衛生の問題であり，世界中の肥満の罹患率は過去数十年間で倍増している（世界保健機関：WHO）。肥満は，耐糖能障害，脂質異常症，2型糖尿病，高血圧および腎不全などの心血管疾患を引き起こす原因となりうる[29, 30]。BMIが増加するとともに糖尿病有病率が上昇することも報告されており[31]，肥満の是正は糖尿病発症リスクの低減につながる。

　消化管ホルモンはこれまで述べてきたように，肥満を招く大きな原因のひとつである摂食・体重調節と密接にかかわっている。グレリンはBMIとは逆相関しており，肥満者ではグレリン血中レベルは低下している。インスリン抵抗性もまた，血中グレリン濃度と負の相関を示す[32]。グレリンの血中レベルが低いにもかかわらず，肥満が是正されないことは，肥満者のレプチン濃度は高値で

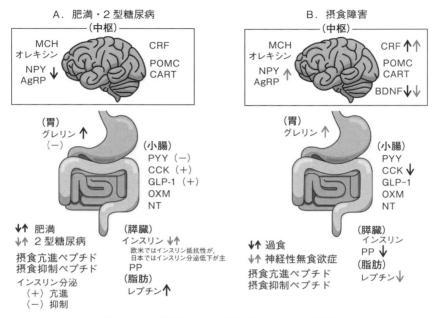

図8-2 疾患における消化管ホルモンの変動

あるが,レプチン抵抗性があると考えられている。PYYは食後に血中レベルが増加する消化管ホルモンであるが,肥満者においては食後のPYY濃度の増加が認められないことが報告されている[33]。また,PYY欠損マウスにおいて内臓および皮下脂肪の増加や過食が認められたことが報告されている。

食事誘発性による肥満は,胃のグレリン特異的アシル基転移酵素(ghrelin O-acyltransferase:GOAT)のmRNAおよび視床下部におけるグレリン受容体,NPYおよびAgRPのmRNAの発現が低下しており,交感神経からの興奮性伝達物質であるノルエピネフリンや,グルコースに対する抵抗性が高くなっている[32]。またグレリンに対する自己抗体が血中には存在し,肥満症患者におけるグレリン自己抗体は親和性が高く,ラットを用いた摂食実験では,肥満症患者由来の自己抗体がグレリンの摂食促進作用を増強することが報告されている[34]。肥満の治療において,グレリン受容体や自己抗体が今後臨床応用のターゲットになることが期待できる。

3．消化管ホルモンと代謝性疾患　157

　インクレチン作用を持つGLP-1や胃抑制ペプチド（gastric inhibitory polypeptide：GIP）は，糖代謝にかかわる重要な消化管ホルモンであり，血糖上昇によりその作用が低下することが指摘されている。2型糖尿病患者においてGIPによるインスリン分泌促進作用が低下し，GLP-1によるインスリン分泌作用が維持されると考えられていたが，空腹時血糖が正常となるとGIPによるインスリン分泌促進作用が改善することが報告されている[35]。また，2型糖尿病患者におけるインスリン強化療法は，血糖値改善後のGIPおよびGLP-1のインスリン分泌促進作用を改善させることも報告されている[36]。

(2) 摂食障害

　近年，食欲の正しい制御ができなくなることによる疾患が増加している。摂食障害は，生涯有病率が女性で15.7％，アメリカ精神医学会の精神疾患の診断・統計マニュアル（DSM-5）での疾患分類によると，思春期過食性障害は2.3％，神経性無食欲症は1.7％，神経性過食症は0.8％となっている[37]。過食性障害は，むちゃ食いという行為を繰り返し，体重増加を避けるための不適切な代償行動は伴わないものと定義されている。一方，神経性過食症は，むちゃ食いの繰り返しは同じであるが，体重増加を避けるための自己誘発嘔吐，過剰な運動，そして，下剤や利尿剤の使用などの不適切な代償行為を繰り返すことが特徴となっている。神経性無食欲症は，非常に頑固で継続的な食事の制限や体重増加への極度の恐怖によって標準体重からの明らかな減少が起きる。神経性無食欲症には，摂食制限型と過食・排出型の2つのタイプがある。過食・排出型は極端な食事制限を行いながらも，時折の過食とその行為による体重増加を避けるための不適切な代償行為を伴っている。摂食障害は他の精神疾患に比べれば生涯有病率は低いが，患者自身への負担が大きく，高い死亡率を有しており，神経性無食欲症患者の約10％が発症から10年以内に死亡している。最近の研究では，神経性無食欲症の死亡率は5.9％で，統合失調症，双極性障害，そしてうつ病よりも高い。薬物療法や入院・外来での行動療法を含む一般的な摂食障害治療で一時は症状の改善がみられるものの，再発を繰り返し慢性化する

ことが多く，難治性疾患である。さきに述べたように，摂食（食欲）はさまざまな脳腸ホルモンによって制御されているが，摂食障害ではこれらのホルモンの変調が認められる。摂食促進因子に関しては，神経性無食欲症患者では血漿中AgRPが上昇しており，体重が回復した神経性無食欲症患者では健常人と同等レベルになっていること，AgRP濃度はBMIと血漿中レプチン濃度と逆相関があることが報告されている[38]。思春期過食障害患者においては，血中AgRP濃度とむちゃ食い行動と体型イメージへの不満との間に負の相関がある可能性が示唆されている[39]。NPYに関しては，神経性無食欲症患者においては健常人と変化がないとする報告や低くなっているとの報告があり，明確にはなっていない。しかしながら，神経性無食欲症や過食症患者では，絶食時の血漿NPY濃度が増加し，高炭水化物・高タンパク質の朝食後では健常人と変化がないとの報告もある[40]。さらに低体重の神経性無食欲症患者の脳脊髄液中のNPY濃度は増加しているとの報告がある[41]。低体重の神経性無食欲症患者において，絶食時の血中グレリン濃度が上昇しているとの報告がある[42]。前項でも述べたように，グレリンには3番目のセリンがオクタン酸によってアシル化されたもの（摂食促進作用を持つ）と，アシル化されていないデスアシルグレリンが存在するが，神経性無食欲症患者でその両方が上昇している[34]。摂食抑制因子に関しては，低体重神経性無食欲症患者において，血清中脳由来神経栄養因子（brain-derived neurotrophic factor：BDNF）濃度が減少している[43]。また，過食症患者では，血清BDNF濃度が減少している[44]。BDNF濃度は神経性無食欲症および過食症患者での心理特性を評価するeating disorder inventory scoresと正の相関があることが報告されている[45]。血漿および脳脊髄液中レプチン濃度は，低体重の神経性無食欲症患者で低下しており[46]，レプチン受容体は神経性無食欲症の徴候を示している患者で増加しているとの報告がある[47]。急性期の体重低下を呈している神経性無食欲症患者では食事量の低下とは逆に活動量が増加しており，この活動量増加はレプチン濃度と逆相関している[48]。過食症の女性患者でのレプチン濃度は，神経性無食欲症患者でのレベルから正常レベルの範囲で，症状の重篤度と罹患期間に依存して変化することが報告されている[49]。

CRFについては，神経性無食欲症患者の脳脊髄液中で増加しているとの報告がある[50]。また過食症患者の脳脊髄液でも増加しているとの報告がある[51]。CRFはストレスホルモンであり（特に急性期），患者がストレスを感じているかどうかに影響されると考えられる。摂食障害患者はストレスフルな状態である場合が多い。このように，神経性無食欲症や過食症などの摂食障害では，増加する摂食促進因子と低下する摂食抑制因子が多いように思われる。この変動は過食に関しては直感的に理解しやすい。一方，神経性無食欲症では，一見，身体は食べ物（エネルギー）を要求しているようにみえる。しかしながら，これらの摂食促進システムを凌駕するなにかが食べることを拒否していることになる。食欲は，大脳辺縁系（報酬系），海馬（記憶），扁桃体（情動）などの脳部位，さらには，ここで述べた以外のさまざまなペプチドによっても影響を受ける。今後のさらなる研究が求められている。そのなかで，自己抗体の関与が指摘されている。神経性無食欲症患者では，グレリンに対する自己抗体が減少しており，自己抗体でのグレリン活性制御の可能性が指摘されている[34, 52]。

(3) 悪　液　質

悪液質（cachexia）は継続的な食欲低下とともに体重や骨格筋の減少を呈する病態であり，癌，感染症，炎症性疾患など多くの疾患に合併する[53]。癌悪液質は，患者のQOLや癌治療効果に悪影響を及ぼす[54]。特に消化器癌患者では，食べ物の味覚や臭覚が減弱し甘味や苦みに対する閾値が増加している[55]。また，NPYなどの摂食促進シグナルとPOMCなどの食欲抑制シグナルのバランスが崩れることが指摘されている[56]。食欲不振症癌患者では，NPYレベルが低下し食欲不振の程度と相関している[57]。一方，前立腺癌で食欲不振のラットでPOMC発現が低下しAgRP発現が増加しているとの報告がある[58]。このような中枢での摂食調節の変調に癌が分泌する因子や患者の免疫システムが寄与していると考えられる，悪液質患者でのTNF-αやIL-6の上昇は病的な体重低下に関連している[59]。炎症性サイトカインの脳室内投与を受けた動物では，食欲不振，体重減少，エネルギー消費増加，脂肪の異化作用などの悪液質症状を呈

160 第8章 消化管ホルモン,代謝疾患との関連

することが報告されている[60]。血液-脳関門を通過するTNF-α,IL-1α,IL-1β,IL-6などの炎症性サイトカインの関与が指摘されている[61]。さらに炎症性サイトカインは,POMCシグナルを増加させ,AgRPシグナルを抑制することが指摘されている[62]。

4. おわりに

消化管ホルモンは,食物の消化や栄養素の吸収に機能するのみならず,末梢臓器と中枢神経系とネットワークを構築し,摂食・体重調節機構を中心に生体機能の調節に重要な役割を果たしている。いまだ解明されていない点も残されているが,消化管ホルモンのさらなる機能ならびに脳腸相関における高次脳機能との関連が明らかになることにより,肥満症や肥満に伴う糖尿病,高血圧症および脂質代謝異常,摂食障害などの代謝疾患に対する臨床応用の可能性が期待できる。

文　献

1) Dockray G.J., Moore A., Varro A. et al.：Gastrin receptor pharmacology. Curr Gastroenterol Rep, 2012；14；453-459.

2) Ishizuka J., Martinez J., Townsend C.M.Jr. et al.：The effect of gastrin on growth of human stomach cancer cells. Ann Surg, 1992；215；528-534.

3) Burkitt M.D., Varro A. and Pritchard D.M.：Importance of gastrin in the pathogenesis and treatment of gastric tumors.World J Gastroenterol, 2009；15；1-16.

4) Ng S.S., Yung W.H. and Chow B.K.：Secretin as a neuropeptide. Mol Neurobiol, 2002；26；97-107.

5) Date Y., Kojima M., Hosoda H. et al.：Ghrelin, a novelgrowth hormone-releasing acylated peptide, is synthesized in a distinct endocrine cell type in the gastrointestinal tracts of rats and humans. Endocrinology, 2000；141；4255-4261.

6) Muller T.D., Nogueiras R., Andermann M.L. et al.：Ghrelin. Mol Metab, 2015；

4；437-460.

7) Cummings D.E., Purnell J.Q., Frayo R.S. et al.：A preprandialrise in plasma ghrelin levels suggests a role in mealinitiation in humans. Diabetes, 2001；50：1714-1719.

8) Callahan H.S., Cummings D.E., Pepe M.S. et al.：Postprandial suppression of plasma ghrelin level is proportionalto ingested caloric load but does not predict intermeal interval in humans. J Clin Endocrinol Metab, 2004；89；1319-1324.

9) Fujitsuka N., Asakawa A., Morinaga A. et al.：Increased ghrelin signaling prolongs survival in mouse models of human aging through activation of sirtuin1. Mol Psychiatry, 2016；21；1613-1623.

10) Prieto-Garcia L., Egecioglu E., Studer E. et al.：Ghrelin and GHS-R1A signaling within the ventral and laterodorsal tegmental area regulate sexual behavior in sexually naïve male mice. Psychoneuroendocrinology, 2015；62；392-402.

11) Batterham R.L., Cowley M.A., Small C.J. et al.：Gut hormone PYY（3-36） physiologically inhibits food intake. Nature, 2002；418；650-654.

12) Stanley S., Wynne K., McGowan B. et al.：Hormonal regulation of food intake. Physiol Rev, 2005；85；1131-1158.

13) Itoh Z., Aizawa R., Takeuchi S. et al.：Hunger contractions and motilin. *In*：Proceedings of the Fifth International Symposium on Gastrointestinal Motility, held at Leuven, Belgium, 1975, pp.48-55.

14) Valassi E., Scacchi M. and Cavagnini F.：Neuroendocrine control of food intake. Nutr Metab Cardiovasc Dis, 2008；18；158-168.

15) Le Quellec A., Kervran A., Blache P. et al.：Oxyntomodulin-like immunoreactivity：diurnal profile of a new potential enterogastrone. J Clin Endocrinol Metab, 1992；74；1405-1409.

16) Cohen M.A., Ellis S.M., Le Roux C.W. et al.：Oxyntomodulinsuppresses appetite and reduces food intake in humans. J Clin Endocrinol Metab, 2003；88；4696-4701.

17) Pocai A., Carrington P.E., Adams J.R. et al.：Glucagon-like peptide 1/glucagon receptor dual agonism reverses obesity in mice. Diabetes, 2009；58；2258-2266.

18) Day J.W., Ottaway N., Patterson J.T. et al.：A new glucagon and GLP-1 co-agonist eliminates obesity in rodents. Nat Chem Biol, 2009；5；749-757.

162 第8章 消化管ホルモン，代謝疾患との関連

19）Wynne K., Park A.J., Small C.J. et al.：Subcutaneous oxyntomodulin reduces body weight in overweight and obese subjects：a double-blind, randomized, controlled trial. Diabetes, 2005；54；2390-2395.

20）Wynne K., Park A.J., Small C.J. et al.：Oxyntomodulin increases energy expenditure in addition to decreasing energy intake in overweight and obese humans：a randomised controlled trial. Int J Obes, 2006；30；1729-1736.

21）Qiu S., Pellino G., Fiorentino F. et al.：A Review of the Role of Neurotensin and Its Receptors in Colorectal Cancer. Gastroenterol Res Pract 2017 Feb 20. doi：10.1155/2017/6456257.

22）Leinninger G.M., Opland D.M., Jo Y.H. et al.：Leptin action via neurotensin neurons controls orexin, the mesolimbic dopamine system and energy balance. Cell Metab, 2011；14；313-323.

23）Grunddal K.V., Ratner C.F., Svendsen B. et al.：Neurotensin is coexpressed, coreleased, and acts together with GLP-1and PYY in enteroendocrine control of metabolism. Endocrinology, 2016；157；176-194.

24）Silva J.P., von Meyenn F., Howell J. et al.：Regulation of adaptive behavior during fasting by hypothalamic Foxa2. Nature, 2009；462；646-650.

25）Coll A.P., Farooqi I.S. and O'Rahilly S.：The hormonal control of food intake. Cell, 2007；129；251-262.

26）Chao P.T., Yang L., Aja S. et al.：Knockdown of NPY expression in the dorsomedial hypothalamus promotes development of brown adipocytes and prevents diet-induced obesity. Cell Metab, 2011；13；573-583.

27）Berridge K.C. and Robinson T.E.：Parsing reward. Trends Neurosci, 2003；26；507-513.

28）Vucetic Z. and Reyes T.M.：Central dopaminergic circuitry controlling food intake and reward：implications for the regulation of obesity. Wiley Interdiscip Rev Syst Biol Med, 2010；2；577-593.

29）Martin-Rodriguez E., Guillen-Grima F., Marti A. et al.：Comorbidity associated with obesity in a large population：the APNA study. Obes Res Clin Pract, 2015；9；435-447.

30）Soares L.P., Fabbro A.L., Silva A.S. et al.：Prevalence of metabolic syndrome in the Brazilian Xavante indigenous population. Diabetol Metab Syndr, 2015；7；105.

31) Ma R.C. and Chan J.C. : Type 2 diabetes in East Asians : similarities and differences with populations in Europe and the United States. Ann NY Acad Sci, 2013 ; 1281 ; 64-91.

32) Zigman J.M., Bouret S.G. and Andrews Z.B. : Obesity Impairs the Action of the Neuroendocrine Ghrelin System. Trends Endocrinol Metab, 2016 ; 27 ; 54-63.

33) le Roux C.W., Batterham R.L., Aylwin S.J. et al. : Attenuated peptide YY release in obese subjects is associated with reduced satiety. Endocrinology, 2006 ; 147 ; 3-8.

34) Takagi K., Legrand R., Asakawa A. et al. : Anti-ghrelin immunoglobulins modulate ghrelin stability and its orexigeniceffect in obese mice and humans. Nat Commun, 2013 ; 4 ; 2685.

35) Meier J.J. and Nauck M.A. : Is the diminished incretin effect in type 2 diabetes just an epi-phenomenon of impaired beta-cell function? Diabetes, 2010 ; 59 ; 1117-1125.

36) Højberg P.V., Vilsbøll T., Rabøl R. et al. : Four weeks of near-normalisation of blood glucose improves the insulin response to glucagon-like peptide-1and glucose-dependent insulinotropic polypeptide in patients with type 2 diabetes. Diabetologia, 2009 ; 52 ; 199-207.

37) Dunlop K.A., Woodside B. and Downar J. : Targeting Neural Endophenotypes of Eating Disorders with Non-invasive Brain Stimulation. Front Neurosci, 2016 ; 10 ; 30.

38) Merle J.V., Haas V., Burghardt R. et al. : Agouti-related protein in patients with acute and weight-restored anorexia nervosa. Psychol Med, 2011 ; 41 ; 2183-2192.

39) Lofrano-Prado M.C., Prado W.L., de Piano A. et al. : Eating disorders in adolescents : correlations between symptoms and central control of eating behaviour. Eat Behav, 2011 ; 12 ; 78-82.

40) Sedlackova D., Kopeckova J., Papezova H. et al. : Comparison of highcarbohydrate and high-protein breakfast effect on plasma ghrelin, obestatin, NPY and PYY levels in women with anorexia and bulimia nervosa. Nutr Metab, 2012 ; 9 ; 52.

41) Gendall K.A., Kaye W.H., Altemus M. et al. : Leptin, neuropeptide Y, and peptide YY in long term recovered eating disorder patients. Biol Psychiatry, 1999 ; 46 ; 292-299.

164 第8章 消化管ホルモン，代謝疾患との関連

42) Monteleone P.：New frontiers in endocrinology of eating disorders. Curr Top Behav Neurosci, 2011；6；189-208.

43) Brandys M.K., Kas M.J., van Elburg A.A. et al.：A meta-analysis of circulating BDNF concentrations in anorexia nervosa. World J Biol Psychiatry, 2011；12；444-454.

44) Mercader J.M., Fernández-Aranda F., Gratacòs M. et al.：Correlation of BDNF blood levels with interoceptive awareness and maturity fears in anorexia and bulimia nervosa patients. J Neural Transm, 2010；117；505-512.

45) Yamada H., Yoshimura C., Nakajima T. et al.：Recovery of low plasma BDNF over the course of treatment among patients with bulimia nervosa. Psychiatry Res, 2011；198；448-451.

46) Monteleone P., Castaldo E. and Maj M.：Neuroendocrine dysregulation of food intake in eating disorders. Regul Pept, 2008；149；39-50.

47) Monteleone P., Fabrazzo M., Tortorella A. et al.：Opposite modifications in circulating leptin and solubleleptin receptor across the eating disorder spectrum. Mol Psychiatry, 2002；7；641-646.

48) Hebebrand J., Muller T.D., Holtkamp K. et al.：The role of leptin in anorexia nervosa：Clinical implications. Mol Psychiatry, 2009；12；23-35.

49) Monteleone P., Martiadis V., Colurcio B. et al.：Leptinsecretion is related to chronicity and severity of the illness in bulimianervosa. Psychosom Med, 2002；64；874-879.

50) Hotta M., Shibasaki T., Masuda A. et al.：The responses of plasma adrenocorticotropin and cortisolto corticotropin-releasing hormone (CRH) and cerebrospinalfluid immunoreactive CRH in anorexia nervosa patients. J Clin Endocrinol Metab, 1986；62；319-324.

51) Krahn D.D. and Gosnell B.A.：Corticotropin-releasing hormone：Possible role in eating disorders. Psychiatr Med, 1989；7；235-245.

52) Fetissov S.O., Lucas N. and Legrand R.：Ghrelin-reactive immunoglobulins in conditions of altered appetite and energy balance. Front Endocrinol (Lausanne), 2017；27；8；10.

53) Inui A.：Cancer anorexia-cachexia syndrome：are neuropeptides the key? Cancer Res, 1999；59；4493-4501.

54) Andreyev H.J., Norman A.R., Oates J. et al.：Cunningham D. Why do patients

withweight loss have a worse outcome when undergoing chemotherapy for gastrointestinal malignancies? Eur J Cancer, 1998 ; 34 ; 503-509.

55) DeWys W.D. and Walters K. : Abnormalities of taste sensation in cancer patients. Cancer, 1975 ; 36 ; 1888-1893.

56) Davis M.P., Dreicer R., Walsh D. et al. : Appetite and cancer-associated anorexia : a review. J Clin Oncol, 2004 ; 22 ; 1510-1517.

57) Jatoi A., Loprinzi C.L., Sloan J.A. et al. : Neuropeptide Y, leptin and cholecystokinin 8 in patients with advancedcancer and anorexia. Cancer, 2001 ; 92 ; 629-637.

58) Wisse B.E., Schwartz M.W. and Cummings D.E. : Melanocortin signaling and anorexia in chronic disease states. Ann NY Acad Sci, 2003 ; 994 ; 275-281.

59) Banks W.A. : Anorectic effects of calculating cytokines : role of the vascular blood-brain barrier. Nutrition, 2001 ; 17 ; 434-437.

60) Anker S.D., Ponikowski P.P., Clark A.L. et al. : Cytokines and neurohormones relating to body composition alterations in thewasting syndrome of chronic heart failure. Eur Heart J, 1999 ; 20 ; 683-693.

61) Sonti G., Ilyin S.E. and Plata-Salaman C.R. : Anorexia induced by cytokine interactions at pathophysiological concentrations. Am J Physiol, 1996 ; 270 ; 1394-1402.

62) Grossberg A.J., Scarlett J.M. and Marks D.L. : Hypothalamic mechanisms in cachexia. Physiol Behav, 2010 ; 100 ; 478-89.

第9章　食品成分による消化管機能の調節

原　　　博*

1．はじめに

　消化管はさまざまな機能を持った1本の管である。その最も重要な役割は，言うまでもなく摂取した食物の消化と吸収である。われわれの食事は，他の生物に由来するものであり，ヒトにとっては異物である。そのため，われわれのからだがすぐ利用できるまでに分解，すなわち消化して，体内に取り込む，すなわち吸収する。消化を行うのは，胃や膵臓で作られる外分泌酵素と小腸の刷子縁膜に固定された膜消化酵素である。消化された食物の成分は，多種多様なメカニズムで体内に吸収される。また，消化と吸収に大きな影響を与える因子として，消化管の中を食塊が通過する速度があり，これを制御しているのが消化管運動，特に蠕動運動である。この蠕動運動も重要な消化管の機能である。

　消化管は栄養素の吸収を効率よく行うため，その粘膜側は"ひだ"と絨毛，そして微絨毛の三重構造をしている（図9-1）。この三重構造により，消化管内側の上皮細胞刷子縁膜の表面積は広大である。消化管管腔は外界であり，腸内微生物や食事由来の有害物質と常時接触している。微生物が体内に侵入するのが感染であり，強い炎症を引き起こす。微生物細胞壁断片や食品由来有害物質が消化管壁を透過して，腸間膜脂肪組織や肝臓に慢性炎症を引き起こすと，メタボリックシンドロームなどさまざまな代謝性疾患を引き起こす。この侵入を防いでいるのが消化管バリア機能であり，管腔内に分泌されるIgAなどの粘膜免疫系や，腸上皮パネート細胞が産生・分泌する抗菌ペプチド，ディフェン

＊北海道大学大学院農学研究院

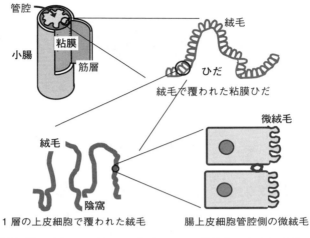

図9-1　消化管（小腸）管腔表面の三重構造

シンなどによる化学的防御と，絨毛に存在する杯細胞より分泌されるムチンと上皮細胞間をシールしているタイトジャンクション（TJ）による物理的防御から成る。

　これら消化管機能，すなわち消化・吸収，消化管運動，そして消化管バリアは，摂取された食品成分により大きく影響を受ける。本章では，これら3つの消化管機能について，食品成分によりどのような影響を受けるか，またどのようなメカニズムでそれらの作用が発揮されているかを，著者らの研究結果を中心に解説する。

2．消化管機能

(1) 消化と吸収—食品をからだに取り込む

1) 消化の種類とその制御

　摂取した食物，特にでんぷんとタンパク質の消化は，外分泌酵素による"管

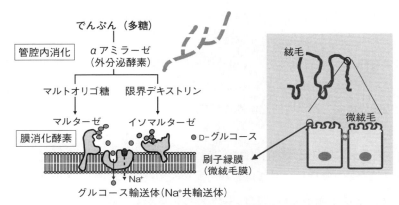

図9-2　膜消化酵素と栄養素輸送体の連携―膜消化の意義（でんぷんの消化吸収を例に）

腔内消化"と，刷子縁膜酵素による"膜消化"の2段構えで行われる。膜消化の存在意義は3つ考えられている。1つ目は，管腔内微生物による栄養素の横取り防止である。でんぷんの最終消化産物（そのまま吸収できるかたち）はD-グルコース，タンパク質ではジ・トリペプチドとアミノ酸である。これらは微生物にとっても利用しやすいものなので，管腔内でこれらを生成すると横取りされやすい。膜消化は，微生物が侵入できないグリコカリックス内側で行われるため，栄養素は横取りされにくい。膜消化2つ目の利点は，刷子縁膜に固定された膜消化酵素と栄養素輸送体の連携による効率な吸収である（図9-2）。膜消化は，刷子縁膜上にある栄養素輸送体のすぐ近傍で行われるため，これが実現される。3つ目は，管腔内浸透圧の上昇防止である。これは2つ目の利点と関連し，低分子化された最終消化産物が，管腔内に過度に蓄積されないための機構である。

　さて，管腔内消化は胃と小腸で行われ，胃内ではペプシンによるタンパク質の可溶化を主な役割とする部分消化と，脂溶性成分の乳化を目的とした胃リパーゼによる一部油脂の消化が行われる。3大栄養素の本格的消化は，膵腺房で産生され，膵管を通ってVater乳頭より十二指腸管腔に分泌される，各種の膵消化酵素により行われる。この膵外分泌酵素の合成と分泌の調節は，主に消

170 第9章 食品成分による消化管機能の調節

化管ホルモンであるコレシストキニン（cholecystokinin：CCK）と，内臓に分布する副交感神経である迷走神経により行われている。著者らは，食品ペプチドによるCCK分泌刺激とその作用機序の研究を行っているが，まずはこの研究に至った，難消化性ペプチドの研究を紹介したい。ここで難消化ペプチドは，消化管腔内のタンパク質消化活性を見積もるプローブとして位置づけることができる。

2）大豆タンパク質は難消化性ペプチドの消化を抑制する

　プラステイン反応により合成された，6～10残基程度のL-メチオニンのホモポリマーは，難溶で難消化性のペプチドである。このオリゴメチオニン（OM）は，8％カゼイン食摂取時では消化されるが，8％分離大豆タンパク質（SPI）食を摂取した時にはあまり消化されない，という現象が見いだされた[1, 2]。SPIからトリプシンインヒビターは大半除かれており，両食事タンパク質自体の性質がOMの消化性に大きく影響したと考えられたため，消化吸収機能に影響のあるパラメータを両タンパク質摂取時で比較した。一番可能性の高いのが，膵臓からのタンパク質消化酵素分泌と考え，無麻酔・無拘束下のラットを使い，膵臓からの消化酵素分泌（膵外分泌）を両タンパク質摂取後，経時的に比較した。その結果，膵プロテアーゼ分泌はSPI食でもカゼイン食と同等に刺激されていた[3]。次に，小腸通過時間を測定した。両タンパク質食摂取後，胃幽門部から盛んに食塊が排出されている時を狙って，少量の非吸収性マーカーを十二指腸留置カニューレから注入して，一定時間後の小腸内マーカー分布を測定した。マーカーのgeometric centerは明らかにSPI群で大きく，小腸通過時間がSPI群でカゼイン群より早くなっていた[4]（図9-3）。SPI食摂取ラットでOMの消化が悪い一因と考えられた。しかし，最も寄与が大きいと思われたのは，SPIによる膵プロテアーゼ活性のマスキングであった[5]。

　この膵プロテアーゼのマスキング，特にトリプシン活性のマスキングは，膵外分泌刺激を担う消化管ホルモンであるCCKの分泌促進機構である。これはネガティブフィードバック機構と呼ばれ[6]，膵臓と小腸から分泌される複数の内因性活性ペプチド（trypsin-sensitive CCK-releasing peptides）に依存してい

2. 消化管機能   171

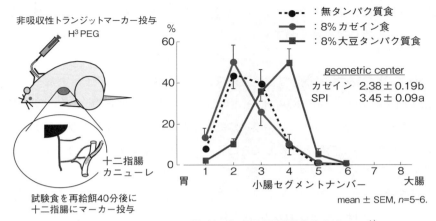

図9-3 大豆タンパク質（SPI）は小腸通過速度を速める[4]

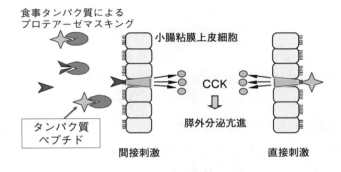

図9-4 食品タンパク質によるコレシストキニン（CCK）分泌促進機構（間接機構と直接機構）

る[7-9]（図9-4）。名前のように，小腸管腔のトリプシンでこのペプチドは速やかに分解されるが，トリプシン活性がマスキングされると生き残り，CCK分泌を介して膵外分泌を刺激する。一方，著者らは，この機構において食事タンパク質を認識する"受容体"の役目を担うトリプシンを管腔から除いても，食事タンパク質は強く膵外分泌を刺激することを見いだした[10]。この結果は，食

172　第9章　食品成分による消化管機能の調節

事タンパク質にはもうひとつのCCK分泌刺激機構が存在し，タンパク質由来ペプチドが直接腸粘膜を刺激してCCK分泌を促進することを強く示唆していた。

3) CCK分泌を強く刺激する大豆由来の機能性ペプチドの発見

SPIないし由来ペプチドが，腸上皮に散在するCCK分泌細胞（I cell）を直接刺激すると考え，ラット小腸粘膜単離細胞を使って，他の代表的な食品タンパク質のペプシン分解物と比較してみた。その結果，大豆タンパク質ペプシン分解物は，カゼインや卵タンパク質，グルテン分解物より，強いCCK分泌刺激作用を示した[11]。SPIは7Sと11Sグロブリンが主要タンパク質であるが，CCK分泌活性は，7Sグロブリン，すなわちβコングリシニンに局在していた[12]。βコングリシニンに内在するCCK分泌刺激ペプチドは，4個のアルギニンを含むVRIRLLQRFNKRSの配列を持つトリデカペプチドであった[13]。この大豆活性ペプチドは，ラットにおいて絶食後の再給餌におけるミールサイズを減少させた。すなわち，このペプチドは満腹感を早く引き起こしたことを示し，この作用は膵外分泌刺激と並んでCCKの重要な生理作用である。著者らは，この大豆活性ペプチドの受容体を探索して，これがCCK分泌細胞上にあるカルシウム感知受容体（calcium-sensing receptor）であることを突き止めた[14]。

4) 脂質の吸収—リン脂質の新たな機能

油脂，すなわちトリアシルグリセロールの消化吸収は複雑である。摂取された油は，胃内リパーゼ分解で一部乳化され，さらに十二指腸に分泌された胆汁酸により本格的に乳化される。乳化されエマルジョンとなった油脂は，膵リパーゼにより，2分子の脂肪酸と2-アシルモノグリセリドに消化され，ミセル化される。ミセルは，消化管粘膜を覆う主にムチンから成る不撹拌水層を透過し，刷子縁膜に達した後，ミセル内の油脂消化物は腸上皮細胞に吸収される。このミセルによる不撹拌水層の透過が，油脂の消化吸収過程では最も遅く，律速となる。吸収された脂肪酸とモノグリセリドは，上皮細胞内で再エステル化され，トリアシルグリセロールとなりカイロミクロンを形成し，乳糜管からリンパ流に乗って鎖骨下静脈で血液と合流する。油脂が長鎖脂肪酸として血流に

放出されず，トリアシルグリセロールに再構成されて血液に放出されるのは，脂肪酸による食後のD-グルコース利用の抑制を防ぐためである。食間期のエネルギー源である遊離脂肪酸が，食後に上昇することは不都合であるため，油脂の消化吸収は複雑になっている。

　油脂以外の脂溶性成分である脂溶性ビタミンやカロテノイド，コレステロールなどはそのままでは不撹拌水層を透過できない。これらは，ミセルに取り込まれることにより，不撹拌水層を透過して吸収部位まで到達できる。したがって，ミセルへの取り込まれやすさや，刷子縁膜に到達した時にミセルから解離できるかが脂溶性成分の吸収を大きく左右する。例えば，コレステロールのミセル取込みを抑制する食品成分は，コレステロールの吸収を抑制することになる。水溶性食物繊維は，この機構によりコレステロール吸収を抑制し，また不撹拌水層を"厚く"して，脂質吸収を抑制ないし遅延させると言われている。

　著者らは，食事中に大豆由来のリン脂質を高レベルで添加すると，トリアシルグリセロールの吸収（リンパ放出）が促進されることを見いだした[15]。一般に，リン脂質は胆汁中にかなりの量放出されている。ホスホリパーゼＡ２によりsn-2位の脂肪酸が切断（消化）され，リゾリン脂質としてミセルに取り込まれて，脂溶性成分の吸収を促進すると言われている。著者らの研究は，この内因性リン脂質の量を上回る，外因性のリン脂質の作用である。作用機構を調べた結果，油脂の消化やミセル形成・吸収ではなく，カイロミクロンの形成促進であることが明らかになった。そこで，トマトなどに含まれるリコペン吸収への，外因性リン脂質の影響を観察した。リコペンは，強い抗癌作用など有用な生理活性を持つものの，利用率が非常に低いことが知られている。結果は，リン脂質添加により１％程度のリコペン吸収率が約３％に増加し，外因性リン脂質の有用性が示された[16]。

5）難消化性糖質によるミネラル吸収の促進

　難消化性オリゴ糖はプレバイオティクスとも呼ばれ，その大腸発酵に依存した生理作用が多く知られている[17]。大腸におけるミネラル吸収促進もそのひとつで，カルシウムやマグネシウム，あるいは鉄の吸収促進があげられる。多く

174　第9章　食品成分による消化管機能の調節

の論文でその作用機構は，大腸発酵により生成した短鎖脂肪酸などの有機酸
が，大腸管腔pHを低下させ，不溶化ミネラルを再溶解させることによるとさ
れていた。著者らは，可溶化とともに短鎖脂肪酸の共存が重要であることを示
した[18]。大腸発酵に依存したカルシウムや鉄の吸収促進作用は，病態モデルラッ
トにおいて，水溶性食物繊維[19]やフラクトオリゴ糖で多く研究されてき
た[20-22]。一方で，ビフィズス菌や乳酸菌で資化されない難消化性二糖であるジ
フルクトースアンヒドリドⅢ（DFAⅢ）に，フラクトオリゴ糖を上回るカルシ
ウム吸収促進作用が見いだされた[23, 24]。DFAⅢは，大腸発酵に依存しないカル
シウム吸収促進作用を持つことを示唆していた。

　著者らは，DFAⅢによるカルシウム吸収促進機構を探索した。その結果，
この糖は小腸上皮TJに作用して，上皮細胞間吸収経路を介したカルシウム吸
収を促進していることを明らかにした[25]。腸上皮細胞間のTJは，先にも述べた
が細胞と細胞の間の隙間をシールしている物理的バリアであり，クローディン
と呼ばれるタンパク質の細胞外ドメインが，シール構造を形成している。ク
ローディンには多数のアイソフォームが存在し，組み合わせによりイオンが透
過できる"孔"が形成される。この"孔"はイオンのチャージとそのサイズ選
択性があり，カルシウムやナトリウムイオンを透過させる[26]。これらは，細胞
内でその濃度が低く保たれており，細胞内にはあまり入れたくないイオンであ
る。食事中のカルシウムは，胃酸により可溶化（イオン化）され高濃度で小腸
上部に流入するが，小腸で胃酸は中和されてpHが上昇，カルシウムイオンは
リン酸塩や炭酸塩となり不溶化する。胃酸で溶かされた高濃度のカルシウムイ
オンを，不溶化する前に素早く吸収するには，能動輸送に比べ単純拡散が有利
である（図9-5）。DFAⅢは，細胞内情報伝達系路を通じて，細胞骨格を形成
するアクトミオシン（アクチンフィラメント）を収縮させ，これにアンカーさ
れたクローディンなどのTJタンパク質が内側に引っ張られることにより，
"孔"が拡大して，カルシウムが腸上皮の基底膜側に流入することで，効率よ
く吸収される。実際，ヒト小腸上皮モデルであるCaco-2細胞単層膜試験によ
り，食後の管腔内条件では，能動輸送による吸収より，細胞間TJ経由のカル

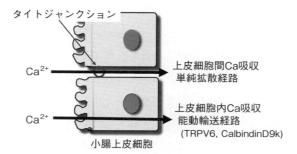

図9-5　2つの腸上皮カルシウム吸収経路

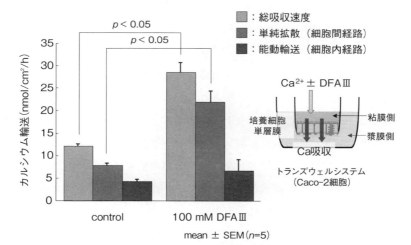

図9-6　ジフルクトースアンヒドリドIII（DFAIII）は細胞間経路を介したCa吸収を促進した[27]

シウム吸収の寄与が大きいことを示した[27]（図9-6）。DFAIIIは，腸内細菌の一種である*Ruminococcus productus*に資化されることがわかり[28]，大腸発酵を介したカルシウム吸収促進作用も共存することが明らかになった[29]。この小腸と大腸のデュアルメカニズムが，強い吸収促進作用を生み出している。DFAIIIによるデュアルメカニズムは，健常人でも確認されている[30]。

6）難消化性オリゴ糖によるフラボノイド吸収促進作用

　フラボノイドは，植物性食品に微量含まれる生理活性物質で，その種類は数

百と言われている。水溶性の高いアントシアニンやカテキン類，難溶性のイソフラボンやケルセチンなどのフラボノール類があり，多彩な生理作用が報告されている。しかし，いずれも吸収率は低く，その生理作用は発揮されにくい。フラボノイド類の吸収機構はいまだ不明な点が多いが，著者らは難消化性オリゴ糖に，フラボノイドの吸収促進作用を見いだし，その機構を明らかにした。

　フラボノイドは通常，植物中には配糖体として存在している。著者らは，フラボノイドとして，ケルセチン配糖体を用いて，難消化性オリゴ糖と同時摂取した場合の吸収への影響を検討した。タマネギやリンゴに含まれるケルセチン－3－グルコシド（イソケルシトリン）は，主に膜消化酵素であるβグルコシダーゼ（LPH），ないし腸内細菌の持つβグルコシダーゼにより配糖体が切断されて，アグリコンとして吸収される。イソフラボン配糖体に関して，フラクトオリゴ糖摂取による大腸発酵促進で配糖体切断活性が増加し，イソフラボンの生体利用性が上がったとする報告がなされている[31]。

　著者らは，同様のことをケルセチン配糖体において期待し，フラクトオリゴ糖とケルセチン配糖体の同時摂取試験をラットで行った。予想どおり，オリゴ糖摂取2週目で，対照群に比べケルセチンの血中濃度は著明に増加していた。しかし，尿中ケルセチン排泄と糞中ケルセチン排泄が同時に上昇するという意外な結果から，大腸においては，配糖体のみならずケルセチンアグリコンまで分解され，オリゴ糖の摂取はこのアグリコン分解が抑制されるために，その生体利用性が増加することが明らかになった[32]。対照群では，ケルセチンアグリコンの分解率は84％と大半が腸内菌で分解されており，オリゴ糖の摂取はこの分解率を大きく減少させていた。このことは，フラクトオリゴ糖摂取ラットの盲腸内容物（腸内細菌）による，ケルセチン分解活性の測定で証明された。また，盲腸は小腸よりも高いフラボノイド吸収能を持つことが確かめられた。オリゴ糖によるケルセチン配糖体の吸収促進には，腸内菌によるフラボノイド分解の抑制が大きく寄与していることが明らかになった。フラボノイドをもエネルギーとする，かなりの下手物食いの菌がいることになるが，それでもオリゴ糖のほうが“美味しい”のかもしれない。

先に，難消化性二糖であるDFAⅢによる，TJ経由のカルシウム吸収促進作用を示した。この細胞間透過経路は，特定のミネラルだけでなく，効率は悪いものの水溶性低分子も透過する。そこで，水溶性のケルセチン配糖体として，ルチンのグルコース付加体であるα-Gルチンを用いた試験を実施した。付加したグルコースは小腸管腔内のαグルコシダーゼで比較的容易に切断されるが，これにより生成するルチンは難溶性で，またラムノシルグルコース（ルチノース）配糖体であるため容易には切断できず，大部分がルチンとして大腸に流入し，そこで腸内細菌の酵素により，糖鎖であるルチノースが切断されて吸収される。門脈カニューレ留置ラットを用いた試験により，α-Gルチンが配糖体のまま門脈血に出現し，DFAⅢの同時投与により，これが大きく増加した[33]。すなわち，α-Gルチンは上皮細胞間TJを配糖体のまま透過し，DFAⅢはこれを促進したことを示す。このDFAⅢの作用が通常の摂食状態でも発現するかを，先に用いたフラクトオリゴ糖を対照として試験した[34]。その結果，摂取1日目にケルセチンの血中濃度はDFAⅢ摂取群のみで上昇し，TJ経由の吸収が摂食試験でも観察された。一方，2週間目の血中濃度上昇は，DFAⅢとフラクトオリゴ糖群で同等にみられ，また，ケルセチン総吸収量を強く反映する尿中ケルセチン排泄量も，両オリゴ糖の飼料添加量に応じて著明に増加したことから，長期間の摂食条件での生体利用性の増加には，イソケルシトリンを用いた試験でみられた，オリゴ糖摂取による大腸でのケルセチンアグリコン分解抑制による寄与が大きいことを示唆している。

（2）消化管運動—食物繊維と大腸運動

緒言で述べたように，消化管運動は栄養素の吸収に大きな影響をもたらす消化管の機能である。消化管内容物移送にかかわる蠕動運動は，消化管を構成する輪走筋と縦走筋の収縮により行われる。これらの制御は消化管内在神経（壁在神経）である粘膜下神経叢と筋層間神経叢，および外来神経である副交感神経（主に迷走神経）と交感神経により行われている。胃からの食塊の排出速度は，血糖値の上昇と連動する。胃排出を抑制する因子として消化管ホルモンで

あるCCKやグルカゴン様ペプチド-1（GLP-1）が知られている。これらのホルモンは，迷走神経経由で胃底部の弛緩や前庭部の蠕動運動低下，幽門括約筋の収縮亢進により胃排出速度を低下させる。小腸の蠕動運動による内容物移送速度の調整は，摂取された食品成分の適切な消化に重要である。大腸においては，その運動はミネラルや水分吸収に影響を与えるとともに，糞塊の形成や通過時間の適正化による便秘の防止に重要である。

　食物繊維のさまざまな生理作用のうち，便通への作用が最も実感できるものであろう。便秘の改善効果は，一般に不溶性食物繊維のほうが水溶性食物繊維より高い。一方で，大腸での発酵性は水溶性食物繊維のほうが高く，その発酵産物である短鎖脂肪酸，特にプロピオン酸や酪酸を粘膜側に添加すると，消化管神経経由で大腸収縮運動を促進させることが示されている[35]。著者らは，発酵性が高く，かつ不溶性の食物繊維である甜菜（シュガービート）繊維を用いて，ラットの大腸運動を，超小型歪みゲージ（strain gage force transducer）を用いて，無麻酔・無拘束下の生理的条件においてリアルタイムで測定した。歪みゲージは，表と裏に抵抗線が貼ってあり，これをラット消化管に縫い付けることで，消化管筋層の収縮により，抵抗線が延びた側の抵抗値は上がり，縮まった側は抵抗値が下がる。これをホイートストンブリッジ回路に組み込み，リア

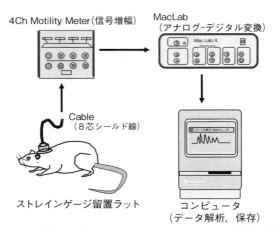

図9-7　無麻酔・無拘束ラットでのリアルタイム消化管運動測定

ルタイムで電気信号をPCに取り込むことができる(図9-7)。歪みゲージを,抵抗線が腸と直角になるように複数個縫い付けると,輪走筋収縮の頻度とともにその伝播方向がわかるため,肛門側に伝播する運動,口側に伝播する運動(逆蠕動),伝播しない運動に分類できる(図9-8)。10%甜菜繊維添加食の摂取により,無繊維食摂取時と比べて非伝播収縮や逆蠕動の頻度は変化しなかったが,肛門側伝播収縮,すなわち便を肛門に送る収縮が有意に増加していた

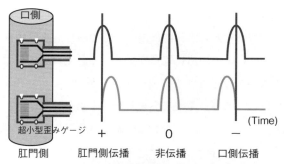

図9-8 結腸(大腸)蠕動運動収縮波の伝播方向の分類

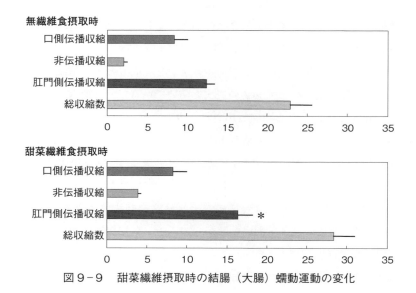

図9-9 甜菜繊維摂取時の結腸(大腸)蠕動運動の変化

180 第9章 食品成分による消化管機能の調節

（図9-9）。甜菜繊維が便秘に有効なことを示すデータである。蠕動運動は，管腔内の機械的刺激と化学的刺激で起こるとされている。甜菜繊維は，この2つの刺激を併せ持つ食物繊維として機能していると思われる。同様に，歪みゲージを用いたブタ試験においても乳酸菌飲料の摂取が大腸運動を増加させ，また食後の排便回数の増加が観察されている[36]。

（3）消化管バリア―上皮細胞間バリアを増強する

1）3つの消化管バリア

体外である消化管管腔から，体内に菌体やその断片，食品由来の有害物質を入れないようにしているのが消化管バリアである。1つ目は化学的バリアで，消化管免疫系や腸から分泌される抗菌ペプチドがある。分泌型IgAは，腸内細菌との共生を維持し，過剰な免疫反応を防止する重要な化学的バリアと考えられている[37]。腸管腔に放出される抗体であるsIgA分泌に影響を与える食品因子に関してはいくつかの報告がある。マウスにおいてフラクトオリゴ糖が，腸内細菌を介したプレビオティック作用により，パイエル板細胞の分泌型IgA産生を亢進し，糞中のIgA量増加が示された[38]。また，イヌリンとフラクトオリゴ糖に乳酸菌などのプロバイオティクスを加えたシンバイオティクスをラットに摂取させ，盲腸内のsIgA量の増加が観察されている[39]。

第2のバリアは，糖タンパク質であるムチンを主成分とする粘液層であり，消化管上皮を物理的に覆って異物の侵入を防いでいる。分泌型ムチンは，小腸上皮に存在する杯細胞から開口放出され，ガストリン放出ペプチド（gastrin-releasing peptide：GRP）や血管作動性腸管ペプチド（vasoactive intestinal peptide：VIP）などの神経ペプチドや消化管ホルモンペプチドYY，セロトニンにより分泌刺激される[40]。また，食品成分として乳タンパク質由来のペプチドが，オピオイド受容体を刺激してムチン分泌を刺激すると報告されている[41]。短鎖脂肪酸にもラット大腸粘膜からのムチン分泌促進作用が知られている。主要な短鎖脂肪酸である酢酸，プロピオン酸，酪酸で分泌促進がみられるが，他の大腸発酵産物である乳酸やコハク酸には，ムチン分泌促進作用はな

かったと報告されている[42]。食物繊維自体にも，小腸と大腸それぞれでムチン分泌促進作用が明らかにされており，その作用は不溶性食物繊維によるカサ効果，水溶性食物繊維による粘度といった物理的刺激によるとされている[43, 44]。

第3の消化管バリアは，先にも紹介した腸上皮細胞間をシールするTJである。TJは，細胞内情報伝達システムにより開く方向に調節されている。通常はバリアとして物質透過をきつく制限するため閉じているが，食後小腸管腔でカルシウムなどの濃度が一時的に高くなった時，"孔"を少し広げる（先述）。一方で，TJは上皮細胞の微絨毛部近傍にストランド状に何重にもなって細胞間をシールしているが，構成しているタンパク質は，エンドサイトーシスによりターンオーバーしている[45]。すなわち，TJストランドは常時断裂を繰り返しており，非特異的な物質透過を制限するバリア機能には，このTJの断裂頻度が大きく影響する[46]。TJストランドが破壊されたり断裂頻度が増加し，腸管透過性が高くなった状態をleaky gutと呼んでいる。TJバリア機能を障害する成分として，中鎖脂肪酸[47]やアセトアルデヒド[48]が報告されている。逆にTJのバリア機能を増強する食事因子も存在し，ある種のフラボノイド[49]やn-3系脂肪酸[50]が知られている。

2）消化管タイトジャンクション（TJ）のバリア機能を増強する短鎖脂肪酸

短鎖脂肪酸に関して，これまでいくつかの生理作用を述べてきた。ヒト小腸上皮細胞モデルであるCaco-2細胞に，比較的長期間（48hr）酪酸を作用させると，ヒストンのアセチル化を伴い，TJの透過性が低下することが示されている[51]。一方，著者らは，酢酸とプロピオン酸が10分程度の短時間でTJ透過性を低下させ，バリア機能を増強することを見いだした[52]。最初に，Ussing chamberにマウントしたラット盲腸粘膜を使った試験を紹介する（図9-10）。ラット盲腸内の生理的濃度範囲の短鎖脂肪酸混合物（酢酸：プロピオン酸：酪酸＝4：2：1，総濃度14～140mM）を盲腸粘膜側に添加すると，添加濃度依存的に，粘膜透過性指標のひとつである経上皮電気抵抗値が上昇し，10分後に最大値となり，少なくとも1時間程度高値を持続した。また，TJ選択的透過マーカーであるルシファーイエローの輸送が，短鎖脂肪酸の濃度依存的に低下し

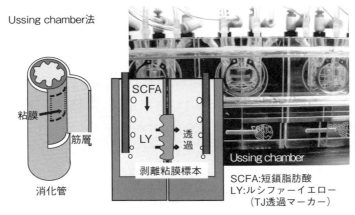

図9-10 消化管粘膜をUssing chamberにマウントしてタイトジャンクション（TJ）バリア機能を観察する

た。すなわち，短鎖脂肪酸は短時間で盲腸上皮バリア機能を増強することが示された。個別には，酢酸とプロピオン酸にバリア機能増強がみられたが，酪酸では有意な変動はみられなかった。次に，麻酔下ラットの盲腸結紮ループを用いた試験を行った。粘膜試験と同様の短鎖脂肪酸混合物140mMを，内容物を除いた盲腸内に注入すると，TJ透過マーカーの盲腸静脈濃度は，対照群の約半分に低下した。還流してくる動脈血濃度を差し引いた値では，この差はさらに拡大した。

　短鎖脂肪酸の腸バリア機能増強のメカニズムを探るために，腸上皮培養細胞の単層膜を用いる試験を行った。用いた細胞株は，Caco-2とT-84でともにヒト由来結腸癌に由来する細胞株で，小腸上皮と大腸上皮のモデルとして用いられる。トランズウェルの半透膜上に細胞を播種し単層膜を形成させた後，経上皮電気抵抗値が最大値に達し安定した状態において，各短鎖脂肪酸を添加した。先の盲腸粘膜でみられた結果と同様，短時間で経上皮電気抵抗値の上昇とTJマーカーの透過速度低下がみられ，培養細胞において，ラット盲腸組織の結果が再現された。これら短鎖脂肪酸による腸上皮透過性の抑制は，Caco-2単層膜のメチル-β-シクロデキストリン処理（細胞膜よりのコレステロール引き

2. 消化管機能　183

抜き）やスフィンゴミエリナーゼ処理により消失した。これらの結果は，短鎖脂肪酸が上皮細胞刷子縁膜の脂質マイクロドメインに作用することを示している。一方で，抗カベオリン1抗体の基底膜側からの処理でも短鎖脂肪酸の作用は消失した。さらに，TJ構成タンパク質のひとつであるオクルディンのTJストランド部への局在は，短鎖脂肪酸で増加し，細胞質内の量は減少した。以上の結果は，短鎖脂肪酸はTJタンパク質のカベオラによるエンドサイトーシスを阻害して，TJストランドの断裂頻度を低下させることにより，バリア機能を増強していることを強く示唆している。

　大腸内共生菌の代謝産物である短鎖脂肪酸は，ヒトの健康維持や疾病予防に重要な役割を持っていることが，最近次々と明らかになってきている。一方，有用菌といえども体内に侵入したり，あるいはその細菌壁成分であるリポ多糖などが体内に流入すると，さまざまな慢性疾患の原因となる。短鎖脂肪酸は，このような宿主と共生菌の微妙な関係を，この二者を隔てる腸管バリアを良好に保つことにより，うまく取り持つ役割をしているものと思われる。

3）新規機能性糖質イソマルトメガロ糖による腸管バリア増強

　イソマルトメガロ糖（IMM）は，糖転移酵素により合成された，D-グルコースのa-1，6グルコシド結合による中鎖長重合体（メガロ糖）である。柔軟なa-1，6グルコシド結合と中程度の鎖長により，さまざまな物質と相互作用が可能である。著者らは，ラット小腸の結紮ループを用いた試験により，2〜4％IMMの添加で，TJマーカーであるルシファーイエローの透過が抑制されることを見いだした。IMMは，短鎖脂肪酸と同様に，消化管上皮のバリア機能を増強したのである[53]。この作用は，Caco-2単層膜でも同様の濃度のIMMで観察された。刷子縁膜からのコレステロール引き抜きによる脂質マイクロドメインの破壊により，IMMの作用は消失した。細胞膜マイクロドメイン上には，受容体をはじめさまざまな情報伝達にかかわる分子が集積しており，IMMは何らかの"受容体"を介して，その作用を発揮していると思われる。マイクロドメインの一種であるカベオラの機能阻害によってもIMMの作用は消失したが，カベオラの関与するエンドサイトーシスは関与しておらず，カベオラから

184　第9章　食品成分による消化管機能の調節

発信される何らかの信号がTJに伝達され，そのバリア機能を増強させたもの
と考えられる。

3．おわりに

　消化管は複雑である。消化管に分布する内在神経や自律神経を合わせると，
その細胞数は大脳に匹敵する。腸はあまり脳の指示に従わず自律性が高いが，
それだけでなく，脳に対してさまざまな指令を送っている。腸は巨大な内分泌
器官でもあり，専用の内分泌細胞を部位特異的に多種類持っている。また，体
内の約半数の免疫細胞が消化管に分布しているといわれ，これら消化管に内在
する，神経・内分泌・免疫系は相互作用しているために，消化管は複雑なので
ある。本章では，消化管自体の機能である，消化と吸収，消化管運動，消化管
バリア機能と食品の関係を述べてきた。栄養素などの食品成分の体内へ入るス
ピードやその量は，体内代謝，ひいてはわれわれの健康維持や疾病予防と大い
にかかわっている。また，消化管バリア，特に管腔内物質の消化管からの透過
を制御しているタイトジャンクションは，腸内細菌とともに今後の疾病予防の
キーワードとなろう。本章が，今後ますます増加する動脈硬化症や糖尿病，認
知症などの疾病予防に寄与する栄養学に少しでも役に立てればと思う。

文　献

1) Hara H. and Kiriyama S.: Absorptive behavior of oligo-L-methionine and dietary proteins in a casein or soybean protein diet: porto-venous differences in amino acid concentrations in unrestrained rats. J Nutr, 1991; 121; 638-645.

2) Hara H., Ando Y.I. and Kiriyama S.: Absorption of oligo-L-[35S]methionine after feeding of a low casein or a low soybean protein isolate diet in rats. Proc Soc Exp Biol Med, 1992; 200; 30-35.

3) Hara H. and Kiriyama S.: Responses of the exocrine pancreatic secretion to spontaneous feeding in rats with bile-pancreatic juice diversion. Proc Soc Exp Biol Med, 1991; 198; 732-736.

4) Hara H., Nishikawa H. and Kiriyama S. : Different effects of casein and soyabean protein on gastric emptying of protein and small intestinal transit after spontaneous feeding of diets in rats. Br J Nutr, 1992 ; 68 ; 59-66.

5) Hara H., Suzuki T., Tamura K. et al. : Narakino H, Kiriyama S. Differential digestibility of a synthetic slowly digestible peptide, oligo- L -methionine, in rats fed soybean protein or its hydrolysates. J Nutr Biochem, 1995 ; 6 ; 38-42.

6) Louie D.S., May D., Miller P. et al. : Cholecystokinin mediates feedback regulation of pancreatic enzyme secretion in rats. Am J Physiol, 1986 ; 250 ; G252-259.

7) Iwai K., Fukuoka S., Fushiki T. et al. : Purification and sequencing of a trypsin-sensitive cholecystokinin-releasing peptide from rat pancreatic juice. Its homology with pancreatic secretory trypsin inhibitor. J Biol Chem, 1987 ; 262 ; 8956-8959.

8) Spannagel A.W., Green G.M., Guan D. et al. : Purification and characterization of a luminal cholecystokinin-releasing factor from rat intestinal secretion. Proc Natl Acad Sci USA, 1996 ; 93 ; 4415-4420.

9) Herzig K.H., Schön I., Tatemoto K. et al. : Diazepam binding inhibitor is a potent cholecystokinin-releasing peptide in the intestine. Proc Natl Acad Sci USA, 1996 ; 93 ; 7927-7932.

10) Hara H., Narakino H. and Kiriyama S. : Enhancement of pancreatic secretion by dietary protein in rats with chronic diversion of bile-pancreatic juice from the proximal small intestine. Pancreas, 1994 ; 9 ; 275-279.

11) Nishi T., Hara H., Hira T. et al. : Dietary protein peptic hydrolysates stimulate cholecystokinin release via direct sensing by rat intestinal mucosal cells. Exp Biol Med (Maywood), 2001 ; 226 ; 1031-1036.

12) Nishi T., Hara H. and Tomita F. : Soybean beta-conglycinin peptone suppresses food intake and gastric emptying by increasing plasma cholecystokinin levels in rats. J Nutr, 2003 ; 133 ; 352-357.

13) Nishi T., Hara H., Asano K. et al. : The soybean beta-conglycinin beta 51-63 fragment suppresses appetite by stimulating cholecystokinin release in rats. J Nutr, 2003 ; 133 ; 2537-2542.

14) Nakajima S., Hira T., Eto Y. et al. : Soybean beta 51-63 peptide stimulates cholecystokinin secretion via a calcium-sensing receptor in enteroendocrine

STC-1 cells. Regul Pept, 2010 ; 159 ; 148-155.

15) Nishimukai M., Hara H. and Aoyama Y. : Enteral administration of soybean lecithin enhanced lymphatic absorption of triacylglycerol in rats. Br J Nutr, 2003 ; 90 ; 565-571.

16) Nishimukai M., and Hara H. : Enteral administration of soybean phosphatidylcholine enhances the lymphatic absorption of lycopene, but reduces that of alpha-tocopherol in rats. J Nutr, 2004 ; 134 : 1862-1866.

17) Gibson G.R. and Roberfroid M.B. : Dietary modulation of the human colonic microbiota : introducing the concept of prebiotics. J Nutr, 1995 ; 125 ; 1401-1412.

18) Mineo H., Hara H. and Tomita F. : Short-chain fatty acids enhance diffusional ca transport in the epithelium of the rat cecum and colon. Life Sci, 2001 ; 69 ; 517-526.

19) Hara H., Nagata M., Ohta A. et al. : Increases in calcium absorption with ingestion of soluble dietary fibre, guar-gum hydrolysate, depend on the caecum in partially nephrectomized and normal rats. Br J Nutr, 1996 ; 76 ; 773-784.

20) Ohta A., Ohtuki M., Takizawa T.et al. : Effects of fructooligosaccharides on the absorption of magnesium and calcium by cecectomized rats. Int J Vitam Nutr Res, 1994 ; 64 ; 316-323.

21) Ohta A., Motohashi Y., Ohtsuki M.et al. : Dietary fructooligosaccharides change the concentration of calbindin-D9k differently in the mucosa of the small and large intestine of rats. J Nutr, 1998 ; 128 ; 934-939.

22) Tahiri M., Tressol J.C., Arnaud J. et al. : Effect of short-chain fructooligosaccharides on intestinal calcium absorption and calcium status in postmenopausal women : a stable-isotope study. Am J Clin Nutr, 2003 ; 77 ; 449-457.

23) Suzuki T., Hara H., Kasai T. et al. : Effects of difructose anhydride Ⅲ on calcium absorption in small and large intestines of rats. Biosci Biotechnol Biochem, 1998 ; 62 ; 837-841.

24) Mitamura R., Hara H., Aoyama Y. et al. : Supplemental feeding of difructose anhydride Ⅲ restores calcium absorption impaired by ovariectomy in rats. J Nutr, 2002 ; 132 ; 3387-3393.

25) Mineo H., Hara H., Shigematsu N. et al. : Melibiose, difructose anhydride Ⅲ and

文 献 187

difructose anhydride IV enhance net calcium absorption in rat small and large intestinal epithelium by increasing the passage of tight junctions *in vitro*. J Nutr, 2002 ; 132 ; 3394-3399.

26) Amasheh S., Milatz S., Krug SM. et al. : Tight junction proteins as channel formers and barrier builders. Ann NY Acad Sci, 2009 ; 1165 ; 211-219.

27) Suzuki T. and Hara H. : Various nondigestible saccharides open a paracellular calcium transport pathway with the induction of intracellular calcium signaling in human intestinal Caco-2 cells. J Nutr, 2004 ; 134 ; 1935-1941.

28) Minamida K., Kaneko M., Ohashi M. et al. : Effects of difructose anhydride Ⅲ (DFA Ⅲ) administration on bile acids and growth of DFA Ⅲ-assimilating bacterium Ruminococcus productus on rat intestine. J Biosci Bioeng, 2005 ; 99 ; 548-554.

29) Mineo H., Amano M., Minaminida K. et al. : Two-week feeding of difructose anhydride Ⅲ enhances calcium absorptive activity with epithelial cell proliferation in isolated rat cecal mucosa. Nutrition, 2006 ; 22 ; 312-320.

30) Shigematsu N., Okuhara Y., Shiomi T. et al. : Effect of difructose anhydride Ⅲ on calcium absorption in humans. Biosci Biotechnol Biochem, 2004 ; 68 ; 1011-1016.

31) Uehara M., Ohta A., Sakai K. et al. : Dietary fructooligosaccharides modify intestinal bioavailability of a single dose of genistein and daidzein and affect their urinary excretion and kinetics in blood of rats. J Nutr, 2001 ; 131 ; 787-795.

32) Matsukawa N., Matsumoto M., Shinoki A. et al. : Nondigestible saccharides suppress the bacterial degradation of quercetin aglycone in the large intestine and enhance the bioavailability of quercetin glucoside in rats. J Agric Food Chem, 2009 ; 57 ; 9462-9468.

33) Matsumoto M., Chiji H. and Hara H. : Intestinal absorption and metabolism of a soluble flavonoid, alphaG-rutin, in portal cannulated rats. Free Radic Res, 2005 ; 39 ; 1139-1146.

34) Matsukawa N., Matsumoto M., Chiji H. et al. : Oligosaccharide promotes bioavailability of a water-soluble flavonoid glycoside, alpha G-rutin, in rats. J Agric Food Chem, 2009 ; 57 ; 1498-1505.

35) Yajima T. : Contractile effect of short-chain fatty acids on the isolated colon of

the rat. J Physiol, 1985；368；667-678.

36）Ohashi Y., Inoue R., Tanaka K. et al.：Strain gauge force transducer and its application in a pig model to evaluate the effect of probiotic on colonic motility. J Nutr Sci Vitaminol (Tokyo), 2001；47；351-356.

37）Suzuki K. and Fagarasan S.：Diverse regulatory pathways for IgA synthesis in the gut. Mucosal Immunol, 2009；2；468-471.

38）Hosono A., Ozawa A., Kato R. et al.：Dietary fructooligosaccharides induce immunoregulation of intestinal IgA secretion by murine Peyer's patch cells. Biosci Biotechnol Biochem, 2003；67；758-764.

39）Roller M., Rechkemmer G. and Watzl B.：Prebiotic inulin enriched with oligofructose in combination with the probiotics Lactobacillus rhamnosus and Bifidobacterium lactis modulates intestinal immune functions in rats. J Nutr, 2004；134；153-156.

40）Plaisancié P., Barcelo A., Moro F. et al.：Effects of neurotransmitters, gut hormones, and inflammatory mediators on mucus discharge in rat colon. Am J Physiol, 1998；275；G1073-1084.

41）Claustre J., Toumi F., Trompette A. et al.：Effects of peptides derived from dietary proteins on mucus secretion in rat jejunum. Am J Physiol Gastrointest Liver Physiol, 2002；283；G521-528.

42）Shimotoyodome A., Meguro S., Hase T. et al.：Short chain fatty acids but not lactate or succinate stimulate mucus release in the rat colon. Comp Biochem Physiol A Mol Integr Physiol, 2000；125；525-531.

43）Tanabe H., Sugiyama K., Matsuda T. et al.：Small intestinal mucins are secreted in proportion to the settling volume in water of dietary indigestible components in rats. J Nutr, 2005；135；2431-2437.

44）Ito H., Satsukawa M., Arai E. et al.：Soluble fiber viscosity affects both goblet cell number and small intestine mucin secretion in rats. J Nutr, 2009；139；1640-1647.

45）Yu D. and Turner J.R.：Stimulus-induced reorganization of tight junction structure：the role of membrane traffic. Biochim Biophys Acta, 2008；1778；709-716.

46）Anderson J.M., Van Itallie C.M. and Fanning A.S.：Setting up a selective barrier at the apical junction complex. Curr Opin Cell Biol, 2004；16；140-145.

47) Lindmark T., Nikkila T. and Artursson P. : Mechanisms of absorption enhancement by medium chain fatty acids in intestinal epithelial Caco-2 cell monolayers. J Pharmacol Exp Ther, 1995 ; 275 ; 958-964.

48) Basuroy S., Sheth P., Mansbach CM. et al. : Acetaldehyde disrupts tight junctions and adherens junctions in human colonic mucosa : protection by EGF and L-glutamine. Am J Physiol Gastrointest Liver Physiol, 2005 ; 289 ; G367-375.

49) Suzuki T. and Hara H. : Role of flavonoids in intestinal tight junction regulation. J Nutr Biochem, 2011 ; 22 ; 401-408.

50) Li Q., Zhang Q., Wang M. et al. : n-3 polyunsaturated fatty acids prevent disruption of epithelial barrier function induced by proinflammatory cytokines. Mol Immunol, 2008 ; 45 ; 1356-1365.

51) Ohata A., Usami M. and Miyoshi M. : Short-chain fatty acids alter tight junction permeability in intestinal monolayer cells via lipoxygenase activation. Nutrition, 2005 ; 21 ; 838-847.

52) Suzuki T., Yoshida S. and Hara H. : Physiological concentrations of short-chain fatty acids immediately suppress colonic epithelial permeability. Br J Nutr, 2008 ; 100 ; 297-305.

53) Hara H., Kume S., Iizuka T. et al. : Enzymatically synthesized megalo-type isomaltosaccharides enhance the barrier function of the tight junction in the intestinal epithelium. Biosci Biotechnol Biochem (in press)

第10章　炎症性腸疾患と栄養

馬場重樹[*1]，髙岡あずさ[*1]，佐々木雅也[*1, 2]

1．はじめに

炎症性腸疾患（inflammatory bowel disease：IBD）は再燃と寛解を繰り返す消化管の慢性炎症を特徴とする疾患であり，狭義には潰瘍性大腸炎（ulcerative colitis：UC）とクローン病（Crohn's disease：CD）を指す。これらの発症原因はいまだ明らかにされておらず，根本的な治療も確立されていない。いずれも栄養不良を呈するリスクの高い疾患であり，薬物療法とともに栄養療法が重要である。

本章では，炎症性腸疾患の病因，栄養代謝病態，治療について概説する。

2．炎症性腸疾患の病因・病態

(1) 炎症性腸疾患（IBD）とは

IBDは再燃と寛解を繰り返す消化管の慢性炎症を特徴とする疾患であり，狭義には潰瘍性大腸炎とクローン病を指す。これらの根本的な発症原因はいまだ明らかにされていないが，その発症には遺伝的素因と環境因子の両者が関与すると考えられている（図10-1）。

＊1 滋賀医科大学医学部附属病院栄養治療部，＊2 滋賀医科大学医学部看護学科

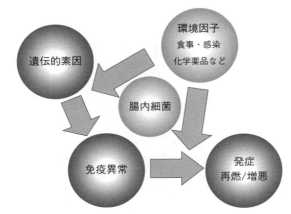

図10-1　炎症性腸疾患の発症要因

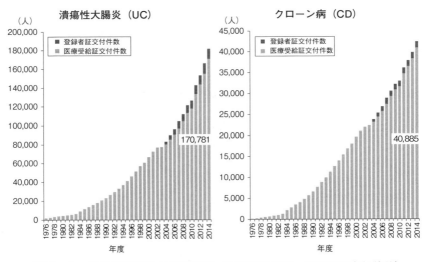

図10-2　炎症性腸疾患患者数推移（医療受給者証・登録者証交付件数）

（2）炎症性腸疾患の疫学

　世界的にみると，IBDの罹患率・有病率はヨーロッパや北米で高いことから，IBDは西洋で多く，東洋で少ない疾患であると認識されてきた。しかし，わが国におけるIBDの罹患率・有病率はここ数十年で急激な増加をみせており（図

2. 炎症性腸疾患の病因・病態　193

10-2），1980年代以降，わが国のみならず中国，韓国，インドでも罹患率が上昇している[1]。したがって，生活習慣の欧米化や衛生環境がIBDの発生に関与している可能性が指摘されている。

(3) IBD発生に関連する因子

これまでの報告から，IBDの発症リスク因子としてIBDの家族歴，過去喫煙，経口避妊薬（エストロゲン作用）などが明らかとなっている。また，衛生環境の影響も示唆されている。衛生環境が改善されたことにより免疫能が発達する幼少期の細菌・ウイルス感染が減少し，免疫能が十分に成熟しなかった結果，IBDが増加しているという衛生仮説が示唆されている。この仮説は衛生環境が整った国に移住した者を対象とした研究や，社会経済的地位が高いほどIBDの発症リスクが高いという研究結果を受けている[1]。しかしながら，衛生環境には種々の因子が複合的に関与するため，高いエビデンスレベルで証明することは極めて困難である[2]。

(4) IBDの疾患感受性遺伝子

IBDの発症に遺伝的要因が関与していることは，数多くの疫学研究で証明されている。いわゆるゲノムワイド相関解析（GWAS）が可能となってから，IBD疾患感受性遺伝子が数多く発見され，現在は200以上の遺伝子多型の関与が示唆されている。それらの遺伝子多型を分類すると，以下の異常がIBDの発症にかかわっていると考えられる。

1）自然免疫系の異常

自然免疫とは，外来異物（非自己）の侵入で最初に誘導される免疫反応である。自然免疫に関係する遺伝子多型異常はIBDのなかでも特にクローン病の発症との関連が報告されている。具体的には細菌の認識に働く分子である*NOD2*や細胞内の異常タンパク質や病原微生物の排除メカニズムであるオートファジーに関係する*ATG16L1*遺伝子，*IRGM*遺伝子などがあげられる[3-5]。

194　第10章　炎症性腸疾患と栄養

2）獲得免疫の異常

　獲得免疫は，自然免疫が発動した後に誘導される免疫系で，リンパ球，サイトカイン，抗体などが連携し，種々の抗原に感作することで獲得される免疫機構である。ヒトの主要組織適合遺伝子複合体（major histocompatibility complex：MHC）であるヒト白血球抗原（human leukocyte antigen：HLA）は自然免疫の制御，そしてT細胞への抗原提示による獲得免疫の制御にかかわる。日本人において*HLA-DRB1*遺伝子は特に潰瘍性大腸炎の疾患感受性遺伝子であると報告されている[6]。また，サイトカイン経路のなかでも*IL-23*R遺伝子，*IL12B*（*P40*）遺伝子などのIL23-Th17 axisにかかわる遺伝子異常は多く報告されている。さらに，アジア人では*TNFSF15*遺伝子がクローン病で最も強い相関を示すことが報告されている[7]。前述の*NOD2*は日本人にはみられず，遺伝子異常については人種による差異も考慮する必要がある。

3）腸管上皮・粘液の異常

　欧米人のクローン病患者を対象とした研究では，腸管上皮のバリア機能に関与するフコシル化に関連する*FUT2*遺伝子や粘液産生にかかわる*MUC1*，*MUC19*遺伝子もクローン病の疾患感受性遺伝子として報告されている[8,9]。

（5）IBDと腸内細菌叢

1）腸内細菌叢とその役割

　ヒトの腸内には約1,000種，100兆個以上の細菌が生息しているが，これらの細菌は無秩序に存在しているわけではない。これらはたがいにテリトリーを形成して共存しており，腸内細菌叢を形成している。腸内細菌の持つ総遺伝子数はヒトの持つ遺伝子の100倍以上に上ることが明らかとなっており，ヒトと共生している。腸管の恒常性維持や栄養の供給源，宿主防御など，ヒトに恩恵をもたらすことが知られている。ヒトの腸内細菌叢の異常はdysbiosisと呼ばれ，IBDだけでなく，過敏性腸症候群やメタボリックシンドローム，喘息，アレルギー，心血管障害など種々の疾患との関連が示唆されている。

　腸内細菌叢は上部消化管において消化を免れた食物を発酵させ，エネルギー

を回収する作用がある。1日に必要とされるエネルギーの約8〜10%は大腸での腸内細菌による発酵によりもたらされると推定されている。腸内細菌による発酵産物の主要なものは短鎖脂肪酸（short chain fatty acid：SCFA）であり，これらのうち95％は大腸上皮細胞で吸収される。産生されるSCFAの主なものとして酢酸，酪酸，およびプロピオン酸がある。短鎖脂肪酸は腸管内を弱酸性にすることにより，病原菌の繁殖を抑制する効果も知られている。

　また，腸内細菌叢は宿主の免疫発達に欠かせないものであり，無菌マウスでは免疫組織が成熟せず，感染抵抗性が低下することが報告されている。また，無菌マウスに腸内細菌叢を投与することで免疫組織の発達が促進することも明らかとなっている。腸内細菌叢の形成は出生直後より離乳期において行われると考えられるが，乳児期に抗菌剤投与を受けた子供はその後のクローン病の発症率が有意に高いことが示されている。よって，腸内細菌叢の形成期における攪乱が宿主の免疫機構形成に寄与する可能性がある。

　ヘルパーT細胞はサイトカイン産生パターンからTh1細胞とTh2細胞の2つのサブタイプに分類されているが，これらに加えて制御性T細胞やTh17細胞という新たなヘルパーT細胞サブセットの存在が明らかとなった。制御性T細胞は自己抗原に対する免疫応答や免疫寛容の維持に重要とされる。一方で，Th17細胞はインターロイキン（IL）-17やIL-22を産生する細胞群で，さまざまな組織の免疫，炎症応答において重要な役割を担っている[10]。近年，*Clostridium* cluster IV，XIVa，XVIIIを含む17種類のSCFA産生菌が酪酸産生を介して制御性T細胞の分化・増殖に関与していることが報告されている[11]。また，無菌マウスではTh17細胞が減少することが報告されている。*Citrobacter rodentium*や*Escherichia coli*（EHEC）O157などの，腸管上皮細胞に付着し病原性を発揮する細菌によりTh17細胞が誘導されることが報告されている[12]。以上の結果より，Th17細胞の分化には腸内細菌叢が重要な役割を果たしていると考えられる。

2）IBDにおける腸内細菌叢について

　IBD患者の腸内細菌叢には多様性の低下が認められる。腸内細菌叢は疾患や

196 第10章 炎症性腸疾患と栄養

活動性の違い，採取部位（糞便中もしくは粘膜付着），解析方法などにより種々の異なった成績が報告されている。terminal-restriction fragment length polymorphism（T-RFLP）法を用いた解析では，寛解期潰瘍性大腸炎患者の腸内細菌叢は健常人と比較的相同性がみられるが，クローン病患者では寛解期でも健常人との相同性は低いと報告されている[13, 14]。IBDではFirmicutes門の減少やProteobacteria門の増加が報告されている[15]。Firmicutes門のなかでも*Faecalibacterium prausnitzii*（*F. prausnitzii*）はIBDで減少している報告が多くみられる。*F. prausnitzii*は酪酸産生菌であり，抗炎症作用や腸炎抑制効果がマウス実験で確認されている[16]。*F. prausnitzii*の他にも，Firmicutes門である*Brautiafaecis，Roseburiainulinivorans，Ruminococcus torques，Clostridium lavalense*などの減少がクローン病において報告されている[17]。また，小児クローン病において狭窄をきたすタイプには*Ruminococcus*と，瘻孔をきたすタイプには*Veillonella*との関連性が報告されている[18]。いままで報告されている疾患感受性遺伝子は潰瘍性大腸炎とクローン病で共通してみられるものが多く，腸内細菌叢の変化は疾患の表現型を修飾している可能性がある。

　動物実験の結果ではdysbiosisにより腸炎を発症することが示されているが，ヒトにおける検討では，dysbiosisによりIBDが発症するのか，dysbiosisはIBDの結果，現れる変化なのかは明らかとなっていない。しかし，図10-2に示すように，わが国では急激に患者数の増加がみられていることは，遺伝要因より環境要因の影響が大きいことを示唆している。近年，IBDの感受性遺伝子を有する健常人の腸内細菌叢において，*Roseburia*種の減少が確認されており[19]，発症前に腸内細菌叢の変化が先立って起こる可能性がある。

3．潰瘍性大腸炎

（1）潰瘍性大腸炎の疾患概念

　潰瘍性大腸炎は「主として粘膜を侵し，しばしばびらんや潰瘍を形成する大

3. 潰瘍性大腸炎　197

腸の原因不明のびまん性非特異性炎症である」と定義される。大腸でも特に直腸の粘膜と粘膜下層に特発性，非特異性な炎症をきたす疾患であり，その経過中に再燃と寛解を繰り返す。症状は粘血便を示すことが多く，腸管合併症（結節性紅斑，壊疽性膿皮症，虹彩炎，強直性脊椎炎など）を伴うことがある。

　診断基準は『平成28年度 潰瘍性大腸炎・クローン病診断基準・治療指針（鈴木班)』を参照されたい[20]。一般的には粘血便を特徴とする血便・下痢により発症し，大腸内視鏡検査にて直腸から連続性にみられる粘膜のびまん性炎症を特徴とする。特異的な所見がなく，他疾患の除外をすることで確定診断となる。

（2）潰瘍性大腸炎の栄養学的な病態

　潰瘍性大腸炎では経口摂取の不良，炎症によるエネルギー消費量の亢進，消化吸収障害，タンパク漏出，異化亢進などの要因が複合的にかかわり，タンパク・エネルギー低栄養状態（protein energy malnutrition：PEM）に陥ることが多い[21]。クローン病との比較において，潰瘍性大腸炎では栄養障害をきたす頻度は低いと報告されている[22]。特に，体重減少や低アルブミン血症，タンパク漏出，コレステロール低値は潰瘍性大腸炎よりクローン病に多いと報告されている[23, 24]。

　著者らは2015年に，入院加療を必要としたクローン病患者22名，潰瘍性大腸炎患者18名の栄養状態を比較した成績を報告している[25]。Subjective Global Assessment（SGA）（図10 - 3）[26, 27]，Malnutrition Universal Screening Tool（MUST）（図10 - 4）[28]，Nutritional Risk Screening 2002（NRS 2002）（図10 - 5）[29]，小野寺らのPrognostic Nutritional Index（O-PNI：10×血清アルブミン値（g/dL）＋ 0.005×総リンパ球数)[30]，Controlling Nutritional Status（CONUT）（表10 - 1）[31] を比較したところ，いずれも有意な差は認められなかった（表10 - 2）。さらに，生化学検査値を比較したところ，血清アルブミン値は潰瘍性大腸炎で有意に低値を示し，その他の項目については，クローン病と潰瘍性大腸炎で有意な栄養状態の差は認められなかった（表10 - 3）。したがって，

第10章　炎症性腸疾患と栄養

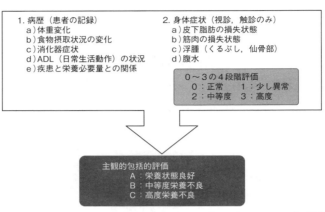

図10-3　Subjective Global Assessment (SGA) における評価項目

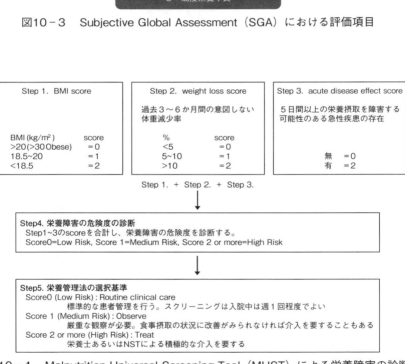

図10-4　Malnutrition Universal Screening Tool (MUST) による栄養障害の診断

3．潰瘍性大腸炎　199

```
Initial screening
1. BMI<20.5kg/m²                 2. 最近3か月以内に体重減少がある
3. 最近1週間以内に食事摂取量の減少を認める   4. 重篤な疾患を有している
             1つでも該当すればFinal Screeningへ進む
```

```
Final screening
1. 栄養障害スコア
   なし    Score 0  栄養状態正常
   軽度    Score 1  体重減少>5%/3か月 or 1週間の食事摂取量が必要量の50~75%以下
   中等度  Score 2  体重減少>5%/2か月 or BMI18.5~20.5 and一般状態の障害or食事摂取量が必
                   要量の25~60%
   高度    Score 3  体重減少>5%/1か月 or BMI<18.5 and一般状態の障害or食事摂取量が必要量
                   の0~25%
2. 侵襲スコア
   なし    Score 0  栄養状態正常
   軽度    Score 1  骨盤骨折，慢性疾患，特にその急性合併症，肝硬変，COPD，慢性透析，糖
                   尿病，悪性腫瘍
   中等度  Score 2  腹部手術，脳梗塞・脳出血，重症肺炎，血液悪性腫瘍
   高度    Score 3  頭部外傷，骨髄移植，ICU (APACHE>10)
```

```
評価
 ［1. 栄養障害スコア］＋［2. 侵襲スコア］（＋1:70歳以上）≧3積極的栄養補給が必要
```

図10-5　Nutritional Risk Screening 2002（NRS 2002）による栄養障害の診断

表10-1　Controlling Nutritional Status（CONUT）の評価項目

	正常	軽度	中等度	高度
アルブミン値（g/dL） Score	3.5~4.5 0	3.0~3.49 2	2.5~2.9 4	<2.5 6
リンパ球数（total/mL） Score	>1,600 0	1,200~1,599 1	800~1,199 2	<800 3
総コレステロール（mg/dL） Score	>180 0	140~180 1	100~139 2	<100 3
Total score	0~1	2~4	5~8	9~12

200 第10章 炎症性腸疾患と栄養

表10-2　クローン病と潰瘍性大腸炎の栄養状態の比較

	クローン病（%）	潰瘍性大腸炎（%）	p値
SGA			
栄養状態良好	4.5	0	0.545
中等度栄養不良	54.5	66.7	
高度栄養不良	41.0	33.3	
MUST			
低リスク	13.6	11.1	0.767
中リスク	18.2	27.8	
高リスク	68.2	61.1	
NRS 2002			
積極的栄養介入不要	22.7	16.7	0.634
積極的栄養介入必要	77.3	83.3	
O-PNI			
低リスク	9.1	16.7	0.471
高リスク	90.9	83.3	
CONUT			
正常	4.5	11.1	0.766
軽度異常	13.6	11.1	
中等度異常	45.5	33.3	
高度異常	36.4	44.5	

SGA：subjective global assessment, MUST：malnutrition universal screening tool, NRS 2002：nutritional risk screening 2002, O-PNI：Onodera's prognostic nutritional index, CONUT：controlling nutritional status.

表10-3　クローン病と潰瘍性大腸炎の血液生化学検査値の比較

	クローン病	潰瘍性大腸炎	p値
TP（g/dL）	6.4±0.8	5.8±0.6	0.009
Alb（g/dL）	2.8±0.5	2.6±0.6	0.234
T-cho（mg/dL）	127.5±31.8	125.9±36.5	0.882
TG（mg/dL）	82.9±31.1	90.0±57.5	0.292
Hb（g/dL）	11.0±2.0	10.3±3.0	0.430
CRP（mg/dL）	6.6±6.8	6.1±5.5	0.925

TP：total protein, Alb：albumin, T-cho：total cholesterol, TG：triglyceride, Hb：hemoglobin, CRP：C-reactive protein.

重症あるいは中等症難治性の潰瘍性大腸炎ではクローン病とほぼ同等に低栄養状態を呈するリスクが高いことが明らかとなった。

欧米の報告をみても，Mijacらもクローン病と潰瘍性大腸炎の栄養状態に有意差は認められなかったと報告している[32]。しかし，この研究の対象患者はBMIが21.4 ±3.7kg/m²，血清アルブミン値が3.1±0.7g/dLであった。著者らの研究における対象患者はBMIが18.9 ±2.5kg/m²，血清アルブミン値が2.7±0.5g/dLであり，Mijacらよりも栄養状態の悪い患者を対象としている。さらに，Mijacらの研究が行われたセルビアでは，20歳以上の過体重または肥満である割合が50％を超えているとの報告がある[33]。日本において，20歳以上の過体重または肥満の割合は男性で28.9 ％，女性で17.6 ％となっており，民族的な違いもみられる。しかし，著者らの研究でも，Mijacらと同様の結果が得られており，重症～中等症の活動期潰瘍性大腸炎ではクローン病と同等の栄養障害を呈すると考えられる。同様の成績は，下谷らによっても報告されており[34]，活動期潰瘍性大腸炎，特に入院治療を要する症例は栄養状態が極めて悪く，クローン病と同様に栄養療法が重要と考えられる。

（3）潰瘍性大腸炎の治療

1）潰瘍性大腸炎における薬物療法と栄養療法

潰瘍性大腸炎の治療の基本は薬物療法である。難治性腸管障害調査研究班（鈴木班）により，病変範囲と重症度に応じた治療指針が提唱されている（表10-4）[20]。この治療指針においても，薬物療法の内容しか記載されていない。潰瘍性大腸炎における栄養療法は，薬物療法の補助的な治療としての意義にとどまり，栄養療法そのものに寛解導入効果や寛解維持効果は認めない。この点は，クローン病の治療指針と異なる点である。

本症の薬物療法においては，5-アミノサリチル酸製剤（5-ASA製剤）が基本的な薬剤である。現在，アサコール®，ペンタサ®，サラゾピリン®，リアルダ®の4種類が市販されている。いずれも薬効を示すのは5-ASA製剤であるが，それぞれ消化管内での薬物動態が異なるため，その点に注意して使い分け

202 第10章 炎症性腸疾患と栄養

表10-4 平成28年度潰瘍性大腸炎治療指針（内科）[20]

寛解導入療法 ➡ ➡ ➡

		軽症	中等症	重症	劇症
左側大腸炎型	全大腸炎型	経口剤：5-ASA製剤 注腸剤：5-ASA注腸，ステロイド注腸 ※中等症で炎症反応が強い場合や上記で改善ない場合はプレドニゾロン経口投与 ※さらに改善なければ重症またステロイド抵抗例への治療を行う ※直腸部に炎症を有する場合はペンタサ®坐剤が有用		・プレドニゾロン点滴静注 ※状態に応じ以下の薬剤を併用 　経口剤：5-ASA製剤 　注腸剤：5-ASA注腸，ステロイド注腸 ※改善なければ劇症またはステロイド抵抗例の治療を行う ※状態により手術適応の検討	・緊急手術の適応を検討 ※外科医と連携のもと，状況が許せば以下の治療を試みてもよい。 ・ステロイド大量静注療法 ・タクロリムス経口 ・シクロスポリン持続静注療法* ※上記で改善なければ手術
直腸炎型		経口剤：5-ASA製剤 坐　剤：5-ASA坐剤，ステロイド坐剤 注腸剤：5-ASA注腸，ステロイド注腸　　※安易なステロイド全身投与は避ける			

	ステロイド依存例	ステロイド抵抗例
難治例	免疫調節薬：・アザチオプリン・6-MP* ※（上記で改善しない場合）：血球成分除去療法・タクロリムス経口・インフリキシマブ点滴静注・アダリムマブ皮下注射を考慮してもよい	中等症：血球成分除去療法・タクロリムス経口・インフリキシマブ点滴静注・アダリムマブ皮下注射 重　症：血球成分除去療法・タクロリムス経口，インフリキシマブ点滴静注・アダリムマブ皮下注射・シクロスポリン持続静注療法* ※アザチオプリン・6-MP*の併用を考慮する ※改善がなければ手術を考慮

寛解維持療法

非難治例	難治例
5-ASA製剤（経口剤・注腸剤・坐剤）	5-ASA製剤（経口剤・注腸剤・坐剤） 免疫調節薬（アザチオプリン，6-MP*），インフリキシマブ点滴静注，アダリムマブ皮下注射**

*：現在保険適応には含まれていない，**インフリキシマブ・アダリムマブで寛解導入した場合。

5-ASA経口剤（ペンタサ®顆粒/錠，アサコール®錠，サラゾピリン®錠，リアルダ®錠）5-ASA注腸剤（ペンタサ®注腸）5-ASA坐剤（ペンタサ®坐剤，サラゾピリン®坐剤）ステロイド注腸剤（プレドネマ®注腸，ステロネマ®注腸）ステロイド坐剤（リンデロン®坐剤）。

※（治療原則）内科治療への反応性や薬物による副作用あるいは合併症などに注意し，必要に応じて専門家の意見を聞き，外科治療のタイミングなどを誤らないようにする。薬用量や治療の使い分け，小児や外科治療など詳細は本文を参照のこと。

3. 潰瘍性大腸炎　203

る必要がある。またペンタサ®は座剤と注腸剤，サラゾピリン®には座剤もある。

　5-ASA製剤のみでは寛解導入，寛解維持ができない場合にはステロイド剤が適応となる。ステロイド剤は経口的あるいは経静脈的な全身投与以外に，座剤や注腸剤による局所投与も可能である。病変範囲が広範囲な場合には全身投与が基本であるが，直腸などの遠位結腸の病変には局所療法が有効である。しかし，ステロイド剤を長期に使用すると，骨粗鬆症や高血圧，糖尿病，緑内障などの副作用が問題となる。したがって，漫然とステロイド治療を継続することは避ける必要がある。

　ステロイド剤が無効な場合や効果不十分な場合，ステロイド依存性で難治の場合には，イムラン®，ロイケリン®などの免疫調整薬，タクロリムス（プログラフ®）やシクロスポリン（サンディミュン®，ネオーラル®）などの免疫抑制剤による治療も行う。また，抗TNF-α抗体製剤であるレミケード®やヒュミラ®の治療は本症でも有用である。

　本症においては，栄養療法は薬物療法の補助的な治療という位置づけではあるものの，本症は栄養学的リスクの大きい疾患であり，栄養療法が重要であることは間違いない。特に，中等症や重症にて入院治療を必要とする場合には，頻回の粘血便，下痢，腹痛などの消化器症状，発熱，倦怠感などの全身症状を認める。このような症例においては，消化管の安静を目的として静脈栄養を行う。活動期には，炎症に伴いエネルギー消費量が増加する。また，潰瘍やびらんから出血やタンパク漏出を認めるため，低アルブミン血症も著明となる。このような病態に対応するためには，中心静脈栄養（total parenteral nutrition：TPN）が適応となる。

2）栄養療法の実際

　潰瘍性大腸炎の治療の基本は薬物療法であるが，潰瘍性大腸炎は栄養学的リスクの大きい疾患であり，栄養管理は重要である。特に，中等症～重症では，粘血便，下痢，腹痛，発熱などを呈する。このような場合には，腸管安静の目的で絶食とし，静脈栄養を行う。

　潰瘍性大腸炎の活動期にはエネルギー代謝が亢進するとの報告が散見され

る。しかしながら，静脈栄養施行時のエネルギー必要量に関するわが国の研究成績は極めて少ないのが現状である。著者らが間接熱量測定で検討した結果では，安静時エネルギー消費量（resting energy expenditure：REE）は健常成人に比べて有意に高いとの結果であった（図10-6）[35]。さらに，潰瘍性大腸炎の活動指数との間には相関が認められ，重症度が高いほどエネルギー消費量は高い傾向にあった（図10-7）[25]。その結果，入院治療を要する中等症から重症の潰瘍性大腸炎患者のエネルギー必要量は重症度に応じて32～36kcal/kg/day（28-31kcal/IBW/day）と算出された。一方，寛解導入後には安静時エネルギー消費量は低下し，エネルギー必要量は約30kcal/kg/day程度に低下した[36]。また活動期には，出血やタンパク漏出に伴いタンパク質・アミノ酸の必要量も増

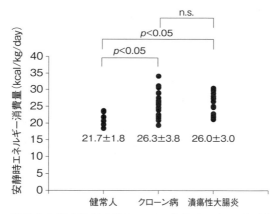

図10-6　健常人と炎症性腸疾患における安静時エネルギー消費量の比較

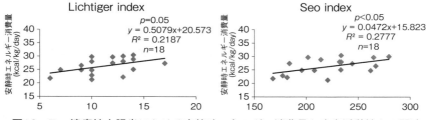

図10-7　潰瘍性大腸炎における安静時エネルギー消費量と疾患活動性との関連

加する。したがって重症例では，TPNにてエネルギー必要量，タンパク質・アミノ酸の必要量を充足するように努めることが大切である。

しかしながら，静脈栄養ではブドウ糖の投与速度は5mg/kg/min以下とするのが原則である[37]。全身性炎症によるインスリン抵抗性の亢進，ステロイド剤による耐糖能異常などを併発する場合には，ブドウ糖の投与量にはさらに注意を払うべきである。したがって，エネルギー必要量を充足するためには，経静脈的な脂肪乳剤の併用は欠かせない。

わが国には，ビタミンや微量元素を含む高カロリー輸液用のキット製剤エルネオパNF®があり，広く使用されている。しかし，エルネオパNF®2号2000mLは，全量投与しても，総エネルギーは1,640kcal，アミノ酸は60gである。体重当たり1.2〜1.5g/dayのアミノ酸を投与するには，エルネオパNF®2号2000mLのみでは不足することとなる。脂肪乳剤に加えて，アミニック®200mL（アミノ酸20g，80kcal）などのアミノ酸製剤も追加し，NPC/N（non-protein calorie/nitrogen）も120〜150程度とするように努める。

中等症で，比較的早期に食事が開始できると予想される場合には，末梢静脈栄養法（peripheral parenteral nutrition：PPN）の適応となる。この場合，アミノ酸・ビタミンB₁加総合電解質液に脂肪乳剤も併用する。それでも，PPNで投与可能なエネルギー量は1,000kcal/day程度である。栄養不良患者に不十分なエネルギー量の静脈栄養を続けて，低栄養を助長することは避けなければならない。

軽症や中等症に対して腸管安静，補助療法としての経腸栄養を施行することもできるが，成分栄養剤のような高浸透圧の製剤は下痢を悪化させることがある。基本的には，半消化態栄養剤が適応となる。

潰瘍性大腸炎の場合，寛解となれば特別な食事制限は必要ない。バランスのよい食事を指導する。ただし，活動期治療として静脈栄養から食事に移行する際には，動物性脂肪や刺激物など，腸管に刺激性のある食品は控えめにするのが基本である。一方，プレバイオティクス，プロバイオティクスは寛解維持や臨床症状の改善に有効とされており，水溶性食物繊維には抗炎症作用も期待で

206　第10章　炎症性腸疾患と栄養

きる[38]。本症の場合，低残渣食として食物繊維を制限する必要はない。

4．クローン病

（1）クローン病の疾患概念

　クローン病は原因不明で，主として若年者にみられ，潰瘍や線維化を伴う肉芽腫性炎症性病変から成り，消化管のどの部位にも起こりうるとされる。下痢や発熱，体重減少などを主訴として発症することが多く，炎症の好発部位は回腸末端である。潰瘍性大腸炎が主に粘膜層の炎症であるのに比し，クローン病は全層性の炎症を特徴とする。また，炎症はびまん性ではなく区域性病変（skip lesion）であり，特徴的には縦走潰瘍や敷石像を呈する[20]。

（2）クローン病の栄養学的病態

　クローン病では潰瘍性大腸炎と同様にPEMに陥ることが多い。したがって，飢餓，侵襲の両方がかかわる場合も多く，低栄養のリスクについては多くの報告がある。入院患者の20～70％に，るい痩が認められ，約75％が低栄養状態であるという報告がある一方[39-41]，特に小腸病変を有するクローン病ではビタミン・微量元素欠乏，骨代謝異常など多彩な栄養障害を引き起こすことも特徴的である（表10-5）[42]。このように，クローン病は栄養学的リスクが非常に高い疾患であるといえる。したがってクローン病では，栄養障害の程度を適切に評価する栄養アセスメントが大切である。

　栄養障害を呈する患者を確実に抽出するためには，栄養スクリーニングを実施することが欠かせない。栄養スクリーニングには上述したSGAやMUST，NRS 2002，O-PNI，CONUTなどさまざまな手法があり，その有用性が報告されている。著者らは2007年にクローン病患者を対象としてSGAとアウトカムの関連を調査した。その結果，SGAの評価は疾患活動度とよく相関し，TPN施行率，手術施行率，在院日数とも関連を認めた[43]。

表10-5　炎症性腸疾患における栄養素欠乏

	クローン病	潰瘍性大腸炎
体重減少	65〜75%	18〜62%
低アルブミン血症	25〜80%	25〜50%
タンパク漏出性胃腸症	75%	＋
異化亢進（負のNバランス）	69%	＋
貧血	60〜80%	66%
鉄欠乏症	39%	81%
ビタミンB_{12}欠乏症	48%	5%
葉酸欠乏症	54%	36%
カルシウム欠乏症	13%	＋
マグネシウム欠乏症	14〜33%	＋
カリウム欠乏症	6〜20%	＋
ビタミンA欠乏症	11%	報告なし
ビタミンB_1欠乏症	＋	報告なし
ビタミンC欠乏症	＋	報告なし
ビタミンD欠乏症	75%	＋
ビタミンK欠乏症	＋	報告なし
亜鉛欠乏症	＋	＋
銅欠乏症	＋	＋
代謝性骨疾患	＋＋＋	＋

　今回著者らは新たな臨床研究として，入院治療を行ったクローン病患者を対象に，入院時の栄養指標を調査し，手術施行率や長期入院のリスクとの関連について検討した。対象はクローン病患者40名であり，BMI 19.2kg/m² (17.6〜22.3kg/m²)，過去半年間の体重減少率は6.1% (2.3〜12.5%) と低栄養状態を呈した割合の高い対象者である。その結果，手術施行率と関連は認められなかったが，28日以上の長期入院に関しては，いくつかの栄養指標と関連が認められた。すなわち，栄養スクリーニングではSGA，NRS 2002で有意な関連を認め，血清アルブミン値，O-PNI，CONUT，体重減少率も有意な関連が認められた

208 第10章 炎症性腸疾患と栄養

表10-6 栄養スクリーニングにおける栄養状態と長期入院との関連

	長期入院		p値
	28日< (n=21)	28日≥ (n=19)	
SGA（%）			
栄養状態良好	38.1	0	0.008*
中等度栄養不良	38.1	47.4	
高度栄養不良	23.8	52.6	
MUST（%）			
低リスク	38.1	10.5	0.058*
中リスク	19	10.5	
高リスク	42.9	79	
NRS2002（%）			
積極的栄養介入不要	47.6	15.8	0.032*
積極的栄養介入必要	52.4	84.2	
血清アルブミン（g/dL）	3.3（2.9～3.7）	2.8（2.4～3.0）	0.001**
総コレステロール（mg/dL）	143.0（123.0～167.3）	121.0（100.2～159.0）	0.13**
総リンパ球数	1,265.0（864.3～1,550.6）	1,232.8（739.2～1,553.9）	0.872**
ヘモグロビン（g/dL）	11.7（10.2～13.7）	11.2（8.8～12.4）	0.093**
O-PNI	38.2（33.9～42.7）	33.9（28.3～37.2）	0.006**
CONUT	5.0（2.5～7.5）	7.0（5.0～10.0）	0.019**
BMI	20.4（17.8～22.5）	18.9（16.7～22.1）	0.215**
体重減少率（%）	4.2（0.0～9.9）	11.0（5.0～13.0）	0.044**

SGA：subjective global assessment，MUST：malnutrition universal screening tool，NRS 2002：nutritional risk screening 2002，O-PNI：Onodera's prognostic nutritional index，CONUT：controlling nutritional status，BMI：body mass index. 中央値（25～75%），*：カイ2乗（χ^2）検定，**：Mann-Whitney U検定。

（表10-6）。長期入院患者の血清アルブミン値，O-PNI，CONUT，体重減少率のカットオフ値を算出すると，ROC曲線下面積が0.7を超えた指標は血清アルブミン値（カットオフ値：3.3g/dL）とO-PNI（カットオフ値：36.5）であり，クローン病の長期入院患者の抽出に有用と考えられた（表10-7）。O-PNIは血清アルブミン値と総リンパ球数を用いて算出される指標であるが，クローン病においては入院日数と総リンパ球数に相関関係はなかったため，血清アルブミン値とO-PNIは同等の予測因子になったと考えられる。したがって，スクリー

4. クローン病　209

表10-7　長期入院患者を示唆する因子のROC解析

	AUC	p値	感度	特異度	カットオフ値
血清アルブミン（g/dL）	0.797	0.001	0.571	0.895	3.3
O-PNI	0.749	0.007	0.714	0.737	36.5
CONUT	0.716	0.082	0.737	0.619	5.5
体重減少率（%）	0.687	0.044	0.895	0.476	3.7

ROC：Receiver operating characteristic, AUC：area under the curve, O-PNI：Onodera's prognostic nutritional index, CONUT：controlling nutritional status.

表10-8　血清アルブミン値とNRS 2002による長期入院の予測

長期入院の割合	血清アルブミン	
	3.3g/dL≦	3.3g/dL＞
NRS2002		
積極的栄養介入不要	11.1%（1/9）	50.0%（2/4）
積極的栄養介入必要	20.0%（1/5）	68.2%（15/22）

NRS 2002：nutritional risk screening 2002.

ニングの簡便さを考慮すると，クローン病患者には血清アルブミン値を用いることが望ましいと考えられた。

　血清アルブミン値3.3g/dL未満の患者のうち，SGAで栄養状態良好，中等度栄養不良と判定された患者を算出すると53.8%であった。同様にNRS 2002で低リスクと判定された患者を算出すると，わずか15.4%であった。そこで，血清アルブミン値3.3g/dL未満であり，かつNRS 2002で高リスクと判定された患者を算出すると68.2%であった（表10-8）。したがって，クローン病患者では，入院時に血清アルブミン値とNRS 2002を組み合わせることにより，さらに的確なスクリーニングができると考えられる[44]。

　クローン病ではPEMにより，体脂肪や筋肉量がともに低下する。Schneiderらは，二重エネルギーX線吸収測定法（dual-energy X-ray absorptiometry）を用いて検討した結果，クローン病では臨床的な寛解期においても約60%にサルコペニアを認めたと報告している[45]。当院の入院IBD患者を対象とした検討で

210　第10章　炎症性腸疾患と栄養

は，単純CTのL3領域における骨格筋面積を身長で補正した骨格筋指数のカットオフ値を男性で42cm²/m²，女性で38cm²/m²と設定すると，筋肉量が低値と判断される症例は全体の41.6％に認められた。また，骨格筋指数が低値であることはクローン病でその後の腸管切除と有意な関連性を認めた[46]。潰瘍性大腸炎では筋肉量は腸管切除との関連性はクローン病ほど強く認められなかった。潰瘍性大腸炎は比較的短期間（数週間単位）で増悪をきたすのに比べ，クローン病では腸管の慢性炎症から狭窄や瘻孔といった腸管合併症をきたすことで，慢性的な栄養不良から筋肉量の減少を呈している可能性が示唆された。

（3）クローン病に対する薬物療法と栄養療法

1）クローン病における薬物療法と栄養療法の位置づけ

　厚生労働省難治性炎症性腸管障害に関する調査研究班（鈴木班）（以下，研究班）の治療指針は薬物療法と栄養療法の2本立てで記載されており，「病状や受容性により，栄養療法・薬物療法・あるいは両者の組み合わせを行う」とされている（表10−9）[20]。クローン病における栄養療法は，栄養状態を改善するための支持的な治療にとどまらず，寛解導入効果，寛解維持効果が確認されている。そのため，栄養療法はクローン病の内科治療の大きな柱のひとつである。

　従来，クローン病の基本的な薬剤としてペンタサ®（5−ASA製剤）が使用されてきた。さらにペンタサ®の無効例，効果不十分な症例では，ステロイド剤や免疫調整剤も使用されている。しかしながら，クローン病の治療に革命的な変化を生んだのは抗TNF−α抗体製剤の登場である。2002年に，インフリキシマブ（レミケード®）による治療が承認された。キメラ型の抗体製剤の点滴静注による治療であるが，有効性が高く，速やかな効果が得られるのも特徴であった。さらに2010年10月にはアダリムマブ（ヒュミラ®）による治療が承認された。アダリムマブは完全ヒト型の抗体製剤であり，皮下注射剤である。自己注射が可能であり，患者負担が軽減された。両製剤ともに，寛解導入効果，寛解維持効果が極めて高く，当初は従来の薬物療法や栄養療法の無効例が対象であったが，予後不良例などにおいてはtop-down therapyとして用いられるこ

4．クローン病　211

表10-9　平成28年度クローン病治療指針（内科）[20]

活動期の治療（病状や受容性により，栄養療法・薬物療法・あるいは両者の組み合わせを行う）

軽症～中等症　　中等症～重症　　重症（病勢が重篤，高度な合併症を有する場合）

軽症～中等症	中等症～重症	重症
薬物療法 ・ブデソニド ・5-ASA製剤 　ペンタサ®顆粒/錠， 　サラゾピリン錠®（大腸病変） 栄養療法（経腸栄養療法） 許容性があれば栄養療法 経腸栄養剤としては， ・成分栄養剤（エレンタール®） ・消化態栄養剤（ツインライン®など） を第一選択として用いる。 ※受容性が低い場合は半消化態栄養剤を用いてもよい ※効果不十分の場合は中等症～重症に準じる	薬物療法 ・経口ステロイド（プレドニゾロン） ・抗菌薬（メトロニダゾール*，シプロフロキサシンなど*） ※ステロイド減量・離脱が困難な場合：アザチオプリン，6-MP* ※ステロイド・栄養療法が無効/不耐な場合：インフリキシマブ・アダリムマブ 栄養療法（経腸栄養療法） ・成分栄養剤（エレンタール®） ・消化態栄養剤（ツインライン®など） を第一選択として用いる。 ※受容性が低い場合は半消化態栄養剤を用いてもよい 血球成分除去療法の併用 ・顆粒球吸着療法（アダカラム®） ※通常治療で効果不十分・不耐で大腸病変に起因する症状が残る症例に適応	外科治療の適応を検討したうえで以下の内科治療を行う 薬物療法 ・ステロイド経口または静注 ・インフリキシマブ・アダリムマブ（通常治療抵抗例） 栄養療法 ・経腸栄養療法 ・絶食のうえ，完全静脈栄養法 （合併症や重症度が特に高い場合） ※合併症が改善すれば経腸栄養療法へ ※通過障害や膿瘍がない場合はインフリキシマブ・アダリムマブを併用してもよい

寛解維持療法	肛門病変の治療	狭窄/瘻孔の治療	術後の再発予防
薬物療法 ・5-ASA製剤 　ペンタサ®顆粒/錠 　サラゾピリン錠®（大腸病変） ・アザチオプリン ・6-MP* ・インフリキシマブ，アダリムマブ （インフリキシマブ，アダリムマブにより寛解導入例では選択可） 在宅経腸栄養療法 ・エレンタール®，ツインライン®等を第一選択として用いる ※受容性が低い場合は半消化態栄養剤を用いてもよい ※短腸症候群など，栄養管理困難例では在宅中心静脈栄養法を考慮する	まず外科治療の適応を検討する ドレナージやシートン法など 内科的治療を行う場合 ・痔瘻・肛門周囲膿瘍：メトロニダゾール*，抗菌剤・抗生物質 　インフリキシマブ，アダリムマブ ・裂肛，肛門潰瘍：腸管病変に準じた内科的治療 ・肛門狭窄：経肛門的拡張術	【狭窄】 ・まず外科治療の適応を検討する ・内科的治療により炎症を沈静化し，潰瘍が消失・縮小した時点で，内視鏡的バルーン拡張術 【瘻孔】 ・まず外科治療の適応を検討する ・内科的治療（外瘻）としてはインフリキシマブ，アダリムマブ，アザチオプリン	寛解維持療法に準ずる 薬物療法 ・5-ASA製剤 　ペンタサ®顆粒/錠 　サラゾピリン錠®（大腸病変） ・アザチオプリン ・6-MP* 栄養療法 ・経腸栄養療法 ※薬物療法との併用も可

※：（治療原則）　内科治療への反応性や薬物による副作用あるいは合併症などに注意し，必要に応じて専門家の意見を聞き，外科治療のタイミングなどを誤らないようにする。
　　薬用量や治療の使い分け，小児や外科治療など詳細は本文を参照のこと。
*：現在保険適用には含まれていない。

212　第10章　炎症性腸疾患と栄養

ともある。

　しかしながら，抗TNF-α抗体製剤は高い有効率を示す一方で，二次無効という問題点が浮き彫りになってきた。レミケード®の二次無効の頻度は30〜50％とも報告されている[47]。抗TNF-α抗体製剤でクローン病の治療が解決されたわけでは決してない。新たな薬物療法として，IL-12/23の作用を選択的に抑制するステラーラ®も使用可能となっているが，長期使用成績に関する有用性や安全性は明らかでない。一方，従来行われてきた栄養療法は，安全で有用性も高い。また，抗TNF-α抗体製剤と栄養療法の併用は抗TNF-α抗体製剤単独よりも寛解維持に優れているとの成績が報告され，抗TNF-α抗体製剤と栄養療法の併用療法の効果はメタ解析でも確認されているところである[48]。このように，クローン病における栄養療法の意義があらためて見直されている。

2）静脈栄養の意義と実際

　活動期クローン病に対する栄養療法において，静脈栄養と経腸栄養の有用性はほぼ同等とされている[49]。そのため，経腸栄養が可能な症例は経腸栄養が第一選択となる。したがって静脈栄養の適応は，著しい栄養不良，頻回の下痢，広範な小腸病変の病勢が著しい場合，腸管の高度狭窄，腸閉塞，瘻孔や膿瘍を合併する場合，大量出血をきたした場合，高度の肛門病変を有する場合などとなる[20]。すなわち，2週間以上の絶食が必要な場合や高エネルギーの栄養投与が必要な場合にはTPNが適応となる。また，経腸栄養が無効な場合もTPNの適応である。

　栄養投与量の不足は低栄養を助長することとなる。一方，静脈栄養における過剰な栄養投与は合併症を誘発する要因ともなる。しかしながら，クローン病における静脈栄養の適正なエネルギー投与量に関する報告は少ない。したがって，明確な指針がないのが現状である。

　著者らが間接熱量計を用いて活動期クローン病患者の安静時エネルギー消費量（resting energy expenditure：REE）を測定した成績では，体重当たりのREEは健常人に比べて有意に高値であり（図10-8）[50]，エネルギー代謝が亢進していることが明らかとなった。また，REEとHarris-Benedict式により算出

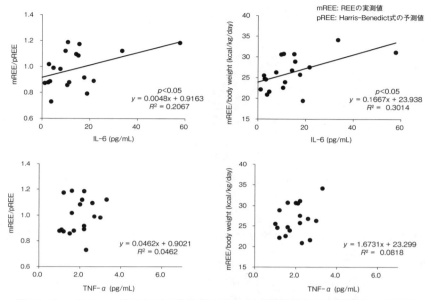

図10−8　クローン病における安静時エネルギー消費量と疾患活動性との関連

した基礎エネルギー消費量（basal energy expenditure：BEE）との比REE/BEEと炎症性サイトカインIL−6の間には有意な正の相関が確認され，クローン病におけるエネルギー代謝の変化には炎症性サイトカインIL−6が関与していると考えられた。（図10−8）[25]。一方，炎症性サイトカインTNF−αとの間には関連は認めなかった。ここで特徴的なことは，クローン病の活動指数であるCrohn's disease activity index（CDAI）や血清CRP値とREEとの間に有意な相関関係は認めなかったことである。すなわち，重症度が高いほど代謝が亢進していることは確認できなかった（図10−9）[25]。著者らの間接熱量測定の成績より，エネルギー必要量をREE×活動係数として算出すると，現体重当たり34kcal/day（29〜30kcal/IBW）が至適投与量と算出された。したがって活動期クローン病における静脈栄養では，体重当たり30kcal/day以上のエネルギー量を目標とすることが推奨される。ただし，慢性的な栄養障害の患者に対して急速な高エネルギーを投与することはrefeeding syndromeのリスクがある。血

214　第10章　炎症性腸疾患と栄養

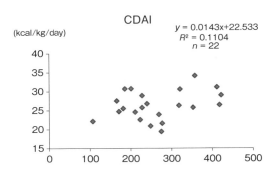

図10-9　クローン病のエネルギー代謝と炎症性サイトカインとの関連

糖やリン，カリウム値をモニタリングしながら，徐々に投与エネルギー量を増量するように努める．

　タンパク質・アミノ酸の必要量は，体重当たり0.8～1.0g/dayを基本とし，病態に応じて増減するのが原則である．活動期クローン病では，潰瘍やびらんからタンパクが漏出する．したがって，静脈栄養時アミノ酸の投与量は体重当たり1.2～1.5g/day程度とすることが望ましい．しかし，アミノ酸の投与量が十分であっても，ブドウ糖や脂質のエネルギー投与量が不足していると，アミノ酸はタンパク質合成に活用されないで，燃焼されてしまう．そこで，静脈栄養においてはNPC/Nを算出し，適切に設定することが重要である．通常，TPN用キット製剤のNPC/Nは150程度に調整されている．しかし，活動期クローン病の場合には侵襲時と同様に考えて，150よりやや低めに設定することが推奨される．また，キット製剤に脂肪乳剤を併用するとNPC/Nはさらに高値となる．したがって，アミノ酸の輸液製剤を併用してNPC/Nも120～150程度に設定するとよい．活動期クローン病では，かなりの低栄養・低体重の症例にも遭遇する．脂肪乳剤を併用し，ブドウ糖の投与速度は5 mg/kg/minを超えないようにするのが基本である[37]．

　クローン病では，脂肪摂取量を制限するという指導が広く行われているが，脂肪乳剤の経静脈投与はクローン病の病態を悪化しないと考えられている．そ

の理由として，適切な投与速度で脂肪乳剤を投与すれば，血中濃度としてはかなり希釈されてしまうこと，また腸粘膜細胞のエネルギー源の約70％は腸管からの供給であり，血中からのエネルギー供給は少ないことで説明づけられる[51]。脂肪乳剤の経静脈投与は，クローン病の病勢の悪化要因にはならないと考えられる。ただし，脂肪乳剤の投与速度は0.1g/kg体重/hr以下とするのが原則であり，経静脈的な脂肪の投与は体重1kg当たり1g/dayまでとするのが原則である。また，総合ビタミン剤，微量元素製剤は必ずTPN開始時より補充するのが原則である。

3）経腸栄養の適応と施行上の要点

　クローン病の栄養療法では，経腸栄養が第一選択である。わが国では，成分栄養剤（elemental diet：ED）が活動期クローン病の治療として広く用いられており，活動期クローン病のprimary therapyと位置づけられてきた。成分栄養剤の窒素源はアミノ酸であり，抗原性がないことが効果発現の機序と考えられている[52]。またわが国で施行された無作為比較試験では，脂肪を添加した成分栄養剤は通常の成分栄養剤に比べて寛解導入効果が低いとの結果であった[53]。このように，食事中の脂質はクローン病の病態に影響すると考えられており，わが国の成分栄養剤が極めて低脂肪であることも効果発現の要因と考えられている。しかしながら，欧米のメタ解析では，成分栄養剤と半消化態栄養剤との効果は同等とされ，経腸栄養剤に含まれる脂質含量が少ない製剤と多い製剤の比較試験でも効果に差がないと結論づけられており，低脂肪の経腸栄養剤の優越性も否定的な結論となっている[54]。しかしながら，欧米で使用されている成分栄養剤にはグルタミンが添加されていない。グルタミンは小腸の上皮細胞の栄養源として重要であり，潰瘍の治癒促進に有益なアミノ酸である。さらに，脂肪含量の多い製剤も市販されており，わが国のエレンタール®のような組成の成分栄養剤ばかりではない。また近年，必須アミノ酸のひとつであるヒスチジンに抗炎症作用を認めるとの報告もあり[55]，成分栄養剤の効果発現機序については不明な点も残されている。

　前述の治療指針では，経腸栄養剤は成分栄養剤（エレンタール®）か消化態栄

養剤（ツインラインなど®）が第一選択とされているが[20]，初期治療では脂肪含量の少ない成分栄養剤（エレンタール®）から開始することが勧められる。しかし大腸型では，小腸型や小腸大腸型に比べて経腸栄養の有用性は劣る。栄養療法の適応においては，クローン病の病型も考慮すべきである。小腸型，小腸病変主体のクローン病での栄養療法は有用性が高い。一方，大腸型クローン病に腸管安静の目的で使用するのであれば，半消化態栄養剤も使用可能である。

　経腸栄養におけるエネルギー投与量は理想体重１kg当たり30kcal/day以上と記載されている。これは，著者らが活動期クローン病患者において間接熱量測定を施行した成績ともほぼ合致する[25]。ただし，短腸症候群などで消化吸収障害を認める場合には，さらに高エネルギーの経腸栄養が必要となる。この際，体重や血液生化学検査をモニタリングしながら投与量を調整する。

　成分栄養剤は極めて低脂肪であるため，脂肪乳剤は必ず併用する。治療指針[20]では，「10〜20％脂肪乳剤200〜500mLを週に１〜２回点滴静注する」と記載されているが，これは必須脂肪酸欠乏対策の観点からである。クローン病においても，脂肪乳剤をエネルギー源として使用して問題ないのは前述のとおりである。確かに，わが国の脂肪乳剤は大豆油から精製されており，ｎ-６系脂肪酸が主成分ではある。海外の脂肪乳剤のように，ｎ-３系多価不飽和脂肪酸や中鎖脂肪酸を含有する脂肪乳剤が使用できれば抗炎症効果も期待できる。

4）寛解期クローン病の栄養療法

①　在宅経腸栄養療法

　在宅経腸栄養法（home enteral nutrition：HEN）は本症の寛解維持療法として極めて有用である。特に，摂取カロリーの半量程度に相当する成分栄養剤（half ED）が寛解維持に有用であることが明らかとなった[56]。さらに，HENと抗TNF-α抗体製剤との併用効果についてもメタ解析により確認された[48]。しかし，成分栄養剤にはセレンなどの微量元素の含有量が少ないという欠点もある。HENを長期に継続する際には，セレンや亜鉛の欠乏症に留意する必要がある[57]。また，ビタミンＫやビタミンＤなどの脂溶性ビタミンの欠乏にも注意が必要である。特に，クローン病合併妊娠で成分栄養剤による栄養療法を実施

する場合には，PIVKA-Ⅱなどをモニタリングし（肝臓癌の腫瘍マーカーとしての保険適応のみであることに注意が必要），ビタミンK欠乏による新生児メレナの予防に努めることが肝要である。

② 食事療法

寛解期の食事は低脂肪食を原則とする。1日の脂肪摂取量は10g程度から開始し，病勢が悪化しなければ徐々に脂肪摂取量を増やす。一般的には，寛解が維持できれば1日の脂肪量を30g程度まで増量しても問題ないと考えられる。

欧米で施行された魚油カプセルの経口投与による寛解維持効果はわずかに確認されたものの，著しいものではなかった[58]。しかしながらわが国では，抗炎症作用を有するn-3系多価不飽和脂肪酸を含む魚類を十分に摂取するという栄養指導は広く行われている。豊富なn-6系多価不飽和脂肪酸の摂取に魚油カプセルを併用することと，n-6系多価不飽和脂肪酸の摂取を抑えて十分なn-3系脂肪酸の摂取を促す指導とはまったく別物である。

腸管に狭窄を認める場合には不溶性食物繊維の摂取を控えめにするが，水溶性食物繊維を制限する必要はない。むしろ，プレバイオティクスとして腸内環境を是正し，クローン病の病勢を改善する効果があると考えられる。なかでも，水溶性食物繊維から発酵により生成される短鎖脂肪酸，特に酪酸は腸粘膜の栄養源となり，潰瘍の治癒促進効果が期待できる。また，亜鉛やセレンなどの微量元素も十分に摂取する必要があり，補助食品なども活用しながら不足しないように心がける。

5．おわりに

潰瘍性大腸炎，クローン病ともに，原因不明で根本的治療が確立されていない疾患である。したがって，治療の目的は寛解を維持し，高いQOLを維持することにある。それには薬物治療とともに，個々の病態に応じた栄養療法/栄養管理が重要である。

文　献

1 ）Ananthakrishnan A. N. : Epidemiology and risk factors for IBD. Nat Rev Gastroenterol Hepatol, 2015 ; 12 ; 205-217.

2 ）大藤さとこ：発症に関与するリスク因子解明. 特集：炎症性腸疾患—病態研究から標的治療への展開. 最新醫學, 2015 ; 70 ; 195-204.

3 ）Hugot J. P., Chamaillard M., Zouali H., et al. : Association of NOD2 leucine-rich repeat variants with susceptibility to Crohn's disease. Nature, 2001 ; 411 ; 599-603.

4 ）Hampe J., Franke A., Rosenstiel P., et al. : A genome-wide association scan of nonsynonymous SNPs identifies a susceptibility variant for Crohn disease in ATG16L 1. Nat Genet, 2007 ; 39 ; 207-211.

5 ）Parkes M., Barrett J. C., Prescott N. J. et al. : Sequence variants in the autophagy gene IRGM and multiple other replicating loci contribute to Crohn's disease susceptibility. Nat Genet, 2007 ; 39 ; 830-832.

6 ）Sugimura K., Asakura H., Mizuki N. et al. : Analysis of genes within the HLA region affecting susceptibility to ulcerative colitis. Hum Immunol, 1993 ; 36 ; 112-118.

7 ）Yamazaki K., McGovern D., Ragoussis J. et al. : Single nucleotide polymorphisms in TNFSF15 confer susceptibility to Crohn's disease. Hum Mol Genet, 2005 ; 14 ; 3499-3506.

8 ）McGovern D. P., Jones M. R., Taylor K. D. et al. : Fucosyltransferase 2 (FUT2) non-secretor status is associated with Crohn's disease. Hum Mol Genet, 2010 ; 19 ; 3468-3476.

9 ）角田洋一, 木内喜孝：炎症性腸疾患のいま. 疫学と研究の進展. 炎症性腸疾患 疾患感受性遺伝子—最近の知見. 医学のあゆみ, 2016 ; 256 ; 1009-1014.

10）馬場重樹, 安藤　朗：小腸疾患：診断と治療の進歩. Ⅲ. 最近の話題 消化管の恒常性維持と病態解明. 2. 消化管の免疫機能からのアプローチ—Th17細胞を中心としたCrohn病の病態について. 日本内科学会雑誌, 2011 ; 100 ; 133-138.

11）Atarashi K., Tanoue T., Oshima K. et al. : Treg induction by a rationally selected mixture of Clostridia strains from the human microbiota. Nature, 2013 ; 500 ; 232-236, 2013.

12）Atarashi K., Tanoue T., Ando M. et al. : Th17 Cell Induction by Adhesion of Microbes to Intestinal Epithelial Cells. Cell, 2015 ; 163 ; 367-380.

13) Andoh A., Imaeda H., Aomatsu T. et al.：Comparison of the fecal microbiota profiles between ulcerative colitis and Crohn's disease using terminal restriction fragment length polymorphism analysis. J Gastroenterol, 2011；46；479-486.

14) Andoh A., Sakata S., Koizumi Y. et al.：Terminal restriction fragment length polymorphism analysis of the diversity of fecal microbiota in patients with ulcerative colitis. Inflamm Bowel Dis, 2007；13；955-962.

15) Manichanh C., Rigottier-Gois L., Bonnaud E. et al.：Reduced diversity of faecal microbiota in Crohn's disease revealed by a metagenomic approach. Gut, 2006；55；205-211.

16) Sokol H., Pigneur B., Watterlot L. et al.：Faecalibacterium prausnitzii is an anti-inflammatory commensal bacterium identified by gut microbiota analysis of Crohn disease patients. Proc Natl Acad Sci USA, 2008；105；16731-16736.

17) Takahashi K., Nishida A., Fujimoto T. et al.：Reduced Abundance of Butyrate-Producing Bacteria Species in the Fecal Microbial Community in Crohn's Disease. Digestion, 2016；93；59-65.

18) Kugathasan S., Denson L. A., Walters T. D. et al.：Prediction of complicated disease course for children newly diagnosed with Crohn's disease：a multicentre inception cohort study. Lancet, 2017；389；1710-1718.

19) Imhann F., Vich Vila A., Bonder M. J. et al.：Interplay of host genetics and gut microbiota underlying the onset and clinical presentation of inflammatory bowel disease. Gut, 2018；67；108-119.

20) 厚生労働科学研究費補助金 難治性疾患等政策研究事業「難治性炎症性腸管障害に関する調査研究」（鈴木班）：潰瘍性大腸炎・クローン病診断基準・治療指針. 平成28年度分担研究報告書別冊平成28年度改訂版. 2016.

21) 日本静脈経腸栄養学会（編）：静脈経腸栄養ガイドライン 第3版. 照林社, 2013.

22) Massironi S., Rossi R. E., Cavalcoli F. A. et al.：Nutritional deficiencies in inflammatory bowel disease：therapeutic approaches. Clin Nutr, 2013；32；904-910.

23) Han P. D., Burke A., Baldassano R. N. et al.：Nutrition and inflammatory bowel disease. Gastroenterol Clin North Am, 1999；28；423-443.

24) 吹原美帆，佐々木雅也，仲川満弓・他：クローン病における血清アルブミン,

220 第10章 炎症性腸疾患と栄養

総コレステロール値測定の意義—潰瘍性大腸炎との比較検討. 日本病態栄養学会誌, 2011；14；209-217.

25) Takaoka A., Sasaki M., Kurihara M. et al.：Comparison of energy metabolism and nutritional status of hospitalized patients with Crohn's disease and those with ulcerative colitis. J Clin Biochem Nutr, 2015；56；208-214.

26) Baker J. P., Detsky A. S., Wesson D. E. et al.：Nutritional assessment：a comparison of clinical judgement and objective measurements. N Engl J Med, 1982；306；969-972.

27) Detsky A. S., Baker J. P., Mendelson R. A. et al.：Evaluating the accuracy of nutritional assessment techniques applied to hospitalized patients：methodology and comparisons. J Parenter Enteral Nutr, 1984；8；153-159.

28) Stratton R. J., Hackston A., Longmore D. et al.：Malnutrition in hospital outpatients and inpatients：prevalence, concurrent validity and ease of use of the 'malnutrition universal screening tool' ('MUST') for adults. Br J Nutr, 2004；92；799-808.

29) Kondrup J., Rasmussen H. H., Hamberg O. et al.：Nutritional risk screening (NRS 2002)：a new method based on an analysis of controlled clinical trials. Clin Nutr, 2003；22；321-336.

30) Onodera T., Goseki N., and Nosaki G.：Prognostic nutritional index in gastrointestinal surgery of malnourished cancer patients. Nihon Geka Gakkai Zasshi, 1984；85；1001-1005.

31) Ignacio de Ulibarri J., González-Madroño A., de Villar N. G. et al.：CONUT：a tool for controlling nutritional status. First validation in a hospital population. Nutr Hosp, 2005；20；38-45.

32) Mijac D. D., Jankovic G. L., Jorga J. et al.：Nutritional status in patients with active inflammatory bowel disease：prevalence of malnutrition and methods for routine nutritional assessment. Eur J Intern Med, 2010；21；315-319.

33) Ng M., Fleming T., Robinson M. et al.：Global, regional, and national prevalence of overweight and obesity in children and adults during 1980-2013：a systematic analysis for the Global Burden of Disease Study 2013. Lancet, 2014；384；766-781.

34) 下谷祐子, 鎌田紀子, 林 史和・他：炎症性腸疾患患者の入院時栄養評価—潰瘍性大腸炎とクローン病の比較. 静脈経腸栄養, 2012；27；1361-1367.

35) Sasaki M., Johtatsu T., Kurihara M. et al. : Energy expenditure in Japanese patients with severe or moderate ulcerative colitis. J Clin Biochem Nutr, 2010 ; 47 ; 32-36.

36) Inoue M., Sasaki M., Takaoka A. et al. : Changes in energy metabolism after induction therapy in patients with severe or moderate ulcerative colitis. J Clin Biochem Nutr, 2015 ; 56 ; 215-219.

37) Rosmarin D. K., Wardlaw G. M. and Mirtallo J. : Hyperglycemia associated with high, continuous infusion rates of total parenteral nutrition dextrose. Nutr Clin Pract, 1996 ; 11 ; 151-156.

38) Shen J., Zuo Z. X. and Mao A. P. : Effect of probiotics on inducing remission and maintaining therapy in ulcerative colitis, Crohn's disease, and pouchitis : meta-analysis of randomized controlled trials. Inflamm Bowel Dis, 2014 ; 20 ; 21-35.

39) Afonso J. J. and Rombeau J. L. : Nutritional care for patients with Crohn's disease. Hepatogastroenterology, 1990 ; 37 ; 32-41.

40) Farmer R. G., Hawk W. A. and Turnbull R. B. Jr. : Clinical patterns in Crohn's disease : a statistical study of 615 cases. Gastroenterology, 1975 ; 68 ; 627-635.

41) Mekhjian H. S., Switz D. M., Melnyk C. S. et al. : Clinical features and natural history of Crohn's disease. Gastroenterology, 1979 ; 77 ; 898-906.

42) Sobotka L., Allison S. P., Forbes A. et al. (ed.) : ESPEN : Basics in Clinical Nutrition. Fourth Edition. GALÉN, 2011.

43) 佐々木雅也，丈達知子，栗原美香・他：クローン病におけるsubjective global assessmentとアウトカム．静脈経腸栄養，2007；22；189-194.

44) Takaoka A., Sasaki M., Nakanishi N. et al. : Nutritional Screening and Clinical Outcome in Hospitalized Patients with Crohn's Disease. Ann Nutr Metab, 2017 ; 71 ; 266-272.

45) Schneider S. M., Al-Jaouni R., Filippi J. et al. : Sarcopenia is prevalent in patients with Crohn's disease in clinical remission. Inflamm Bowel Dis, 2008 ; 14 ; 1562-1568.

46) Bamba S., Sasaki M., Takaoka A. et al. : Sarcopenia is a predictive factor for intestinal resection in admitted patients with Crohn's disease. PLoS One, 2017 ; 12 ; e0180036.

47) Maser E. A., Villela R., Silverberg M. S. et al. : Association of trough serum

infliximab to clinical outcome after scheduled maintenance treatment for Crohn's disease. Clin Gastroenterol Hepatol, 2006 ; 4 ; 1248-1254.

48) Nguyen D. L., Palmer L. B., Nguyen E. T. et al. : Specialized enteral nutrition therapy in Crohn's disease patients on maintenance infliximab therapy : a meta-analysis. Therap Adv Gastroenterol, 2015 ; 8 ; 168-175.

49) Greenberg G. R., Fleming C. R., Jeejeebhoy K. N. et al. : Controlled trial of bowel rest and nutritional support in the management of Crohn's disease. Gut, 1988 ; 29 ; 1309-1315.

50) Sasaki M., Johtatsu T., Kurihara M. et al. : Energy metabolism in Japanese patients with Crohn's disease. J Clin Biochem Nutr, 2010 ; 46 ; 68-72.

51) MacFie J. : Enteral versus parenteral nutrition : the significance of bacterial translocation and gut-barrier function. Nutrition, 2000 ; 16 ; 606-611.

52) Kawaguchi T., Mori M., Saito K. et al. : Food antigen-induced immune responses in Crohn's disease patients and experimental colitis mice. J Gastroenterol, 2015 ; 50 ; 394-405.

53) Bamba T., Shimoyama T., Sasaki M. et al. : Dietary fat attenuates the benefits of an elemental diet in active Crohn's disease : a randomized, controlled trial. Eur J Gastroenterol Hepatol, 2003 ; 15 ; 151-157.

54) Zachos M., Tondeur M. and Griffiths A. M. : Enteral nutritional therapy for induction of remission in Crohn's disease. Cochrane Database Syst Rev, 2007 Jan 24 ; (1) : CD000542.

55) Andou A., Hisamatsu T., Okamoto S. et al. : Dietary histidine ameliorates murine colitis by inhibition of proinflammatory cytokine production from macrophages. Gastroenterology, 2009 ; 136 ; 564-574e562.

56) Takagi S., Utsunomiya K., Kuriyama S. et al. : Effectiveness of an 'half elemental diet' as maintenance therapy for Crohn's disease : A randomized-controlled trial. Aliment Pharmacol Ther, 2006 ; 24 ; 1333-1340.

57) Johtatsu T., Andoh A., Kurihara M. et al. : Serum concentrations of trace elements in patients with Crohn's disease receiving enteral nutrition. J Clin Biochem Nutr, 2007 ; 41 ; 197-201.

58) Turner D., Zlotkin S. H., Shah P. S. et al. : Omega 3 fatty acids (fish oil) for maintenance of remission in Crohn's disease. Cochrane Database Syst Rev, 2007 Apr 18 ; (2) : CD006320.

第11章　ストレスと消化管機能

安宅弘司*，乾　明夫*

1．はじめに

　入学試験や人前での発表など緊張する場面が近づくと，急にトイレに行きたくなる，会社や学校に行こうとすると急におなかが痛くなるなどの経験をされた方がいるかもしれない。ヒトはストレッサーに呼応しさまざまな反応（ほとんどが防御反応）を引き起こす。ただこの反応が過剰になり慢性化してしまうと，日常生活に支障をきたすようになる。このような慢性疾患に，過敏性腸症候群（irritable bowel syndrome：IBS）や機能性ディスペプシアなどの消化管に器質的な障害がないにもかかわらず，機能に異常をきたす機能性胃腸障害がある。本章では，このようなストレスと消化管機能の関係について述べる。

2．脳-腸相関

　消化管は第2の脳といわれており，アウエルバッハ（筋層間）神経叢やマイスネル（粘膜下）神経叢などの腸管神経叢（腸管ニューロン）や中枢との情報交換を担う自律神経（迷走神経）などさまざまな神経と腸管グリアが存在している。消化管の最大の役割は，摂取した食べ物を消化し栄養分および水分を吸収し，その残渣を糞便として体外へ排出することである。消化管における肛門側への内容物移送は平滑筋による蠕動運動が担うが，蠕動運動の制御は脳の支配によるものではなく，消化管そのものが自律して行っている。また消化管から

＊鹿児島大学大学院医歯学総合研究科

224　第11章　ストレスと消化管機能

分泌されるさまざまな分泌液に関しても腸管神経叢が制御している。このように，消化管は自分自身で自身の機能を制御している。一方，ストレスを感じるとおなかが痛くなるのは，脳から遠心性神経を介して情報が腸に伝えられ，大腸運動が亢進し内臓知覚が過敏になることで便意や腹痛の情報を神経性に脳へ返すからである。また，空腹（一種のストレッサー）になると胃から分泌されるアシルグレリンが求心性または血行性に脳に情報を伝え，摂食行動（食欲）を誘発する。このように，ストレス状態では脳と消化管は相互に情報交換し影響を及ぼしあっている。この関係を"脳-腸相関"という。

（1）ストレス状態とHPA系

　脳-腸相関を述べる前に，ストレスにおける生体反応について少しふれておく。ストレッサーによる刺激を脳が受けると，ストレス中枢とされる視床下部・室傍核において副腎皮質刺激ホルモン放出因子（corticotropin releasing factor：CRF）含有ニューロンを活性化することでCRFが増加し，CRF1型受容体を介して脳下垂体前葉から副腎皮質刺激ホルモン（adrenocorticotropic hormone：ACTH）が分泌され，続いて副腎皮質束状層よりグルココルチコイドが分泌される。末梢血中ACTHやグルココルチコイドはストレスマーカーとして臨床検査に応用されている。分泌されたグルココルチコイドは脂溶性が高く細胞膜を容易に透過でき，細胞内受容体であるグルココルチコイド受容体と結合し複合体となり，さらに複合体同士で二量体を形成し核内に移行する。その後遺伝子の転写因子調整領域に結合し，その下流の遺伝子発現を制御する。視床下部のCRFニューロン（室傍核小細胞）および脳下垂体前葉では，グルココルチコイド受容体複合体はネガティブグルココルチコイド応答エレメント（negative glucocorticoid responsive element：nGRE）に結合することでCRFやACTHの前駆体であるpro-opiomelanocortin遺伝子の発現を抑制することでネガティブフィードバックに働いている。これを視床下部-下垂体-副腎系（HPA axis）という（図11-1）。また，視床下部-下垂体-甲状腺系（HPT axis）も存在している。これは，ストレスを感じた脳は，視床下部から甲状腺刺激ホルモン

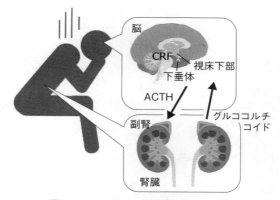

図11-1　ストレス状態でのHPA系

放出ホルモン（thyrotropin-releasing hormone：TRH）を分泌し，下垂体前葉より甲状腺刺激ホルモン（thyroid stimulating hormone：TSH）の分泌を促す．さらに甲状腺より甲状腺ホルモンが分泌される．甲状腺ホルモンは基礎代謝率上昇，消化管での糖吸収促進，肝臓での脂質代謝促進などの作用を持つ．HPA系と同じように負のフィードバック機能を持っているが，ストレス状態が過剰になりこのフィードバック機能が破綻することで，バセドウ病などに関係することが指摘されている．

（2）ストレス状態と脳-腸相関

　CRFはHPA axisを発動させるだけでなく，脳内CRF受容体に結合しさまざまな生体反応を誘導する．CRF 1型受容体を介して不安惹起および大腸運動亢進，CRF 2型受容体を介して摂食抑制および上部消化管運動抑制を引き起こす（図11-2）．CRF受容体を介する情報は遠心性迷走神経によって消化管へ伝えられる．著者らの研究において，CRF脳室内投与で亢進した大腸運動はCRF 1型受容体拮抗剤で抑制されるが，セロトニン3型または4型受容体拮抗剤の結腸内投与で抑制されたことから，消化管内セロトニン受容体の関与があるかもしれない[1]．一方，CRF・CRF受容体系以外に，慢性ストレス状態においては脳内のアルギニン・バソプレシン（arginine vasopressin：AVP）の関

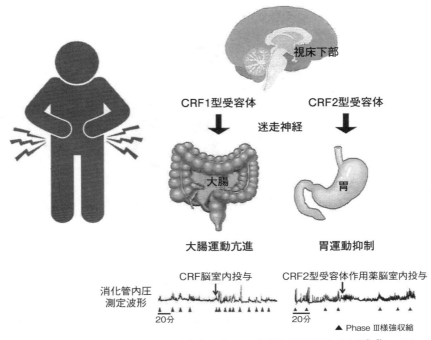

図11-2 ストレス状態でのCRF受容体を介する消化管運動異常（文献[1, 8]より改変）

与が指摘されている。AVPは抗利尿ホルモンとして知られているが，CRFと同様に下垂体前葉からATCH分泌を誘発できる。中枢においてはサーカディアン（概日）リズム，体温調節，社会行動，社会的認知，情動に関与し，不安，抑うつ，心的外傷後ストレス障害（post-traumatic stress disorder：PTSD）のような精神疾患の症状進行に重要とされている[2]。AVPはCRF含有ニューロン内に共存しているだけでなく，CRF含有ニューロンが主に存在する視床下部室傍核内の小細胞領域（parvocellular division）とは異なる大細胞領域（magnocellular division）にも存在している[3]。Babygirijaらは，マウスに拘束ストレスのみを5日間負荷する（ホモタイプ慢性ストレス）研究において，1日目（急性）では非ストレス負荷マウスに比べて胃排出能は低下するが，5日目（慢性）では正常に戻る。視床下部室傍核のCRFのmRNA発現レベルの検索に

おいては，急性ストレス負荷マウスでは増加し，ホモタイプ慢性ストレス負荷マウスでは非ストレス負荷マウスまでではないが，急性ストレス負荷マウスよりも有意に低下することを報告した[4]。また，Bülbülらは，ラットにさまざまなタイプのストレッサー（拘束ストレス，水回避ストレス，強制水泳ストレス，冷却拘束ストレス）をランダムに7日間負荷（ヘテロタイプ慢性ストレス）した研究において，脳内AVP濃度が増加するとともに胃内容物の排出能が非ストレス負荷ラットに比べて低下し，この排出能低下は選択的AVP V1b受容体拮抗剤の脳室内投与によって改善することを報告した[5]。この実験では，拘束ストレスのみのホモタイプ慢性ストレスを負荷したラットでは胃排出能の低下は観察されず，脳内AVP濃度は増加していなかった。これらのことから，ホモタイプ慢性ストレスを負荷された動物では"慣れ"が起こり，ストレッサーの刺激を緩和する生体内機能があると考えられる。一方，ヘテロタイプ慢性ストレスは次に受けるストレッサーを予期できないので，心理的なストレス要因がさらに大きいと考えられる。Bradesiらは，心理的ストレッサーのひとつである水回避ストレスを10日間（1時間/日）負荷したラットにおいて内臓知覚過敏が惹起され，選択的AVP V1b受容体拮抗剤で改善したことを報告した[6]。Buenoらは，ラットをテストケージに入れ電気足刺激を与えた後，一度ホームケージに戻し一定時間後に電気足刺激を与えたテストケージに入れる（電気刺激なし）ことをストレッサーとする心理ストレスを負荷したところ，大腸での平滑筋電気活動が亢進し，AVP受容体拮抗剤によりその亢進が改善できたことを報告した[7]。著者らは，電気刺激を受けたラットの行動をみせることを心理ストレッサーとするコミュニケーションボックス装置を使い（図11-3），ラットに慢性心理ストレスを負荷し消化管運動を計測したところ，非ストレス負荷ラットと比較して大腸運動が亢進し，慢性心理ストレス負荷ラットの視床下部でAVPのmRNA発現が増加し，AVP V1b受容体拮抗剤により大腸運動亢進が改善された[8]。また，この実験系で上部消化管運動の抑制も観察され，それにはCRFがファミリーペプチドのひとつでCRF2型受容体に親和性のあるウロコルチン（Ucn）3の関与が示唆できた。これらのことから，慢性心理ストレ

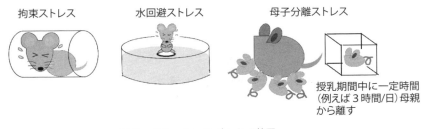

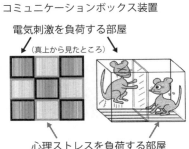

図11-3　動物実験でのさまざまなストレッサー（文献[8]より改変）

スにおける消化管機能変化にAVPが関与している可能性がある。ストレッサーの種類によって，CRF（またはCRFファミリーペプチド）とAVPの関与が異なってくるのかもしれない。なおCRFに関しては，中枢だけでなく末梢（消化管）のCRF受容体を介して消化管運動に影響を与える可能性が示唆されている[9]。幼少期のストレスはその後の青春期や成人でのストレス脆弱性やうつ発症に関連しているだけでなく，消化管機能にも関係していることが指摘されてきている。Coutinhoらは，母子分離ストレス（幼少期ストレスの動物モデルであり虐待のモデルとしても使われている）を負荷した動物において，その後の青春期でのストレス誘発の内臓知覚過敏が起こることを報告している[10]。Rosztóczyらは，メスのほうがより母子分離の影響を受けやすいことを指摘している[11]。母子分離ストレスはHP axisに影響を与えることが報告されているが[12]，Hernándezらは，母子分離ストレスを経験した動物でAVP含有神経の扁桃体への投射が増加していることを報告している[13]。

（3）摂食調節ペプチドと脳-腸相関

消化管にはさまざまな生理活性ペプチドが存在している。胃にはガストリン（gastrin），グレリン（ghrelin），ペプチドYY（peptide YY），十二指腸にはセクレチン（secretin），十二指腸・空腸にはコレシストキニン（cholecystokinin：CCK），モチリン（motilin），胃抑制ペプチド（gastric inhibitory peptide：GIP），小腸（大腸）にはグルカゴン様ペプチド-1（glucagon-like peptide-1：GLP-1），血管作用性小腸ペプチド（vasoactive intestinal polypeptide：VIP），消化管全体としてはソマトスタチン（somatostatin，膵臓からも分泌）など30種類以上が知られている。摂食調節作用に着目すると，CCK，PYY，GLP-1は迷走神経を介して摂食を抑制する。一方，摂食を亢進させる唯一の末梢ペプチドがアシルグレリンである。アシルグレリンはP/D1細胞（ヒト），X/A様細胞（げっ歯類）で産生されるグレリンの3番目のセリンにグレリン*O*-アシルトランスフェラーゼ（ghrelin *O*-acyltransferase：GOAT）によってオクタン酸が修飾されたものである。アシルグレリンは神経を介して，または血行性に空腹情報を視床下部に伝達し，視床下部・弓状核のNPY/AgRPニューロンを活性化し摂食を亢進させる。このように，摂食行動における末梢摂食調節ペプチドを介する脳-腸相関が存在する。慢性ストレス状態では，増加したアシルグレリン分泌が快楽報酬（hedonic reward）としての衝動的な摂食（emotional eating）を誘発する。アシルグレリンは抗不安作用を有しており，ストレスに対する順応反応と考えられるが，アルコールや薬物への渇望を増加させる可能性が指摘されている[14]。消化管運動に関してFujinoらは，末梢投与したアシルグレリンは胃・十二指腸の空腹期および食後期運動を亢進させ，これには視床下部のNPYニューロン，Y2，Y4受容体が関与することを報告している[15]。なお，アシルグレリンからオクタン酸が遊離したデスアシルグレリンは，視床下部のCRFペプチドファミリーのひとつであるUcn2を活性化し，CRF2型受容体を介して胃の空腹期運動を抑制する[16]。

3．脳-腸-腸内細菌叢相関

　ヒトには100兆個（400〜500種類）以上の微生物が共生している。そこにはわれわれが持つ遺伝子の100倍以上の独自な遺伝子が存在している。その微生物の多くが栄養素豊富で寄生するには都合のよい消化管内に存在しており，大腸には39兆個以上（ヒトの細胞と同数またはそれ以上）の細菌が共同体を形成しているとされている。この生物多様性を有する共同体を腸内細菌叢（腸内フローラ）と呼んでいる。腸内細菌はヒトが消化できない炭水化物から短鎖脂肪酸や必須アミノ酸を産生できることから，寄生の見返りとして代謝産物を栄養素としてヒトに提供している。また，外界である消化管内の保護の一端を担っている。このことから，腸内細菌とヒトは共生関係にあると思われる。腸内細菌叢の生物多様性が減ることと炎症性腸疾患（inflammatory bowel disease：IBD）などの消化管器質疾患やIBSなどの消化管機能疾患との関係が指摘されており，糖尿病や肥満などの代謝疾患発症リスクと関連しているとの指摘もある。細菌腸内細菌またはその代謝産物が消化管の透過性，免疫，運動，そして感受性などの消化管機能や腸内神経叢活性に影響を与えるだけでなく，摂食行動，ストレスに対する反応，不安，痛みに対する反応などの中枢機能が関与する情動行動に影響を与えることが報告されてきている[17]。このように，腸内細菌叢はあたかも宿主の組織（臓器）のひとつとしてヒトの恒常性に関与するだけでなく情動行動にも影響を与えていることから，脳-腸-腸内細菌叢相関という概念が提唱されている。

（1）腸内細菌から中枢・消化管

　さまざまな腸内細菌が不安などの心身症と関連していることが報告されている。Lyteらは，マウスにヒトの食中毒の原因菌のひとつである*Campylobacter jejuni*（動物では腸内常在菌）を感染させると不安様行動が増加することを報告している[18]。腸内フローラのバランスを改善することによりヒトに有益な作用

3. 脳-腸-腸内細菌叢相関　231

をもたらす生きた微生物[19] または，十分量を摂取した時に宿主に有益な効果を
与える生きた微生物と定義される〔国連食糧農業機関（FAO）および世界保健
機関（WHO）〕プロバイオティクスである*Bifidobacterium longum*や
*Lactobacillus rhamnosus*はマウスの不安様行動を改善する[20, 21]。Bruce-Keller
らは，高脂肪食給餌マウス（肥満）の腸内細菌を移植されたマウスでは不安様
行動と強迫的繰り返し行動が亢進し，恐怖条件づけでの文脈記憶が低下したこ
とを報告している[22]。Jiangらは，大うつ病患者の糞便中腸内細菌解析で，
*Enterobacteriaceae*科，*Alistipes*属が増加しており，*Faecalibacterium*属とうつ
重症度とは負の相関があることを報告している[23]。Naseribafroueiらは，
*Bacteroidales*目が増加し*Lachnospiraceae*科が減少していることを報告してい
る[24]。このような腸内細菌叢の中枢機能への影響は，①直接求心性迷走神経（中
枢へ情報を伝達する神経系），②産生する代謝産物などが血行性，③エンドトキ
シン（lipopolysaccharide：LPS）などの病原体関連分子パターン（pathogen-
associated molecular patterns）による免疫系（樹状細胞やマクロファージ産生サイ
トカイン，ミクログリア），を介する経路が考えられている[25]。一方，腸内細菌
叢の多様性低下（dysbiosis）は，IBD，IBS，大腸癌などの消化管疾患に関連
している。IBSは，その発症や症状進行にストレスが密接に関係しているとさ
れている消化管機能疾患である。IBSのなかに感染性急性腸炎・胃腸炎に罹患
し回復した後にIBS症状を呈する感染性腸炎後IBS（PI-IBS）がある[26]。
Chaudharyらは，PI-IBSと腸内細菌叢との関連を最初に報告し[27]，Mearinらは，
*Salmonella enteritidis*感染がPI-IBSの危険因子であることを指摘した[28]。その
後，PI-IBS患者だけでなくIBS患者の糞便中において*Bifidobacterium*属と
*Lactobacillus*属が減少しているとの報告に始まり[29]，PCR技術の導入による解
析技術の発展に伴い，Malinenらは，IBS患者の糞便では*Bifidobacterium
catenulatum*と*Clostridium coccoides*が減少し，下痢型IBS患者において便秘型
IBS患者に比べて*Lactobacillus*属がより低いこと，便秘型IBS患者では
*Veillonella*属が増加していることを報告している[30]。Kassinenらは，下痢型
IBSでは*Ruminococcus*属，便秘型では*Streptococcus*属，混合型では*Bacteroides*

232　第11章　ストレスと消化管機能

属と*Allisonella*属が有意に多く存在していることを報告した[31]。さらに，Jefferyらは，*Firmicutes-associated taxa*（分類群）の増加と*Bacteroidetes-related taxa*の減少が認められ，IBS症状と関連していること[32]，Parkesらは，IBS患者で直腸長さ当たりの粘膜関連細菌数が増加しており，下痢型IBS患者で*Bifidobacterium*属が便秘型IBSや健常人に比べて減少し，*Bifidobacterium*属と*Lactobacillus*属の数と消化管運動（排便数）は負の相関があると報告している[33]。このように腸内細菌層の変化が中枢や消化管機能に影響を与えることがわかってきている。

（2）中枢から腸内細菌

　脳がストレスを感じることでさまざまな生体反応が誘発されるが，ストレッサーによる腸内細菌叢への影響が報告されている。腸内細菌叢形成は，出生時の膣内細菌，さらには出生後の母親の皮膚や病院環境からの細菌移植がはじまりとされ，特に母乳（700種以上が存在しているとされる）からの移植が大きな役割を果たしているとされている。Baroueiらは，母子分離ストレスを負荷した仔マウスの腸内細菌叢において，好気性菌と*Bifidobacterium*属が減少し，*Bacteroides*属と*E. coli*が増加していることを報告した[34]。Golubevaらは，妊娠中のラットに拘束ストレスを負荷（妊娠最終週の6日間）し，その仔について検索したところ，2か月齢で不安様行動が増加し，4か月齢で*Lactobacillus*属が減少し，*Oscillibacter*属，*Anaerotruncus*属，*Peptococcus*属が増加したことを報告した[35]。Baileyらは，妊娠中のアカゲザルに聴覚性驚愕ストレスを負荷しその仔の腸内細菌について検索したところ，*Bifidobacterium*属と*Lactobacillus*属が2日齢で減少し，8，16週齢では逆に増加したことを報告した[36]。母子分離および妊娠中ストレスは，その子においてIBSの症状でもある不安や内臓知覚過敏を惹起するとの報告もある[37]。これらの研究から，幼児期のストレスだけでなく妊娠中の母親のストレスでさえ，子供の腸内細菌叢形成に影響を与え，思春期以降の消化管機能疾患発症に関与する可能性が考えられる。心理社会的ストレッサーは腸内細菌叢の構成を変化させ，血中サイトカインが増加し

免疫増強に働くことが報告されている。Baileyらは，攻撃的なマウスと同じケージに入れることによる社会心理的ストレッサーを負荷したマウスにおいて，*Bacteroides*属が減少し，*Clostridium*属が増加し，血中IL-6，MCP-1が増加したことを報告した[38]。Bharwaniらは，まったく面識のない別種のマウスを隣り合わせた部屋に入れることでの心理社会的ストレッサーに10日間負荷したマウスにおいて，腸内細菌叢の多様性（構成）に変化があり，IL-6が増加し，IL-10陽性T細胞が変動することを報告している[39]。これらサイトカインは迷走神経を刺激し，うつなどの精神疾患発症に関係しているとされている[40]。Galleyらは慢性拘束ストレスを負荷したマウスにおいて，大腸粘膜層の*Lactobacillus*属が減少していることを報告した[41]。Westらは，マウスにおいて拘束ストレス誘発の十二指腸運動低下と大腸運動亢進を*Lactobacillus rhamnosus strain* JB-1が改善することを報告している[42]。ヒトでの研究においては，Knowlesらは，学生に1週間セミナーを受講させ（低ストレス期間），一定期間後，先のセミナーに関する質問への回答義務がある1週間（高ストレス期間）を過ごさせたところ，日常習慣が変化（たばこ，コーヒー・紅茶の摂取増加）するとともに，糞便からの腸内細菌叢培養でコロニー数が減少したことを報告した[43]。日常的ではないが，宇宙空間は通常の生存環境とはまったく異なる点でひとつのストレッサーと考えられる。Ritchieらは，マウスをスペースシャトルで宇宙空間に移送し，13日間滞在後に地上へ戻して糞便中の腸内細菌を測定したところ，*Clostridiales*科が増加し*Lactobacillales*目が減少したことを報告している[44]。これらのことから，さまざまなストレッサーは腸内細菌叢の構成に変化を起こすと考えられる。

4．脳-骨髄相関

　ストレス状態における消化管機能変化に，脳-腸相関さらには脳-腸-腸内細菌叢相関が関与していると考えられる。著者らは，電気足刺激負荷の慢性身体的ストレスを負荷したマウスにおいて，海馬で骨髄由来細胞の浸潤を認めたこ

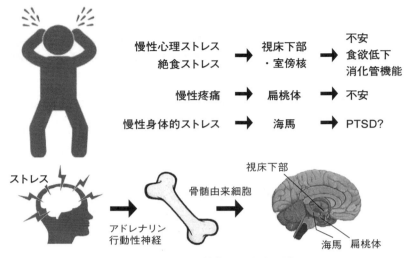

図11-4　ストレス状態での脳−骨髄相関

とから、骨髄由来細胞に着目してきた[45]。海馬は記憶に必要な領域であり、海馬での神経可塑性形成がPTSDに関与していることが報告されている[46]。そこで、前述のコミュニケーションボックス装置による慢性心理ストレスを負荷したマウスの視床下部・室傍核に骨髄由来細胞が浸潤し不安惹起に関与していることを報告し[47]、さらに坐骨神経結紮モデルマウスでの慢性疼痛ストレスでは、扁桃体に骨髄由来細胞が浸潤し不安惹起に関与していることを報告した[48]。さらにUrabeらは、絶食ストレスで視床下部・室傍核に骨髄由来細胞が集積し食欲とエネルギー代謝に関与していることを報告した[49]。これら脳内に集積した骨髄由来細胞はミクログリア様細胞であった。ミクログリアは直接的および間接的に神経細胞機能に影響を与えることから、この骨髄由来ミクログリア様細胞も同様の機能を有していることは十分に考えられる。著者らはこの骨髄由来ミクログリア様細胞がIL-1βを発現していることを確認している。IL-1βは免疫系に作用するサイトカインであるが、HPA系を刺激するだけでなく神経可塑性、食欲抑制、社会的相互性の減少に関与することが報告されている[50-52]。これらのことから、著者らはストレス状態での心身症（不安）に関与する

新たな脳-骨髄相関を提唱している。骨髄由来細胞と消化管機能との直接的な関係はまだわかってはいない。さらなる研究が必要ではあるが，ストレスと消化管機能に骨髄由来細胞を介する，脳-骨髄相関が関与している可能性は十分にある。

5. おわりに

　消化管は，定常状態であれば自立して誰の干渉も受けずに整然とその役割を果たしている。しかしさまざまなストレッサーにより脳が刺激されると中枢からの干渉を受け，その機能に変化が起こる。ストレス状態でトイレに行きたくなる，おなかが痛くなるなどの生体反応の裏には脳-腸相関が存在し，さらには，宿主の組織であるかのようにふるまう腸内細菌叢を含めた，脳-腸-腸内細菌叢の存在も示唆されてきている。著者らは，さらに脳-骨髄相関という新たな関係について研究を続けている。今後，これらの相関を中心に，機能性ディスペプシアやIBSなどの機能性胃腸障害に対する臨床戦略が発見できるに違いない。

文　献

1) Ataka K., Kuge T., Fujino K. et al.：Wood creosote prevents CRF-induced motility via 5-HT3 receptors in proximal and 5-HT4 receptors in distal colon in rats. Auton Neurosci, 2007；133（2）；136-145.

2) Rotondo F., Butz H., Syro L.V. et al.：Arginine vasopressin (AVP)：a review of its historical perspectives,current research and multifunctional role in the hypothalamohypophysialsystem. Pituitary, 2016；19；345-355.

3) Whitnall M.H., Mezey E. and Gainer H.：Co-localization of corticotropin-releasing factor and vasopressin in median eminence neurosecretory vesicles. Nature, 1985；317；248-250.

4) Babygirija R., Zheng J., Ludwig K. et al.：Central oxytocin is involved in restoring impaired gastric motility following chronic repeated stress in mice.

236 第11章 ストレスと消化管機能

Am J Physiol Regul Integr Comp Physiol, 2010；298(1)；R157-R165.

5) Bülbül M., Sinen O., Gemici B. et al. Opposite effects of central oxytocin and arginine vasopressin on changes in gastric motor function induced by chronic stress. Peptides, 2017；87；1-11.

6) Bradesi S., Martinez V., Lao L. et al.：Involvement of vasopressin 3 receptors in chronic psychological stress-induced visceral hyperalgesia in rats. Am J Physiol Gastrointest Liver Physiol, 2009；296(2)；G302-G309.

7) Bueno L., Gue M., and Delrio C.：CNS vasopressin mediates emotional stress and CRH-induced colonic motor alterations in rats. Am J Physiol, 1992；262(3 Pt.1)；G427-G431.

8) Ataka K., Nagaishi K., Asakawa A. et al.：Alteration of antral and proximal colonic motility induced by chronic psychological stress involves central urocortin 3 and vasopressin in rats. Am J Physiol Gastrointest Liver Physiol, 2012；303(4)；G519-G528.

9) Nozu T., Takakusaki K. and Okumura T.：A balance theory of peripheral corticotropin-releasing factor receptor type 1 and type 2 signaling to induce colonic contractions and visceral hyperalgesia in rats. Endocrinology, 2014；155 （12）：4655-4664.

10) Coutinho S.V., Plotsky P.M., Sablad M. et al.：Neonatal maternal separation alters stress-induced responses to viscerosomatic nociceptive stimuli in rat.Am J Physiol Gastrointest Liver Physiol, 2002；282；G307-G316.

11) Rosztóczy A., Fioramonti J., Jarmay K. et al.：Influence of sex and experimental protocol on the effect of maternal deprivation on rectal sensitivity to distension in the adult rat. Neurogastroenterol Motil, 2003；15；679-686.

12) Fish E.W., Shahrokh D., Bagot R. et al.：Epigenetic programming of stress responses through variations in maternal care. Ann NY Acad Sci, 2004；1036；167-180.

13) Hernández V.S., Hernández O.R., Perez de la Mora M. et al.：Hypothalamic vasopressinergic projections innervate central amygdala GABAergic neurons：Implications for anxiety and stress coping. Front Neural Circuits, 2016；10；92.

14) Marks D.F.：Dyshomeostasis, obesity, addiction and chronic stress. Health Psychol Open, 2016；3 （1）；2055102916636907.

15) Fujino K., Inui A., Asakawa A. et al. : Ghrelin induces fasted motor activity of the gastrointestinal tract in conscious fed rats. J Physiol, 2003 ; 550(Pt.1) ; 227-240.

16) Chen C.Y., Inui A., Asakawa A. et al. : Des-acyl ghrelin acts by CRF type 2 receptors to disrupt fasted stomach motility in conscious rats. Gastroenterology, 2005 ; 129 (1) ; 8-25.

17) Mayer E.A., Tillisch K. and Gupta A. : Gut/brain axis and the microbiota. J Clin Invest, 2015 ; 125 (3) ; 926-938.

18) Lyte M., Varcoe J.J. and Bailey M.T. : Anxiogenic effect of subclinical bacterial infection in mice in the absence of overt immune activation. Physiol Behav, 1998 ; 65 (1) ; 63-68.

19) Fuller R. : A review : Probiotics in man and animals. J Appl. Bacteriol, 1989 ; 66 ; 365-378.

20) Bercik P., Park A.J., Sinclair D. et al. : The anxiolytic effect of *Bifidobacterium longum* NCC3001 involves vagal pathways for gut-brain communication. Neurogastroenterol Motil, 2011 ; 23 (12) ; 1132-1139.

21) Bravo J.A., Forsythe P., Chew M.V. et al. : Ingestion of *Lactobacillus* strain regulates emotional behavior and central GABA receptor expression in a mouse via the vagus nerve. Proc Natl Acad Sci USA, 2011 ; 108 (38) ; 16050-16055.

22) Bruce-Keller A.J., Salbaum J.M., Luo M. et al. : Obese-type gut microbiota induce neurobehavioral changes in the absence of obesity. Biol Psychiatry, 2015 ; 77 (7) ; 607-615.

23) Jiang H., Ling Z., Zhang Y. et al. : Altered fecal microbiota composition in patients with major depressive disorder. Brain Behav Immun, 2015 ; 48 : 186-194.

24) Naseribafrouei A., Hestad K., Avershina E. et al. : Correlation between the human fecal microbiota and depression. Neurogastroenterol Motil, 2014 ; 26 (8) ; 1155-1162.

25) Sampson T.R. and Mazmanian S.K. : Control of brain development, function, and behavior by the microbiome. Cell Host Microbe, 2015 ; 17 (5) ; 565-576.

26) Spiller R. and Garsed K. : Postinfectious irritable bowel syndrome. Gastroenterology, 2009 ; 136 (6) ; 1979-1988.

238 第11章 ストレスと消化管機能

27) Chaudhary N.A. and Truelove S.C. : The irritable colon syndrome. A study of the clinical features, predisposing causes, and prognosis in 130 cases. Q J Med, 1962 ; 31 ; 307-322.

28) Mearin F., Pérez-Oliveras M., Perelló A. et al. : Dyspepsia and irritable bowel syndrome after a *Salmonella gastroenteritis* outbreak : one-year follow-up cohort study. Gastroenterology, 2005 ; 129 (1) ; 98-104.

29) Balsari A., Ceccarelli A., Dubini F. et al. : The fecal microbial population in the irritable bowel syndrome. Microbiologica, 1982 ; 5 (3) ; 185-194.

30) Malinen E., Rinttilä T., Kajander K. et al. : Analysis of the fecal microbiota of irritable bowel syndrome patients and healthy controls with real-time PCR. Am J Gastroenterol, 2005 ; 100 (2) ; 373-382.

31) Kassinen A., Krogius-Kurikka L., Mäkivuokko H. et al. : The fecal microbiota of irritable bowel syndrome patients differs significantly from that of healthy subjects. Gastroenterology, 2007 ; 133 (1) ; 24-33.

32) Jeffery I.B., O'Toole P.W., Öhman L. et al. : An irritable bowel syndrome subtype defined by species-specific alterations in faecal microbiota. Gut, 2012 ; 61 (7) ; 997-1006.

33) Parkes G.C., Rayment N.B., Hudspith B.N, et al. : Distinct microbial populations exist in the mucosa-associated microbiota of sub-groups of irritable bowel syndrome. Neurogastroenterol Motil, 2012 ; 24 (1) ; 31-39.

34) Barouei J., Moussavi M. and Hodgson D.M. : Effect of maternal probiotic intervention on HPA axis, immunity and gut microbiota in a rat model of irritable bowel syndrome. PLoS One, 2012 ; 7(10) ; e46051.

35) Golubeva A.V., Crampton S., Desbonnet L. et al. : Prenatal stress-induced alterations in major physiological systems correlate with gut microbiota composition in adulthood. Psychoneuroendocrinology, 2015 ; 60 : 58-74.

36) Bailey M.T., Lubach G.R. and Coe C.L. : Prenatal stress alters bacterial colonization of the gut in infant monkeys. J Pediatr Gastroenterol Nutr, 2004 ; 38 (4) ; 414-421.

37) Liu S., Hagiwara S.I. and Bhargava A. : Early-life adversity, epigenetics, and visceral hypersensitivity. Neurogastroenterol Motil, 2017, Sep. ; 29 (9).

38) Bailey M.T., Dowd S.E., Galley J.D. et al. : Exposure to a social stressor alters the structure of the intestinal microbiota : implications for stressor-induced

immunomodulation. Brain Behav Immun, 2011；25（3）；397-407.

39) Bharwani A., Mian M.F., Foster J.A. et al.：Structural and functional consequences of chronic psychosocial stress on the microbiome and host. Psychoneuroendocrinology, 2016；63：217-227.

40) Dowlati Y., Herrmann N., Swardfager W. et al.：A meta-analysis of cytokines in major depression. Biological Psychiatry, 2010；67；446-457.

41) Galley J.D., Yu Z., Kumar P. et al.：The structures of the colonic mucosa-associated and luminal microbial communities are distinct and differentially affected by a prolonged murine stressor. Gut Microbes, 2014；5（6）；748-760.

42) West C., Wu R.Y., Wong A. et al.：*Lactobacillus rhamnosus* strain JB-1 reverses restraint stress-induced gut dysmotility. Neurogastroenterol Motil, 2017, Jan.；29（1）.

43) Knowles S.R., Nelson E.A. and Palombo E.A.：Investigating the role of perceived stress on bacterial flora activity and salivary cortisol secretion：a possible mechanism underlying susceptibility to illness. Biol Psychol, 2008；77（2）：132-137.

44) Ritchie L.E., Taddeo S.S., Weeks B.R. et al.：Space Environmental Factor Impacts upon Murine Colon Microbiota and Mucosal Homeostasis. PLoS One, 2015；10(6)；e0125792.

45) Brevet M., Kojima H., Asakawa A. et al.：Chronic foot-shock stress potentiates the influx of bone marrow-derived microglia into hippocampus. J Neurosci Res, 2010；88（9）：1890-1897.

46) Mitsushima D., Sano A. and Takahashi T.：A cholinergic trigger drives learning-induced plasticity at hippocampal synapses. Nat Commun, 2013；4：2760.

47) Ataka K., Asakawa A., Nagaishi K. et al.：Bone marrow-derived microglia infiltrate into the paraventricular nucleus of chronic psychological stress-loaded mice. PLoS One, 2013；8(11)：e81744.

48) Sawada A., Niiyama Y., Ataka K. et al.：Suppression of bone marrow-derived microglia in the amygdala improves anxiety-like behavior induced by chronic partial sciatic nerve ligation in mice. Pain, 2014；155（9）；1762-1772.

49) Urabe H., Kojima H., Chan L. et al.：Haematopoietic cells produce BDNF and regulate appetite upon migration to the hypothalamus. Nat Commun, 2013；

240 第11章　ストレスと消化管機能

4：1526.

50) Goshen I. and Yirmiya R.：Interleukin-1 (IL-1)：a central regulator of stress responses.Front Neuroendocrinol, 2009；30（1）；30-45.

51) Kent S., Rodriguez F., Kelley K.W. et al.：Reduction in food and water intake induced by microinjection of interleukin-1 beta in the ventromedial hypothalamus of the rat. Physiol Behav, 1994；56（5）；1031-1036.

52) Bluthé R.M., Dantzer R. and Kelley K.W.：Central mediation of the effects of interleukin-1 on social exploration and body weight in mice. Psychoneuroendocrinology, 1997；22（1）；1-11.

終章　消化管研究の現状と未来

宮 本 賢 一*

1.　は じ め に

　本書では，味覚・食欲，消化・吸収，腸内細菌，腸管免疫，消化管ホルモン，脳-腸相関，消化器疾患など，多くのトピックスについて多方面から，最新の知見を解説いただいた。消化管研究は，15年前までは，研究の遅れた分野であり，生理学的な部分での知識のみが先行していた。しかし，その後の基礎的なアプローチの成果が集積して，飛躍的なスピードで消化管機能の役割が解明され，現在，最も注目されている分野のひとつとなっている。特に，消化管は体内にありながら外界と接触し，食物，細菌などの大量の外来物に常に曝露される特殊な環境にある臓器である。終章では，本書で紹介した消化管機能の概要を述べる。

2.　味覚・食欲と栄養

　美味しくて楽しい食事は，食べる人に満足感や充実感，安心感をもたらすので，人間関係を和やかにすることが期待できる。つまり，われわれは食事の満足感を得るために，栄養素の摂取をしているとも考えられる。味覚（甘味，塩味およびうま味）は，それぞれグルコースなどのカロリー源，Na^+やK^+などのミネラル源，タンパク質をつくるアミノ酸源を示す情報となり，好ましい味として脳で認知されると，その体内摂取をはじめ，代謝を促進するさまざまな生

＊徳島大学大学院医歯薬学研究部

理機能が発動する。味を受容するための鍵分子が味覚受容体である。味覚受容体は大きく2種類に分けることができる。甘味，うま味，苦味受容にかかわる7回膜貫通Gタンパク質共役型受容体（G protein-coupled receptor：GPCR）と，酸味と塩味受容にかかわるイオン透過型のチャネル分子である。

　これらの味覚受容体の分子実態は長年謎であったが，1999年に苦味受容体が発見されたのを契機に，急速に味覚受容機構が明らかになってきた。例えば，甘味とうま味受容には，T1r（taste receptor type 1）ファミリーが関与している。甘味受容体（T1r2＋T1r3）の特徴は，リガンド選択制が低く，天然糖に加えて人工甘味料などを感受できる。また，甘味受容体は，消化管内分泌細胞にも発現している。腸管の甘味受容体は，甘味物質と結合するとインクレチン・グルカゴン様ペプチド-1（glucagon-like peptide-1：GLP-1）または，GIPの内分泌を促進し，隣接する小腸吸収上皮に発現するインクレチン受容体を介してNa^+/グルコース共輸送体（SGLT1）の発現を増やすことでグルコースの体内吸収を高めている。このように，生物は味覚受容体の機能を，口腔のみならず，全身の脳や消化管などさまざまな臓器を介して連携させており，体内栄養バランスを巧妙に制御している可能性がある。本書では，苦味，塩味，酸味，脂肪酸味などの，味覚受容機構ついて，最新の知見をご紹介いただいた。これらの理解は，栄養素が関与するさまざまな疾患のより深い理解に繋がると考えられる。

3．消化・吸収と栄養

　われわれは，①自身の身体を構成するため，②日常生活を営むためのエネルギーを獲得するため，毎日の食事から栄養素を摂取している．栄養素は，消化により分解され，さらに吸収という過程を経て，各臓器や器官に届けられる。腸管は，体内恒常性維持に欠くことのできない臓器であり，栄養素や薬物などの低分子輸送において必要なトランスポーター，チャネルなどにより，種々のイオン，栄養素の吸収を担っている。その後，栄養素は各臓器で代謝を受けて

体を作り，エネルギーを獲得するために働く．われわれが摂取する栄養素の多くは，吸収されやすいかたちに分解されなければならない．消化（digestion）とは，食物中の栄養素を分解して吸収されやすいかたちにする過程をいう。つまり，食事に含まれている多くの栄養素は消化を受け，その後，腸管を介して体に取り込まれる．糖質はグルコースなどの単糖類に，脂質は脂質の主成分であるトリグリセリドを脂肪酸とモノグリセリドに，タンパク質は個々のアミノ酸に分解され，各トランスポーター（輸送担体）を介して吸収される。また，コレステロールにも独自のトランスポーターが存在する。小腸から吸収された各栄養素は，血管あるいはリンパ管を通じて肝臓やさまざまな組織に輸送され，その後，各臓器に届けられた栄養素は代謝を受ける。

　トランスポーターはATPの加水分解エネルギーを利用して輸送を行うABC（ATP binding cassette）ファミリーと，ATPのエネルギーを用いないで輸送を行うSLC（solute carrier）ファミリーの2つに分けられている。SLCファミリーは分子クローニングにより一次構造が明らかにされた多数の哺乳類トランスポーターの系統的な分類である。有機および無機アニオン/カチオン，グルコース，ペプチド，アミノ酸，ビタミンなど，さまざまなトランスポーターが構造の相同性により分類されている。現在では65種類（SLC1-SLC65）のグループに分類されている。本章ではタンパク質・アミノ酸，糖，リン，コレステロールなどの腸管吸収について最新の知見が紹介されている。一方，消化・吸収，消化管運動，そして消化管バリアは，摂取された食品成分により大きく影響を受ける。食品成分によりどのような影響を受けるか，またどのようなメカニズムでそれらの作用が発揮されているか，食品成分やアレルゲンの消化吸収機構への影響に関して，最新の知見が紹介されている。本章から，トランスポーターは，単にものを運ぶだけでなく，治療薬の標的として重要な位置を占めており，分子実体の解明後，薬剤を取り込むための創薬のターゲットとして，また外部からの栄養センサーとして機能する可能性など，栄養代謝を理解するうえで，新しい概念が提示されている。

4. 腸内細菌および腸管免疫と栄養

　腸内細菌叢はヒトが食物から栄養を獲得するうえで重要な役割を果たしている。しかし，食事，生活習慣，薬物投与などの外的要因によって細菌叢の構成や働きが偏重するとdysbiosis（腸管微生物叢の構成や活動失調）と総称される由々しき腸内環境となり，宿主にさまざまな病的状態がもたらされる。これらには肥満からメタボリックシンドローム，軽度の炎症状態，代謝系機能不全，過剰な脂肪蓄積，インスリン耐性等々があげられ，いずれも糖尿病，動脈硬化症といった重篤な成人病リスクを高めるものばかりである。さらに，肥満・メタボリックシンドロームの主たる原因は，これまで運動不足と高カロリーの食生活とされてきたが，マウスやラットを用いた近年の動物実験の所見から腸内細菌叢の変容もその原因となりうることが指摘されている。特定の菌種による肥満化の作用機序として，ブドウ糖と脂肪の吸収や小腸での細胞内脂肪貯蓄に関与する遺伝子群の発現が上向き調節されている可能性ある。本章では，ヒト腸内細菌の代謝機能として，多糖類の分解代謝，短鎖脂肪酸の産生，タンパク質・アミノ酸代謝，胆汁酸代謝，腸内細菌の代謝産物の影響，腸内細菌の変動要因，疾病との関係に関して記述されている。腸内細菌叢と肥満・メタボリックシンドロームについて，多くの動物実験のデータを中心に解説されているが，大澤らは，最後に，このような動物実験で得られた多くのデータをヒトに還元する場合の注意点に関して，詳細に述べている。

　腸管の役割は，栄養を確保しながら，病原細菌やウイルスといった病原体に対する生体防御を司り，恒常性を維持している。腸管は，その上皮層が胎児期から新生児期，成熟期にかけて成熟や環境刺激によって劇的に変化するとともに腸内細菌の量と多様性の増加が認められる。腸管は"内なる外"ともいわれ，外来抗原に常にさらされることから，免疫系も成熟に伴い急速に発達し，病原体に対する防御機能を発揮することで，腸管における恒常性維持に貢献している。食物は口から摂取され，消化管で消化・吸収されるが，同時に生体防御に

重要な腸管関連リンパ組織と接触する機会が生じる。したがって，食から栄養と健康を考える場合，腸管免疫は最も重要な関連機構である。

　栄養代謝と免疫システムとの関連は，内分泌シグナリングから免疫細胞による栄養成分の直接的な検知に至るまで幅広い状況で起こると考えられる。例えば，ブドウ糖摂取の不足により，Ｔ細胞の増殖やサイトカイン産生機能が低下し，トリプトファン，グルタミン，アルギニンやシステインなどのアミノ酸の不足によっても免疫機能が低下する。食に含まれる成分のなかには，植物性多糖のようにヒトの生体が有する酵素では分解できないものもあるが，それらは，腸内細菌が有する酵素によって分解し利用され，最終産物として短鎖脂肪酸が生成する。短鎖脂肪酸は，宿主のエネルギー源となると同時に，宿主免疫応答に有益な効果を発揮する。また，ビタミンＡ，Ｄ，Ｅや亜鉛の欠乏は，Ｔ細胞応答などの免疫機能に悪影響を及ぼす。食物による栄養状態がどのように腸内細菌叢に影響し，腸管における自然および獲得免疫を介して健康に寄与しているのかなど，本章では多くの重要な栄養問題を提示している。

5．消化管と全身代謝

　消化管にはさまざまな生理活性ペプチドが存在している。胃にはガストリン（gastrin），グレリン（ghrelin），ペプチドYY（peptide YY），十二指腸にはセクレチン（secretin），十二指腸・空腸にはコレシストキニン（cholecystokinin：CCK），モチリン（motilin），胃抑制ペプチド（gastric inhibitory peptide：GIP），小腸（大腸）にはGLP-1，血管作用性小腸ペプチド（vasoactive intestinal polypeptide：VIP），消化管全体としてはソマトスタチン（somatostatin，膵臓からも分泌）など30種類以上が知られている。摂食調節作用に着目すると，CCK，PYY，GLP-1は迷走神経を介して摂食を抑制する。一方，摂食を亢進させる唯一の末梢ペプチドがアシルグレリンである。アシルグレリンは神経を介して，または血行性に空腹情報を視床下部に伝達し，視床下部・弓状核のNPY/AgRPニューロンを活性化し摂食を亢進させる。このように，摂食行動

における末梢摂食調節ペプチドを介する脳-腸相関が存在する。脳-腸相関は，摂食行動を考えるうえで，特に重要な研究分野と考えられる。特に，肥満症や肥満に伴う糖尿病，高血圧症および脂質代謝異常などを合併する内臓脂肪症候群（メタボリックシンドローム）の増加が大きな問題となっている。一方，女性のやせや摂食障害，高齢者の低栄養やそれに伴うフレイルなどの増加も問題となっており，摂食行動や体重調節機構にかかわる代謝疾患の発症機序の解明は急務である。本章では，摂食調節機構について概説するとともに，消化管ホルモンのさまざまな機能と代謝疾患の関係について議論されている。

　摂食障害は，生涯有病率が女性で15.7%，アメリカ精神医学会の精神疾患の診断・統計マニュアル（DSM-5）での疾患分類によると，思春期過食性障害は2.3%，神経性無食欲症は1.7%，神経性過食症は0.8%となっている。摂食（食欲）はさまざまな脳腸ホルモンによって制御されているが，摂食障害ではこれらのホルモンの変調が認められる。摂食促進因子に関しては，神経性無食欲症患者では血漿中AgRPが上昇しており，体重が回復した神経性無食欲症患者では健常人と同等レベルになっていること，AgRP濃度はBMIと血漿中レプチン濃度と逆相関があることが報告されている。NPYに関しては，神経性無食欲症患者においては健常人と変化がないとする報告や低くなっているとの報告があり，明確にはなっていない。低体重の神経性無食欲症患者において，絶食時の血中グレリン濃度が上昇しているとの報告がある。グレリンは3番目のセリンがオクタン酸によってアシル化されたもの（摂食促進作用を持つ）と，アシル化されていないデスアシルグレリンが存在するが，神経性無食欲症患者でその両方が上昇している。食欲は，大脳辺縁系（報酬系），海馬（記憶），扁桃体（情動）などの脳部位，さらには，ここで述べた以外のさまざまなペプチドによっても影響を受ける。消化管ホルモンは，食物の消化や栄養素の吸収に機能するのみならず，末梢臓器と中枢神経系とネットワークを構築し，摂食・体重調節機構を中心に生体機能の調節に重要な役割を果たしている。

　次に，消化管機能，すなわち消化・吸収，消化管運動，そして消化管バリアは，摂取された食品成分により大きく影響を受ける。本章では，これら3つの

消化管機能について，食品成分によりどのような影響を受けるか，またどのようなメカニズムでそれらの作用が発揮されているかを，原らの研究結果を中心に解説されている。

① 大豆タンパク質は，難消化性ペプチドの消化を抑制する機構
② CCK分泌を強く刺激する大豆由来の機能性ペプチドの発見
③ 脂質の吸収，リン脂質の新たな機能
④ 難消化性糖質によるミネラル吸収の促進作用
⑤ 難消化性オリゴ糖によるフラボノイド吸収促進作用
⑥ 食物繊維と大腸運動の関係
⑦ 消化管タイトジャンクション（TJ）のバリア機能を増強する短鎖脂肪酸の役割
⑧ 新規機能性糖質，イソマルトメガロ糖による腸管バリア増強作用

以上，本章では，消化管自体の機能である，消化と吸収，消化管運動，消化管バリア機能と食品の関係が紹介されている。このように，食品成分による消化管機能の制御は，多くの新しい現象が紹介されており，消化管の未知機能の理解に役立つと考えられる。

6．消化管の臨床と健康・栄養

炎症性腸疾患（inflammatory bowel disease：IBD）は再燃と寛解を繰り返す消化管の慢性炎症を特徴とする疾患であり，狭義には潰瘍性大腸炎（ulcerative colitis：UC）とクローン病（Crohn's disease：CD）を指す。これらの根本的な発症原因はいまだ明らかにされていない。潰瘍性大腸炎は「主として粘膜を侵し，しばしばびらんや潰瘍を形成する大腸の原因不明のびまん性非特異性炎症である」と定義される。症状は粘血便を示すことが多く，腸管合併症（結節性紅斑，壊疽性膿皮症，虹彩炎，強直性脊椎炎など）を伴うことがある。潰瘍性大腸炎では経口摂取の不良，炎症によるエネルギー消費量の亢進，消化吸収障害，タンパク漏出，異化亢進などの要因が複合的にかかわり，タンパク質エネル

ギー低栄養状態（protein energy malnutrition：PEM）に陥ることが多い。潰瘍性大腸炎の治療の基本は薬物療法であるが，潰瘍性大腸炎は栄養学的リスクの大きい疾患であり，栄養管理は重要である。特に，中等症〜重症では，粘血便，下痢，腹痛，発熱などを呈する。このような場合には，腸管安静の目的で絶食とし，静脈栄養を行う。

　クローン病は原因不明で，主として若年者にみられ，潰瘍や線維化を伴う肉芽腫性炎症性病変から成り，消化管のどの部位にも起こりうるとされる。下痢や発熱，体重減少などを主訴として発症することが多く，炎症の好発部位は回腸末端である。潰瘍性大腸炎が主に粘膜層の炎症であるのに比し，クローン病は全層性の炎症を特徴とする。また，炎症はびまん性ではなく，区域性病変（skip lesion）であり，特徴的には縦走潰瘍や敷石像を呈する。クローン病では潰瘍性大腸炎と同様にPEMに陥ることが多い。したがって，飢餓，侵襲の両方がかかわる場合も多く，低栄養のリスクについては多くの報告がある。入院患者の20〜70％に，るい痩が認められ，約75％が低栄養状態であるという報告がある一方，特に小腸病変を有するクローン病ではビタミン・微量元素欠乏，骨代謝異常など多彩な栄養障害を引き起こすことも特徴的である。治療指針は薬物療法と栄養療法の2本立てで記載されており，「病状や受容性により，栄養療法・薬物療法・あるいは両者の組み合わせを行う」とされている。本章では，炎症性腸疾患の病因，栄養代謝病態，治療について概説されている。特に，腸内細菌叢や腸管免疫との関係など，多くの新しい知見が紹介されており，消化管機能と栄養代謝における役割を考慮した栄養療法の重要性が示されている。

　さらに，消化管は第2の脳といわれており，アウエルバッハ（筋層間）神経叢やマイスネル（粘膜下）神経叢などの腸管神経叢（腸管ニューロン）や中枢との情報交換を担う自律神経（迷走神経）など，さまざまな神経と腸管グリアが存在している。消化管における肛門側への内容物移送は平滑筋による蠕動運動が担うが，蠕動運動の制御は脳の支配によるものではなく，消化管そのものが自律して行っている。また消化管から分泌されるさまざまな分泌液に関しても，腸管神経叢が制御している。このように，消化管は自分自身で自身の機能

を制御している。一方，ストレスを感じるとおなかが痛くなるのは，脳から遠心性神経を介して情報が腸に伝えられ，大腸運動が亢進し内臓知覚が過敏になることで便意や腹痛の情報を神経性に脳へ返すからである。また，空腹（一種のストレッサー）になると胃から分泌されるアシルグレリンが求心性または血行性に脳に情報を伝え，摂食行動（食欲）を誘発する。このように，ストレス状態では脳と消化管は相互に情報交換し影響を及ぼしあっている。この関係を"脳-腸相関"という。

　腸内細菌叢の生物多様性が減ることと炎症性腸疾患（IBD）などの消化管器質疾患や過敏性腸症候群（IBS）などの消化管機能疾患との関係が指摘されており，糖尿病や肥満などの代謝疾患発症リスクと関連しているとの指摘もある。最近，腸内細菌またはその代謝産物が消化管の透過性，免疫，運動，そして感受性などの消化管機能や腸内神経叢活性に影響を与えるだけでなく，摂食行動，ストレスに対する反応，不安，痛みに対する反応などの中枢機能が関与する情動行動に影響を与えることが報告されてきている。腸内細菌叢は情動行動にも影響を与えていることから，脳-腸-腸内細菌叢相関という概念が提唱されている。本章では，ストレスと消化管機能の関係について，脳-腸相関，視床下部-下垂体-副腎系，摂食調節ペプチド，腸内細菌叢-中枢，などを中心に，最近の知見が解説されている。このような知見は，IBSや機能性ディスペプシアなどの消化管に器質的な障害がないにもかかわらず，機能に異常をきたす機能性胃腸障害を理解するうえで重要な知見を提示している。

7. おわりに

　消化管機能は，味覚機能，消化・吸収機能，腸内細菌，食品成分による調節，消化管ホルモンなどの影響を受けながら，体内恒常性維持に寄与している。この数年で，消化管機能の研究の進歩は著しい。それは，消化管特異的に目的遺伝子を発現・欠失させたりする遺伝子改変マウスの技術に加えて，細胞解析技術，iPS細胞など消化管組織再生に関する多くの研究成果によると考えられる。

さらに，臨床面では，炎症性腸疾患（潰瘍性大腸炎とクローン病），あるいは，IBSや機能性ディスペプシア，多くの消化器疾患の病態解明が進行している。これら消化器疾患の治療に関して，発症機構解明，病態理解による治療法開発，分化制御による再生医療などの，臨床および基礎研究が必要と考えられる。また，栄養面では食事が腸内最近叢に影響し，腸管における自然および獲得免疫を介して健康に寄与しているなど，肥満，糖尿病，アレルギーや炎症性腸疾患との関係が注目されている。消化管研究において，腸内細菌叢や腸管免疫研究は，最も重要な研究課題と考えられる。

索　引

＜数字・欧文＞

5-ASA製剤……201, 210
5-アミノサリチル酸
　製剤………………201
16S rRNA遺伝子……104

【A】

AADC………………18
ABCトランスポーター
　…………………73
ABCファミリー………51
Ach…………………9
α-Gルチン…………177
AhR…………………138
α-melanocyte-
　stimulating hormone
　…………………151
α-MSH……………151
Ara h 6……………98
arginine vasopressin
　…………………225
ASIC………………18
ATP…………………9
AVP……………225, 227
AVP V1b受容体……227

【B】

βコングリシニン……172
β-ラクトグロブリン
　…………………97
B.breve………………107
b$^{0,+}$AT……………60

B^{0}AT1………………60
*Bacteroides thetaiotao
　micron*………………106
Bacteroides門………105
BEE…………………213
Bifidobacterium bifidum
　…………………107
Bifidobacterium longum
　…………………106
Bilophila wadsworthis
　…………………116

【C】

cachexia……………159
Caco-2細胞単層膜……174
Calhm1………………13
CB1…………………24
CCK…………………149
CCK1受容体…………149
CCK2受容体…………149
CCKA受容体…………149
CCKB受容体…………149
CD172a$^+$抗原提示細胞
　…………………139
CD36………………19
corticotropin releasing
　factor………………224
CRF…………………224
CRF1型受容体………225
CRF2型受容体………225
cross-feedinng………110

【D・E・F】

DMH………………153
DNA………………141
dysbiosis……103, 194, 196
EAAC1………………58
ED…………………215
emotional eating……229
ENaC………………16
Entpd2………………19
*Faecalibacterium
　prausitzii*…………107
farnesoid X receptor
　…………………113
Firmcutes門…………105
FXR…………………113

【G】

GABA……………57, 154
GAD67………………18
γ-aminobutyric acid
　…………………154
geometric center……170
ghrelin *O*-acyltransf-
　erase………………156
GIP…………………20
GLAST………………19
GLP-1……………13, 150
GLP-1R……………150
GLP-1受容体…………150
GLUT………12, 59, 60
GLUT2……………30, 60
GLUT5………………60

Gly m Bd 30K……92, 93
GOAT…………156
GPCR…………9, 148
Gpr120…………19
Gpr40…………19
GPR41…………111
GPR43…………111
Gα-gustducin…………14
Gタンパク質共役型
　受容体………111, 148

【H】

HCN…………18
hedonic reward……229
HEN…………216
HLA…………194
HPA axis…………224
HPA系…………224
HPT axis…………224
HRP…………97, 98

【I】

IBD…………191
IFN-γ…………98
IL-6…………213, 159
IL-13…………21
IL-17…………134
IL-22…………134
IL-25…………21
ILC3…………134
IP3R3…………12

【K・L】

K$_{ATP}$チャネル…………12
LAT1…………55
leaky gut…………181

Lgr-5…………24
LHA…………153

【M】

MC…………153
MCH…………152
melanin-concentrating
　hormone…………152
melanocortin…………153
MFS…………60
mGluR1…………14
mGluR4…………14
MHC…………194
migrating motor
　complex…………149
MMC…………149
mRNAレベル…………45
mTORC1…………21

【N】

Na$^+$依存性グルコース
　トランスポーター…61
Na$^+$非依存性グルコー
　ストランスポーター
　…………60
NaPi2b…………64, 65
NCAM…………18
NLRC4…………133
NLRP3…………133
NOD1…………132
NOD2…………132
Nod様受容体…………132
NSAIDs…………91
NTR…………151
NT受容体…………151

【O】

Ob-Rb…………24
O-PNI…………208
OVA…………92
OXM…………150

【P】

P2X…………9
PEPT1…………52, 58
PEPT2…………53
PGP9.5…………18
PHT1…………53
PHT2…………53
PIE細胞…………131
PiT1…………64
Pkd…………18
Plc β 2…………12
Pluronic L-81…………96
PP…………152
PPN…………205
PPファミリーペプチド
　…………148
PTC…………15
PVN…………153
PYY…………111, 148
PYY1-36…………148

【R】

rBAT…………58
REE…………212
RNA…………141
　－ポリメラーゼⅡ…46
Roseburia属…………106
Ruminococcus…………106

索引 253

【S】

SCFA…………107, 195
serotonin………………9
SGLT………………60
SGLT1…………12, 32
short chain fatty acids
………………107
SLC5A1/SGLT1…59, 61
SLC5A2/SGLT2……61
SLC6A19/B0AT1……58
SLC6ファミリー……57
SLCファミリー………51
SNAP25………………18
SNP…………………15
SREBP-2……………20

【T・U】

T1r1…………………10
T1r2…………………10
T1r3…………………10
T1rファミリー………10
T2r38………………15
T2rファミリー………14
Th17細胞……………134
TLR…………………130
TLR2…………………130
TLR4…………………130
TLR9…………………130
TLRネガティブレ
ギュレーター……139
TNF-α………97, 159
TPN…………203, 212
Trpm5………………13
Trpv1………………16
T細胞………………129

Ucn3………………228
Ussing chamber……181

【V・X・Y】

Veillonella…………196
VGCC………………18
VGSC………………13
VMH………………153
XPR1………………64
y⁺LAT1………………58
Y2受容体……………149
Y4受容体……………152

＜和文＞

【あ】

アウエルバッハ神経叢
………………223
亜鉛…………216, 217
悪液質………………159
アグリコン…………176
－分解………………176
アシルグレリン……229
アスピリン…………99
アセチル化…………47
アダリムマブ………210
アナフィラキシー
………………87, 88
アポタンパク質………71
アポトーシス………108
アミノ酸吸収…………51
アミノ酸トランス
ポーター……………52
－遺伝子欠損………58
－ファミリー………55

アミロース…………31
アミロペクチン………31
アミロライド…………16
アルギニン・バソプ
レシン……………225
α-アミラーゼ………31
α-グルコシダーゼ…32
－阻害剤…………35
α-限界デキストリン…32
アレルギー…………127
アレルゲン消化性……93
アレルゲン性…………91
アンギオテンシンⅡ…23
安静時エネルギー
消費量……………212

【い】

イソアミノ酸………108
イソマルトメガロ糖
………………183
Ⅰ型アレルギー………88
Ⅰ型味細胞……………19
一次胆汁酸…………109
遺伝子改変マウス…249
胃排出速度…………178
イムノジェニクス…139
イムノバイオゲノ
ミクス……………141
イムノバイオティ
クス………………136
胃抑制ペプチド……157
インクレチンファ
ミリー……………150
インスリン…………151
－受容体…………112
インターフェロン-γ…98

254　索　引

インドール…………115
　－化合物…………108
インフラマソーム…133
インフリキシマブ…210

【う・え】

宇宙空間……………233
うま味受容体………11
ウロコルチン3……227
栄養共存……………110
栄養スクリーニング
　………………206
エネルギー代謝……203
エピジェネティック…48
炎症性サイトカイン
　………………160
炎症性腸疾患
　…6, 97, 127, 191, 247
　－遺伝的素因……191
　－衛生仮説………193
　－疫学……………192
　－寛解期…………196
　－環境因子………191
　－疾患感受性遺伝子
　………………193
　－リスク因子……193
エンドサイトーシス
　………………78, 181

【お】

オピエート…………154
オボアルブミン………91
オミックス…………103
オリゴ糖……………106
オリゴメチオニン…170
オルガノイド………24

【か】

海馬…………………233
外分泌酵素…………167
潰瘍性大腸炎…191, 248
　－栄養療法………201
　－疾患概念………196
　－治療……………201
　－薬物療法………201
カイロミクロン……172
獲得免疫……………194
核内因子κB………119
核内ホルモン受容体…137
過食性障害…………157
ガストリン…………147
活性型ビタミンD……63
活動期クローン病…214
カベオラ……………183
ガラクトース…………29
カルシウム…………173
　－感知受容体……172
カルニチン…………120
寛解期クローン病
　栄養療法…………216
管腔内消化………29, 168
感染性腸炎後IBS……231
γ-アミノ酪酸………154
甘味受容体………11, 242

【き・く】

基礎エネルギー消費量
　………………213
機能性胃腸障害………6
筋層間神経叢………177
空腹期伝播収縮運動
　………………149

苦味受容体…………14
グリアジン……………97
クリプト………………39
グルカゴン様ペプチド-1
　………………147, 178
グルコース……………29
　－ガラクトース吸
　　収不全症………61
　－トランスポーター
　………………119
　－トランスポー
　　ターファミリー…59
グルコシノレート…109
グルタミン…………215
グルタミン酸…………9
グレリン………146-148
　－受容体…………148
クローディン………174
クローン病
　………97, 191, 194, 248
　－栄養療法………210
　－疾患概念………206
　－薬物療法………210

【け】

経細胞輸送……………62
経上皮電気抵抗値…181
経腸栄養……………212
　－適応……………215
軽度炎症状態………117
ケノデオキシコー
　ル酸……………113
ゲノミクス…………103
ケルセチン配糖体…176
倹約遺伝子仮説……146

索引 255

【こ】

コアクチベーター‥‥‥44
抗原性‥‥‥‥‥‥‥91
高脂肪食‥‥‥‥108, 114
甲状腺刺激ホルモン
　放出ホルモン‥‥‥154
高親和性IgE受容体‥‥88
抗生物質‥‥‥‥‥‥117
抗TNF-α抗体製剤
　‥‥‥‥‥‥203, 210
抗肥満‥‥‥‥‥‥‥112
高リン血症‥‥‥‥‥65
コール酸‥‥‥‥‥‥113
鼓索神経‥‥‥‥‥‥8
骨髄由来細胞‥‥‥‥234
骨髄由来ミクログリ
　ア様細胞‥‥‥‥‥234
コミュニケーション
　ボックス装置‥‥‥227
コルチコトロピン放
　出ホルモン‥‥‥‥154
コルヒチン‥‥‥‥‥99
コレシストキニン
　‥‥‥20, 147, 149, 170
コレステロール
　‥‥‥‥‥‥119, 173
　－低値‥‥‥‥‥‥197

【さ】

最終消化産物‥‥‥‥169
在宅経腸栄養療法‥‥216
酢酸‥‥‥‥107, 181, 195
刷子縁膜‥‥‥‥‥‥167
サルコペニア‥‥‥‥209
Ⅲ型味細胞‥‥‥‥‥17

酸性アミノ酸尿症‥‥58
酸味受容体‥‥‥‥‥18

【し】

塩味受容体‥‥‥‥‥16
敷石像‥‥‥‥‥‥‥206
シグナルペプチド‥‥78
自己抗体‥‥‥‥156, 159
脂質マイクロドメイン
　‥‥‥‥‥‥‥‥‥183
視床下部外側野‥‥‥153
視床下部-下垂体-
　甲状腺系‥‥‥‥‥224
視床下部-下垂体-
　副腎系‥‥‥‥‥‥224
視床下部弓状核‥‥‥153
視床下部・室傍核‥‥234
視床下部腹内側核‥‥153
茸状乳頭‥‥‥‥‥‥7
シスチン尿症‥‥‥‥58
次世代シークエンサー
　‥‥‥‥‥‥‥‥‥105
自然免疫系‥‥‥‥‥193
自然リンパ球‥‥‥‥129
室傍核‥‥‥‥‥‥‥153
ジペプチド‥‥‥52, 169
脂肪酸‥‥‥‥‥‥‥19
脂肪摂取量制限‥‥‥214
脂肪乳剤‥‥‥‥‥‥214
社会心理的ストレッ
　サー‥‥‥‥‥‥‥233
縦走潰瘍‥‥‥‥‥‥206
12回膜貫通型トラン
　スポーター‥‥‥‥59
絨毛‥‥‥‥‥‥40, 167
樹状細胞‥‥‥‥‥‥119

受動輸送‥‥‥‥‥‥62
腫瘍壊死因子‥‥‥‥97
主要組織適合遺伝子
　複合体‥‥‥‥‥‥194
消化管機能‥‥‥‥‥241
消化管内分泌細胞‥‥20
消化管バリア‥‥‥‥243
　－機能‥‥‥‥‥‥167
消化管ホルモン‥‥5, 169
消化・吸収関連遺伝子
　‥‥‥‥‥‥‥‥‥38
消化態栄養剤‥‥‥‥215
小腸吸収上皮‥‥‥‥20
小腸ペプチドトラン
　スポーター‥‥‥‥54
小腸通過時間‥‥‥‥170
小児クローン病‥‥‥196
上皮‥‥‥‥‥‥‥‥129
　－細胞アミノ酸輸送系
　‥‥‥‥‥‥‥‥‥55
静脈栄養‥‥‥‥212, 213
食事脂質‥‥‥‥‥‥93
食事中糖質‥‥‥‥‥43
食事由来リン脂質‥‥120
食物アレルギー‥‥‥87
食物依存性運動誘発
　アナフィラキシー
　‥‥‥‥‥‥‥‥90, 97
食欲抑制ホルモン‥‥112
神経性過食症‥‥‥‥157
新生児メレナ‥‥‥‥217
腎性糖尿‥‥‥‥‥‥61
身体運動‥‥‥‥‥‥97
シンバイオティクス‥180

【す】

膵外分泌⋯⋯⋯⋯⋯170
膵臓β細胞⋯⋯⋯⋯⋯20
水溶性食物繊維⋯⋯⋯217
水溶性ビタミンB⋯⋯110
スクラーゼ・イソマ
　ルターゼ複合体⋯⋯35
スクロース⋯⋯⋯⋯⋯31
スタチン系薬物⋯⋯⋯75
ステロイド剤⋯⋯⋯⋯203
ストレス負荷⋯⋯⋯⋯98

【せ・そ】

成人型低ラクターゼ症
　⋯⋯⋯⋯⋯⋯⋯⋯⋯39
成人病リスク⋯⋯⋯⋯117
成分栄養剤⋯⋯⋯⋯⋯215
生理活性ペプチド⋯245
セクレチン⋯⋯⋯⋯⋯147
舌咽神経⋯⋯⋯⋯⋯⋯8
摂食⋯⋯⋯⋯⋯⋯⋯⋯42
摂食障害⋯⋯⋯157, 246
摂食調節⋯⋯⋯⋯⋯⋯5
　－機構⋯⋯⋯⋯⋯⋯246
セラミド⋯⋯⋯⋯⋯⋯114
セレン⋯⋯⋯⋯216, 217
蠕動運動⋯⋯⋯⋯⋯⋯167
相乗効果⋯⋯⋯⋯⋯⋯13
即時型アレルギー⋯⋯88
組織特異的発現⋯⋯⋯38

【た】

体重減少⋯⋯⋯⋯⋯⋯197
大腸型クローン病⋯⋯216
大腸発酵⋯⋯⋯⋯⋯⋯173

タイトジャンクション
　⋯⋯⋯⋯⋯⋯⋯99, 168
　－タンパク質⋯⋯⋯115
体内摂取⋯⋯⋯⋯⋯⋯241
タウロ-β-ムリコー
　ル酸⋯⋯⋯⋯⋯⋯⋯113
核内タンパク質⋯⋯⋯38
タフト細胞⋯⋯⋯⋯⋯21
短期的摂食調節因子
　⋯⋯⋯⋯⋯⋯⋯⋯⋯146
短鎖脂肪酸
　⋯34, 107, 137, 181, 195
胆汁酸⋯⋯⋯⋯⋯76, 172
タンパク・エネル
　ギー低栄養⋯⋯⋯⋯197
タンパク質吸収⋯⋯⋯51
　－機構⋯⋯⋯⋯⋯⋯54
タンパク漏出⋯⋯⋯⋯197

【ち】

中鎖脂肪酸トリアシ
　ルグリセロール⋯⋯93
中心静脈栄養⋯⋯⋯⋯203
中枢機能⋯⋯⋯⋯⋯⋯249
中性脂肪⋯⋯⋯⋯⋯⋯119
腸管合併症⋯⋯⋯⋯⋯197
腸管グルコーストラ
　ンスポーター⋯⋯⋯61
腸肝循環⋯⋯⋯⋯⋯⋯76
腸管上皮⋯⋯⋯⋯⋯⋯194
腸管糖吸収機構⋯⋯⋯61
腸管バリアー⋯⋯⋯⋯115
腸管リン吸収⋯⋯⋯⋯62
腸管リン輸送⋯⋯⋯⋯65
長期的摂食調節因子
　⋯⋯⋯⋯⋯⋯⋯⋯⋯146

長鎖脂肪酸トリアシ
　ルグリセロール⋯⋯93
腸内細菌叢
　⋯5, 104, 194, 230, 244
　－異常⋯⋯⋯⋯⋯⋯194
腸内フローラ⋯⋯⋯⋯230
腸内分泌細胞⋯⋯⋯⋯111
腸内マクロビオータ⋯104

【つ・て】

痛風⋯⋯⋯⋯⋯⋯⋯⋯64
低アルブミン血症
　⋯⋯⋯⋯⋯⋯⋯197, 203
帝王切開⋯⋯⋯⋯⋯⋯117
低カロリー食⋯⋯⋯⋯116
低脂肪食⋯⋯⋯⋯⋯⋯217
ディフェンシン⋯⋯⋯167
定量的PCR⋯⋯⋯⋯⋯79
デオキシコール酸⋯114
鉄⋯⋯⋯⋯⋯⋯⋯⋯⋯173
甜菜繊維⋯⋯⋯⋯⋯⋯180
転写因子⋯⋯⋯⋯⋯⋯80
転写伸長因子⋯⋯⋯⋯45
転写速度⋯⋯⋯⋯⋯⋯43
転写調節⋯⋯⋯⋯⋯⋯36
転写領域⋯⋯⋯⋯⋯⋯44
でんぷん⋯⋯⋯⋯⋯⋯29

【と】

糖脂質⋯⋯⋯⋯⋯⋯⋯34
糖質シグナル⋯⋯⋯⋯43
糖尿病⋯⋯⋯⋯⋯117, 127
動脈硬化⋯⋯⋯⋯⋯⋯120
　－症⋯⋯⋯⋯⋯⋯⋯117
ドーパミン⋯⋯⋯⋯⋯154
時計遺伝子⋯⋯⋯⋯⋯41

トランスジェニック
　マウス………………112
トランスポーター
　………………4, 51, 243
トリアシルグリセ
　ロール………………172
トリプトファン………115
トリペプチド……52, 169
トリメチルアミン……120
トリメチル化…………45
トレハラーゼ…………34
トレハロース………29, 34

【な】

内因性カンナビノイド
　…………………………24
内臓脂肪症候群………145
内毒素…………………118
ナトリウムイオン依
　存性……………………55
慣れ……………………227
難消化性オリゴ糖……173
難消化性食物繊維……106
難消化性でんぷん……32
難消化性ペプチド……170
難培養細菌……………105

【に】

ニーマン・ピック病…74
Ⅱ型味細胞……………10
苦味受容体……………14
二次胆汁酸……………109
日内リズム……………40
二糖類水解酵素………29
乳酸菌群………………104
ニューロテンシン……151

ニューロペプチドY
　/アグーチ関連ペプ
　チド…………………147
尿酸トランスポーター
　…………………………64
妊娠中ストレス………232

【ぬ・ね・の】

ヌクレオチド結合オリゴ
　マー化領域様受容体
　………………………119
粘血便…………………197
粘膜下神経叢…………177
粘膜固有層………91, 129
粘膜免疫………………129
脳-骨髄相関…………234
脳-腸相関……223～225
脳-腸-腸内細菌叢相関
　………………………230
脳由来神経栄養因子
　………………………158

【は】

ハートナップ病…54, 58
パイエル板……………129
杯細胞…………………168
背内側核………………153
肺胞微石症……………65
パターン認識受容体
　………………………130

【ひ】

ピーナッツ……………98
微絨毛…………………167
ヒスタミン……………88
ヒスチジン……………215

非ステロイド性抗
　炎症薬…………………91
ヒストンアセチル化…44
ヒストンコード………44
ビタミン………………138
　−B$_{12}$…………………110
　−D……………………216
　−K………………110, 216
ヒト介入試験…………116
ヒトミルクオリゴ糖
　………………………107
肥満……………………127

【ふ】

ファンコーニ-ビッケル
　シンドローム…………61
フェノール……………108
不攪拌水槽……………172
副腎皮質刺激ホルモ
　ン放出因子…………224
フコシル化……………194
不溶性食物繊維
　………………………174, 178
フラクトオリゴ糖……174
フラボノイド…………175
フルクトース…………29
　−アンヒドリドⅢ
　………………………174
プレバイオティクス
　………………………217
プレビオティック
　作用…………………180
フローラ………………127
プロスタグランジン…88
プロテアーゼ…………88
プロテオミクス………103

プロバイオティクス
　　………………136, 231
プロピオメラノコルチン
　/コカイン-アンフェタ
　ミン調節転写産物
　…………………147
プロピオン酸
　………107, 181, 195
プロモーター領域
　………………44, 80
分泌型IgA………135, 180
分類階層……………105

【へ】

ヘテロタイプ慢性ス
　トレス……………227
ペプチド……………148
　－YY……………147
　－トランスポーター
　　………………51
　－トランスポーター
　　基質認識性………54
　－トランスポーター
　　ファミリー………52
　－輸送系…………54
ヘルパーT細胞サブ
　セット……………195
偏性嫌気性細菌……104
偏桃体………………234
便秘…………………180

【ほ】

芳香族アミノ酸……114
報酬系………………154
母子分離ストレス…232
ホスファチジルコリン

　………………………120
ホスホリパーゼA_2…173
母乳…………………37
ホモタイプ慢性ストレス
　………………………226
ポリフェノール……109
翻訳後修飾…………46

【ま】

マイクロアレイ……141
マイスネル神経叢…223
膜消化…………29, 168
　－酵素……………167
マグネシウム………173
マクロファージ……119
末梢静脈栄養………205
マルターゼ・グルコ
　アミラーゼ複合体…32
マルチトール………35
マルトース…………29
慢性腎臓病…………65
慢性身体的ストレス
　………………………233
慢性心理ストレス…234
慢性疼痛ストレス…234

【み】

味覚……………………7
　－受容体…………3, 9
味細胞…………………7
ミセル………………172
　－形成……………113
味盲……………………15
味蕾……………………7

【む・め・も】

ムチン…………107, 168
迷走神経……………177
メタゲノム…………127
メタボリックシンド
　ローム……………117
メタボロミクス……103
メチル-β-シクロデ
　キストリン………182
メラニン凝集ホルモン
　………………………152
メラノコルチン……153
免疫システム………245
免疫抑制剤…………203
モチリン……………149

【ゆ・よ】

有郭乳頭………………7
葉状乳頭………………7

【ら】

酪酸…107, 137, 181, 195
ラクターゼ持続性
　遺伝子……………38
ラクターゼ・フロリジン
　水解酵素…………34
ラクチトール………35
ラクトース………29, 34
ラベルドライン説……9

【り】

リコペン……………173
リジンタンパク質
　不耐症……………58
リゾリン脂質………173

索引　259

離乳‥‥‥‥‥‥‥‥‥‥41
リポ多糖‥‥‥‥‥‥‥115
リポタンパク質‥‥‥‥71
リン吸収‥‥‥‥‥‥‥62
　－阻害‥‥‥‥‥‥‥65
リン吸着剤‥‥‥‥‥‥65
リン再吸収‥‥‥‥‥‥65

リン脂質‥‥‥‥‥‥173
リントランスポー
　ターファミリー‥‥63

【る・れ・ろ】

ルシフェラーゼアッセイ
　‥‥‥‥‥‥‥‥‥‥81

レジスタントスターチ
　‥‥‥‥‥‥‥‥‥‥44
レプチン‥‥‥24, 146, 152
ロイコトリエン‥‥‥‥88
ロタウイルス‥‥‥‥140

〔責任編集者〕

南　　久則　みなみ　ひさのり　　　熊本県立大学環境共生学部

宮 本 賢 一　みやもと　けんいち　　　徳島大学大学院医歯薬学研究部

山 田 耕 路　やまだ　こうじ　　　　　崇城大学生物生命学部

〔著　者〕（執筆順）

重 村 憲 徳　しげむら　のりあつ　　　九州大学大学院歯学研究院

合 田 敏 尚　ごうだ　としなお　　　　静岡県立大学食品栄養科学部

瀬 川 博 子　せがわ　ひろこ　　　　　徳島大学大学院医歯薬学研究部

小 林 彰 子　こばやし　しょうこ　　　東京大学大学院農学生命科学研究科

大 澤　　朗　おおさわ　ろう　　　　　神戸大学大学院農学研究科

北 澤 春 樹　きたざわ　はるき　　　　東北大学大学院農学研究科

改 元　　香　かいもと　かおり　　　　鹿児島女子短期大学

安 宅 弘 司　あたか　こうじ　　　　　鹿児島大学大学院医歯学総合研究科

乾　　明 夫　いぬい　あきお　　　　　鹿児島大学大学院医歯学総合研究科

原　　　博　はら　ひろし　　　　　　北海道大学大学院農学研究院

馬 場 重 樹　ばんば　しげき　　　　　滋賀医科大学医学部附属病院栄養治療部

髙 岡 あずさ　たかおか　あずさ　　　　滋賀医科大学医学部附属病院栄養治療部

佐々木雅也　ささき　まさや　　　　　滋賀医科大学医学部看護学科，同附属病院栄養治療部

消化管からみた健康・栄養

2018年（平成30年）5月10日　初版発行

監　修	公益社団法人 日 本 栄 養 ・ 食 糧 学 会
責　任 編集者	南　　　久　則 宮　本　賢　一 山　田　耕　路
発行者	筑　紫　和　男
発行所	株式 会社 建 帛 社 KENPAKUSHA

〒112-0011　東京都文京区千石4丁目2番15号
TEL（03）3944 − 2611
FAX（03）3946 − 4377
http://www.kenpakusha.co.jp/

ISBN 978-4-7679-6197-2　C3047　　　　　　　中和印刷／常川製本
Ⓒ南，宮本，山田ほか，2018.　　　　　　　　Printed in Japan
（定価はカバーに表示してあります。）

本書の複製権・翻訳権・上映権・公衆送信権等は株式会社建帛社が保有します。
JCOPY〈出版者著作権管理機構　委託出版物〉
本書の無断複製は著作権法上での例外を除き禁じられています。複製され
る場合は，そのつど事前に，出版者著作権管理機構（TEL 03-3513-6969,
FAX 03-3513-6979, e-mail：info@jcopy.or.jp）の許諾を得て下さい。